赵瑞周医案

〔清〕赵瑞周　撰

主　编　茆俊卿　赵永华

副主编　张传名　陈永昶　张　蕾

学苑出版社

图书在版编目（CIP）数据

赵瑞周医案/（清）赵瑞周撰；茆俊卿，赵永华主编
. —北京：学苑出版社，2023.9
ISBN 978-7-5077-6738-4

Ⅰ.①赵… Ⅱ.①赵… ②茆… ③赵… Ⅲ.①医案 -
汇编 - 中国 - 清代 Ⅳ.①R249.49

中国国家版本馆 CIP 数据核字（2023）第 156965 号

责任编辑：黄小龙
出版发行：学苑出版社
社　　　址：北京市丰台区南方庄 2 号院 1 号楼
邮政编码：100079
网　　　址：www.book001.com
电子邮箱：xueyuanpress@163.com
联系电话：010 - 67601101（营销部）、010 - 67603091（总编室）
印　刷　厂：天津鸿景印刷有限公司
开本尺寸：880 mm × 1230 mm　1/32
印　　　张：11.375
字　　　数：265 千字
版　　　次：2023 年 9 月第 1 版
印　　　次：2023 年 9 月第 1 次印刷
定　　　价：70.00 元

编委会

专家委员会

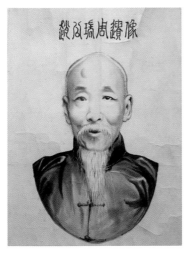
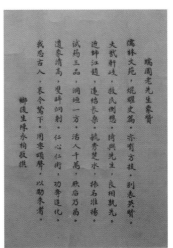

瑞周老先生赞曰：

　　赵凤岐（1856—1922），字瑞周，兴化昭阳镇人。少孤贫，23岁从江泽之游，见岐黄书，读而不厌。赵海仙见其颖悟，有志于医，即言于江，收为门徒。承师教，历三载，竟能问世。高邮某妇，产后失调，危殆，延其治，服药数帖而愈。医名闻于江、淮间，求治者踵门。凤岐心怀济世，不惮寒暑昼夜，皆悉心为治，30余年如一日，病者感其德。

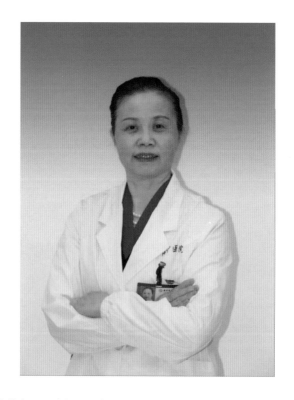

　　茆俊卿　江苏省名中医、扬州市中医院肺病科学科带头人、主任中医师、教授、硕士研究生导师、江苏省西学中高级人才研修项目师承导师、第七批全国老中医药专家学术经验继承工作指导老师。扬州市有突出贡献的中青年专家。茆俊卿江苏省名老中医工作室和扬州市名师工作室领衔专家。扬州市中医院第一、二、三届及扬州市中医学术经验传承指导老师。曾经担任扬州市中医院大内科主任兼呼吸内科主任、副院长。江苏省中医学会常务理事、肺系专业委员会副主任委员、名家流派研究专业委员会及中药饮片研究专业委员会常务委员。江苏省中西医结合呼吸专业委员会委员。扬州市中医学会会长。

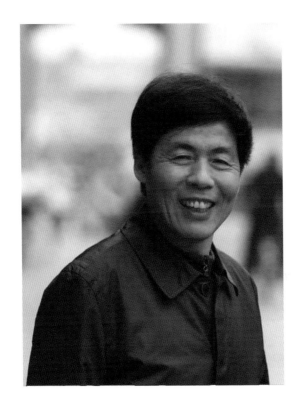

赵永华 先后毕业于西医、中医学专业。曾担任扬州地区卫生局科员，苏北人民医院副院长，扬州市卫生局医政科长、副局长、局长、党委书记，扬州市政协秘书长；扬州市医学会会长、中医学会副会长、中西结合学会会长、医院管理协会会长、红十字会副会长。

明化實濟局霍亂麻病辨証

高郵趙履鼇海仙纂

第趙冠鼇稚松輯

門人

李達權于衡　麻病論附

趙鳳歧瑞周校

霍亂表裏虛實寒熱辨

經云清氣在陰濁氣在陽榮氣順行衛氣

逆行清濁相干亂於腸胃則為霍亂蓋霍

亂之為霍然而亂或由傷寒傷暑或由冷

1888 年赵瑞周参与赵海仙的《霍乱辨证》的编纂，并担任校阅，图为书影

歷驗急救良方

猪牙皂二錢　廣藿香二錢　明雄黄二錢　蘇薄荷二錢　半甘草二錢

北細辛三錢　廣木香二錢　飛辰砂二錢　青沉香二錢　苦桔梗二錢

製半夏一錢　鮮菖蒲二錢　福橘皮二錢　排草石一錢　香白芷二錢

此方専治霍乱吐瀉腹痛手旦作麻疹腑逆诊等証盖霍乱緣陰陽

遂乱清濁相干偶觸穢氣發不及诊正醫買葉噎睛莫及頻

為美者照此方利送同人有力者照方合配臨次生呕吼来

榮在身邊遇患此証者随即施送先吹鼻孔少许夫人

服一錢小人五分生姜陽和下随篌随服百不一死凡

刮利等法俱不用自弦轻危就安俱保果験埸庳

龙手甚于不解遍告利送庶而周知俾斯人咸登

壽上域豈不幸乎

1888 年赵瑞周手抄并公之于众的霍乱重症急救良方

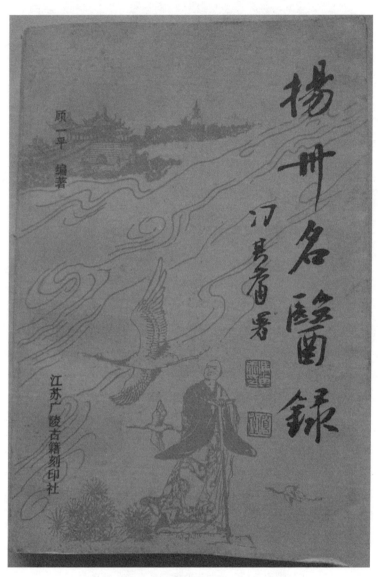

刊载赵瑞周生平业绩的《扬州名医录》封面

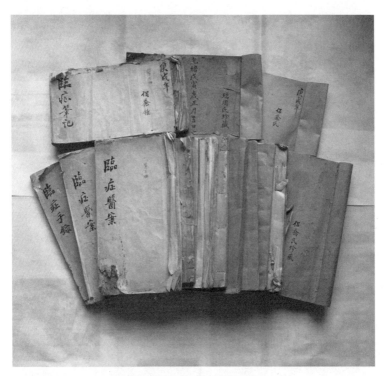

赵瑞周遗存医案的手稿本书影 1

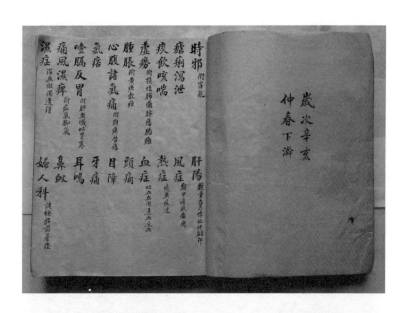

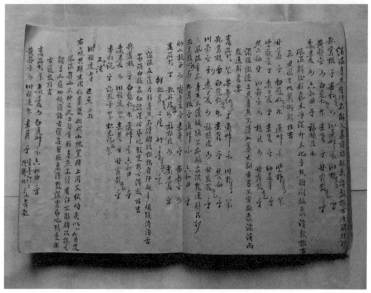

赵瑞周遗存医案的手稿本书影2

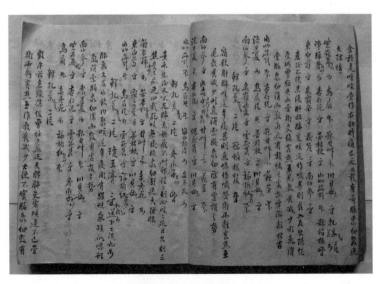

赵瑞周遗存医案的手稿本书影3

序　言

很高兴应茆俊卿、赵永华同志的邀约，为赵瑞周先生的医案作序。

赵瑞周先生是清末民初江苏兴化名医。兴化古称昭阳、楚水，地处江淮之间，里下河腹地，历史文化底蕴丰厚、源远流长，培育了《水浒传》的作者施耐庵、扬州八怪之首的郑板桥。在医学上，名医辈出，代有传人，尤其是清末民初，出现了以赵海仙为代表的一众江淮名医，形成了以"仁术、实济、清灵、圆融"为特色的兴化医派。生于斯时斯地、自幼聪慧的赵瑞周先生立定志向，投身岐黄，受业于赵海仙，深得其真传。悬壶后，赵瑞周先生成功救治过无数疑难杂症病患，声名远播，前来求医问药者人数众多，真可谓为医一生，造福一方。

这次出版的医案，皆源于赵瑞周先生本人的手稿。他的手稿，历经100多年，能得以留存，并付梓出版，实属不易。医案20余万字，共分44门类，集1167案，1545方。这部医案真实再现了100多年前，里下河地区及周边区域疾病的发生和医治的情况。透过这部医案，我们能领略到清末民初时期的医疗实践和学术思想。赵瑞周先生等医家，急人之所急、痛人之所痛，救死扶伤、济世活人的高尚风范，令人景仰之至。

整理研究地方医学流派经验，既是挖掘中医药学术经验、传承中医药文化的途径，又是中医药理论创新的土壤、学术发展的动力。作为毕业于中医院校，分别从事卫生行政管理、中医临床工作的茆俊卿、赵永华（为赵瑞周曾孙）两位同志，能在退休后依旧心系他们热爱的事业，集中精力对赵瑞周遗存的 10 多本医案进行整理，并出版印行，这无疑是一件有益于中医药事业发展的幸事，必然会给广大中医药工作者带来新的启示。当前，中医药振兴发展迎来天时、地利、人和的大好时机。在此，我也衷心希望广大中医药同人能够继续传承精华、守正创新，共同把中医药这一祖先留给我们的宝贵财富继承好、发展好、利用好。

朱岷

2022 年 7 月 8 日

（作者系江苏省卫生健康委员会党组成员、副主任，江苏省中医药管理局局长）

前　　言

　　赵瑞周，名凤岐，号侣乔，清末民初名医，师承名医赵海仙。赵海仙（1829—1904），名履鳌，晚清苏北三大名医之一，兴化医派的灵魂人物。

　　赵瑞周生于清咸丰六年（1856 年），1922 年去世，江苏兴化昭阳镇（现江苏省兴化市昭阳街道）人，少孤苦，出生后父亲离家出走，随母亲朱氏，寄养于外婆家，生性聪颖，经母亲的抚养教育，立定志向，刻苦学习，见岐黄书，学而不厌。先从名医江泽之（江泽之，名曲春，赵海仙的同门学兄，兴化名医）游。赵海仙见其颖悟，有志于医，即言于江，收为门徒。赵海仙常寄语门生"医者仁术，为医而不仁，何用为医"。赵瑞周尊承师教，刻苦钻研，历数载深得真传。独立悬壶后，医术日精，活命者甚众，"高邮某妇，产后失调，危殆延其治，服药数帖而愈"，此后求医者踵门，日诊数十，及至百人。赵瑞周行医，不论贫富，一视同仁，对于贫病者，尤其体恤，免收诊金，叮嘱药房，馈赠药物。

　　光绪十八年（1892 年），兴化霍乱流行，"奔走求医者，纷然于道路，往往转瞬之间，遂不及救"，贫苦者更是"求医弗得"。深怀仁心的赵瑞周心急如焚，旋即将自己反复钻研推敲的霍乱重症"急救良方"手抄，公之于众，颁告同人"有力者，照方合配，研药成末，随遇重症者，即行救治"。同时，他积极参与兴化同人设立的，以"实心实事，不务虚名，只求有济"为宗旨的"实济局"救治霍乱患者的行动，成为倡导和参与

"实济局"从诊的 28 位医师中的一员。实济局"开局三十日，送诊万余人"，参与者"黎明赴局，日昃不遑"。此后，赵瑞周作为"校阅"又参与了赵海仙的《霍乱辨证》的编纂，总结推广辨证论治的经验，为治病救人尽一己之力。

数十年间，赵瑞周心怀济世，精益求精，为救治患者，不惮寒暑昼夜，病人皆感其德，医名日盛，声闻江淮之间，并远及大江南北。沪上一位病人曾延请当时的书法名家，书赠一匾，上书"儒心仁术"。赵瑞周将其高悬于诊厅的横梁之上，以为自励。临近晚年，赵瑞周济世初心不改，应诊之余，悉心收集整理医案，共十数本，意在刊行传世，以利病人，无奈囿于条件，未能如愿。

兴化古称昭阳、楚水，地处苏北里下河腹地，兴于春秋战国时代，不仅历史悠久，名人辈出，而且医家林立，代有传人。尤其是清末民初，会集了以赵海仙为代表的一众江淮名医。历经百年，承载他们的学术思想和临床实践的遗存医案已经弥足珍贵。这次整理出版的赵瑞周医案坚持以保存原稿为原则，不加任何修饰，医案包含 44 个门类，1167 个案例，1545方。这些医案，遵承古训，实事求是，繁简恰当，行文通俗，理、法、方、药尊经而不泥古，以轻巧灵活见长。

今年恰逢赵瑞周逝世 100 周年，我们衷心希望，医案的刊行问世能实现作者的遗愿，将他的医疗实践和体会昭示天下，对当代的中医工作者和医务工作者能有所裨益。我们更希望，适逢盛世，能以此对传承祖国医学精华，守正创新，振兴中医药事业做出一点贡献。

编者

2022 年 5 月 28 日

目　　录

一、时邪

1. 伏邪不得外达，误服凉物，身反不热，神色模糊，脉象濡滑，谨防昏呃，致生变端。

广藿香二钱　　醋半夏二钱　　粉干草三分　　杏仁二钱
黄玉金一钱五　川厚朴八分　　赤苓三钱　　　荷叶一角
粉葛根一钱五　六和曲三钱　　江枳壳一钱五

2. 温邪内郁，身热神糊，大便自利，脉象弦细而滑，虑其神昏内陷致变。

广藿香二钱　　醋半夏二钱　　粉干草四分　　粉葛根三钱
黄玉金一钱五　川朴八分　　　云茯苓三钱　　荷叶筋三钱
春柴胡八分　　六和曲三钱　　福橘皮一钱五　陈老米一勺

3. 先后天不足，肝胆蕴痰，致成痫症，每发时惊悸抽搐，刻下感受外邪，身热不清，哕吐痰涎，脉象虚数，稚年当此，虑其正不敌邪，肝风内动致生歧变。

广藿梗一钱　　醋半夏二钱　　粉干草三分　　珍珠母二具
黄玉金一钱五　川贝母一钱五　赤苓三钱　　　杏仁一钱五
粉葛二钱　　　焦曲三钱　　　橘红六分　　　荷叶筋三钱

4. 湿温经旬，兼之咳逆。

春柴胡六分　　粉葛根三钱　　赤苓三钱　　　白蔻衣一钱五
鲜枇杷叶二片　黄玉金一钱五　醋半夏一钱五　橘络六分
苏茎八分　　　广藿香二钱　　杏仁三钱　　　射干八分

柿蒂七枚

5. 怀妊七月，湿凝曲肠，致成滞下，已延两旬有余，刻下复感外邪，身热不清，头昏脘闷，口苦作哕，脉象滑数，再延虑其堕胎致变。

广藿香二钱	醋半夏二钱	粉干草三分	粉葛根二钱
黄玉金一钱五	六和曲三钱	赤苓三钱	荷蒂三枚
苏荷一钱五	白蔻衣一钱五	橘皮一钱五	陈老米一勺

案列前方。

煨葛一钱	赤苓三钱	甘草四分	橘皮一钱五
甜冬术一钱五	冬瓜子三钱	煨白芍三钱	荷蒂三枚
苏茎八分	西砂仁五分	生熟谷芽各一钱五	老成米一勺

6. 伏邪内郁，烦躁不安，入暮谵语，脉象滑数，虑其神昏致变。

藿香一钱	西豆豉心一钱五	甘草四分	橘皮一钱五
黄玉金一钱五	炒山栀一钱五	赤苓茯苓各三钱	紫朴五分
六和曲三钱	醋半夏二钱	荷叶一角	扁豆叶七片

二诊 加羌活、独活各一钱，青防风一钱五，煨白芍三钱，葛根三钱，去豆豉、山栀。

7. 湿热下注，血淋已属旧恙，刻下感受外邪，身热头昏作哕，脉象滑数，拟方先治其标。

藿香一钱五	杏仁二钱	甘草梢五分	粉葛三钱
郁金一钱五	六和曲三钱	滑石三钱	灯心草三分
苏荷一钱五	车前子三钱	赤苓三钱	鲜枇杷叶二片

案载前章。

云茯苓三钱	瓜蒌霜六分	川草薢一钱五	川贝母一钱五
珍珠母三具	粉丹皮一钱五	小蓟根三钱	苏茎八分
秣秣米一勺	霜桑叶三钱	白薇五分	车前子二钱

赤苓三钱　　　灯心草三分

二诊　加藕节三枚、川石斛三钱、炒山栀一钱五、姜竹茹三分，去苏茎、白薇。

8. 肝胆郁痰已属旧恙，刻下温邪半月，身热不清，触动本症，神识不灵，脉象滑数，速解为宜。

春柴胡四分	霜桑叶三钱	云茯苓神各二钱	制半夏一钱五
黄玉金一钱五	粉丹皮一钱五	橘红六分	鲜枇杷叶二片
葛根二钱	苦杏仁二钱	川贝母一钱五	

案列前章。

云茯苓三钱	砂仁壳一钱五	福橘皮一钱五	川朴七分
制半夏一钱五	白蔻衣一钱五	五加皮一钱五	炒麦芽三钱
苏茎八分	熟附片六分	腹皮绒一钱五	汉防己八分
淡姜渣三分	省头草一钱五	陈香橼皮八分	冬瓜皮五钱

9. 素本气血交虚，肝脾失职，天癸妄行，并有紫块，头眩心悸，内热时行，刻下感受外邪，寒热脘闷，谷食懒进，又延旬余，脉象虚数，拟方先治其标，速解为妙。

柴胡六分	制半夏一钱五	粉干草三分	苦杏仁二钱
郁金一钱五	川贝母一钱五	赤苓三钱	鲜枇杷叶二片
粉葛二钱	六和曲三钱	福橘皮一钱五	秫秫米一勺

二诊　加炒麦芽二钱、生熟谷芽各一钱五。

今拟一方，以图本症。

茯苓神各三钱	霜桑叶三钱	福橘皮一钱五	樗根皮三钱
红鸡冠花三钱	石决明三具	赤白石脂各一钱五	川贝母二钱
荷叶筋三钱	白薇五分	川石斛三钱	瓜蒌霜八分
秫秫米一勺			

10. 温邪五日，身热不清，入暮尤剧，膀胱之气不化，小溲短涩，脉象滑数，再延虑其厥逆致变。

春柴胡六分	制半夏一钱五	白通草三分	杏仁二钱
郁金一钱五	川朴七分	赤茯苓三钱	滑石三钱
粉葛根三钱	六和曲三钱	福橘皮一钱五	鲜枇杷叶二片

11. 肝脾不和，气血凝滞，已属旧恙，加以湿温又延两旬有余，身热不清，身困脘闷，脉象滑数，速解乃吉。

柴胡六分	杏仁二钱	醋半夏二钱	川通草三分
荷叶一角	郁金一钱五	白蔻仁五分	川朴八分
赤苓三钱	降香屑五分	粉葛三钱	焦曲三钱
香附子三钱	甘露散三钱		

复诊。

柴胡八分	川桂枝一钱五	赤茯苓三钱	粉干草四分
甘露散三钱	制半夏一钱五	白芍一钱五	枳实汁冲服,七分
白蔻仁五分	降香屑五分	苏茎八分	厚朴一钱
橘皮一钱五	焦六曲三钱	生姜一片	

三诊　去枳实汁、六曲，加郁金一钱五、香附子三钱。

12. 邪客少阳、阳明，寒热不清，热甚头痛，已延旬余，脉象滑数，拟方速解。

柴胡七分	炙僵蚕八分	制半夏一钱五	甘草四分
荷叶筋三钱	黄玉金一钱五	竹节白附子七分	川贝母一钱五
桔梗二钱	降香屑四分	粉葛根三钱	杏仁二钱
焦六曲三钱	茯苓三钱		

13. 肝郁乘胃，脘中嘈杂胀痛，甚则哕吐，刻下暑湿深伏阴分，又成痰疟，脉象弦数，拟方缓图之。

柴胡八分	冬桑叶三钱	通草三分	香附子三钱
苏茎八分	灯心草三分	郁金一钱五	粉丹皮一钱五
赤苓三钱	川贝母一钱五	甘露散三钱	粉葛二钱
六和曲三钱	橘红六分	制半夏一钱五	降香屑五分

二诊　加白蔻衣一钱五、制苍术一钱、鳖甲煎丸三钱，用陈皮五钱泡开水送下。

14. 湿温弥漫三焦，延及两旬有奇，解后余气未尽，脾阳受戕，脘腹膨胀，胸次按之，触手而痛，大便不实，脉象濡滑，再延有胀满之虞。

煨葛根二钱	川雅连六分	白通草三分	川朴八分
白蔻仁五分后下	淡干姜六分	赤茯苓三钱	甘露散三钱
制半夏二钱	焦六曲三钱	枳壳汁七分，冲服	荷蒂三枚

揉方。

枳实一两	香附子一两五钱	生姜二两	皂角二条
萝卜三把			

上药打碎，炒热，醋烹，用布包熨之。

15. 伏邪已延经旬，身热不清，烦躁谵语，胸次按之，触手而痛，大便自利，舌苔绿色，脉象滑数，虑其神昏呃逆，致生歧变。

柴胡八分	雅连五分	甘草四分	川朴八分
黄玉金一钱五	淡干姜五分	赤苓三钱	六和曲三钱
粉葛根三钱	醋半夏二钱	枳实汁七分，冲服	生姜汁二茶勺
铁锈水三茶勺，冲服			

16. 伏邪晚发，郁而不伸，已延九日，身热无汗，心烦不安，兼之怀妊六月，深虑堕胎昏呃致变，拟开泻法，获效乃吉。

西豆豉心一钱五	春柴胡六分	粉干草四分	川贝母一钱五
炒山栀一钱五	葛根三钱	赤苓三钱	荷叶一角
黄玉金一钱五	六和曲三钱	橘红六分	竹茹三分

17. 伏邪两旬，身热不清，神识模糊，脉象滑数，谨防昏呃致变。

春柴胡七分	香豆豉一钱五	通草三分	醋半夏二钱

黄玉金一钱五　　炒山栀一钱五　　赤苓三钱　　　杏仁一钱五

粉葛根三钱　　　六和曲三钱　　　川贝母一钱五　橘红六分

鲜枇杷叶二片

18. 风温六日，身热烦躁谵语，脉象滑数，拟方速解为要，否则虑生变端。

柴胡七分　　　　炒山栀一钱五　　通草三分　　　六和曲三钱

郁金一钱五　　　香豆豉一钱五　　赤苓三钱　　　鲜枇杷叶二片

粉葛三钱　　　　法半夏一钱五　　福橘络六分

服前方，身热未解，烦躁谵语仍然，胸次拒按，舌苔黄腻无津，有化热之势。

柴胡八分　　　　川雅连五分　　　炒山栀一钱五　通草三分

甘露散三钱　　　黄玉金一钱五　　瓜蒌皮一钱五　香豆豉一钱五

赤茯苓三钱　　　粉葛三钱　　　　枳实汁七分冲服　法半夏二钱

橘红六分

三诊　加霜桑叶三钱、炒丹皮一钱五。

又服二帖，刻下齿黑唇焦，牙龈出血，舌苔焦黄，拟方速图之。

柴胡三分　　　　瓜蒌霜六分　　　瓜蒌皮一钱五　通草三分

冬桑叶三钱　　　甘露散三钱　　　法半夏一钱　　香豆豉一钱五

云茯苓神各三钱　粉丹皮一钱　　　秣秣米一勺　　条芩一钱

炒山栀一钱五　　橘红六分　　　　枳实汁七分　　竹二青三分

五诊　去豆豉、瓜蒌皮，加石斛三钱、灯心草三分。

服前二帖身热亦解，烦躁结胸皆退，舌亦生津，唯牙龈出血唇焦齿黑仍然，大便未解，又拟一法以图进步。

连翘壳一钱五　　瓜蒌霜七分　　　白通草三分　　冬桑叶三钱

甘露散三钱　　　生地黄三钱　　　石斛三钱　　　赤茯苓三钱

粉丹皮一钱五　　竹二青三分　　　京赤芍二钱　　炒山栀一钱五

枳实汁五分　　芦根八钱

服前方二帖，牙血唇焦皆愈，大便解下黑粪，拟方清余热和脾胃。

杏仁二钱　　　霜桑叶三钱　　通草三分　　　建曲三钱

薏苡仁三钱　　粉丹皮一钱五　茯苓三钱　　　化橘红六分

法半夏一钱五　石斛三钱　　　炒山栀一钱五　大贝母三钱

灯心草三分　　生熟谷芽各一钱五

19. 风温四日身热烦躁，神识模糊，肢凉，脉细，谨防呃逆致变。

春柴胡五分　　制半夏一钱五　甘草五分　　　黄玉金一钱五

杭白芍二钱　　柴胡八分　　　赤苓三钱　　　鲜枇杷叶二片

枳实七分　　　焦曲三钱　　　橘皮一钱五

20. 伏邪晚发，郁而不伸，始则身热，继则自利，烦躁不安，肢凉脉细，谨防厥脱致变。

柴胡六分　　　醋半夏二钱　　甘草五分　　　广藿香二钱

荷蒂三枚　　　东白芍二钱　　川朴八分　　　赤苓三钱

黄玉金一钱五　老米一勺　　　枳实七分　　　六和曲三钱

橘皮一钱五　　泽泻一钱五

21. 伏邪郁而不伸，已延四日，身反不热，脉细肢凉谨防厥脱致变。

柴胡五分　　　醋半夏二钱　　甘草四分　　　广藿香二钱

扁豆叶七片　　杭白菊二钱　　川朴八分　　　赤苓三钱

黄玉金一钱五　枳实五分　　　焦曲三钱　　　橘皮一钱五

荷叶一角

22. 伏邪不得外越，已延半月有余，身反不热，烦躁呃逆，甚则神糊，舌苔白，脉象沉细，谨防厥逆致变。

春柴胡五分　　醋半夏二钱　　通草三分　　　白蔻衣一钱五

刀豆种一粒	杭白芍二钱	黄玉金一钱五	赤苓三钱
川贝母二钱	枳实七分	乌扇五分	橘红六分
鲜枇杷叶二片			

23. 风寒十二日，症见谵语妄匡，身热不解，舌苔边白中黄，烦渴引饮，脉象弦数，此乃表里俱实，在三焦之征，法宜三黄石膏汤治之。

24. 腠理偶疏，寒邪外袭，即见四肢逆冷，腹痛泄泻，此直中少阴之候，过经不解，却见诸候，皆属少阴，此传变而来。

寒邪直中少阴，七日不解，复增心烦呕吐，所谓下行极而止也，仍当从下饮而出之。

热伤少阴，火极反兼水化，故六脉虽沉细，按之亦数，手足厥逆，有时自温厥深热深，是其候也。

阳邪内蕴，阴反被格，手足时厥，颇类阴证，但脉来沉数，口渴心烦，非真厥也，乃热极反厥之候。

寒中太阴，下利清谷，此脾阳不运之征也，拟用温养中土法，若误以汗下，必成胀满，恐阳益虚而不化也。

发热不利，厥逆烦躁，此传变而来，邪气经外而入内也，是为逆候。

厥阴下利，脉象微危欲绝，此直中真阳，暴厥之候也，借生姜之辛温，破阴固里，葱白之辛，通入络脉引阳，症甚棘手。

25. 外邪夹湿，寒热自汗，胸次不开，深虑缠绵日久，有生歧变。

柴胡七分	桂枝三分	杏仁一钱五	川朴花八分
甘草三分	黄玉金七分	白芍三分	橘络 橘红各七分
白蔻仁五分	茯苓三钱	薏仁米三钱	通草七分

枳壳一钱　　　六合散五钱　　　粉葛二钱　　　荷叶一角
生姜二片

26. 春邪内束，湿郁中焦，此症表内俱急，拟方以冀渐退为顺。

苏荷二钱　　　柴前胡各一钱　　甘草五分　　　法半夏二钱
川朴花一钱　　防风一钱五　　　川芎一钱五　　赤苓三钱
荷蒂三枚　　　桔梗二钱　　　　羌独活各一钱　郁金一钱五
枳壳一钱五　　茶叶一钱五　　　生姜二片　　　两头尖十粒

揉药一付，醋炒，熨胸次。

27. 春伤于风，夏伤于暑，近又加秋燥内束，兼又水谷内勖（xu），痰热上干，遂令咳吐腥痰，寒热不退，拟方以冀应手乃吉。

苏荷八分　　　麻黄一分半　　　红花三分　　　茯苓三钱
通草七分　　　甘草一分半　　　枇杷叶一钱二分　牛蒡子一钱一分
郁金一钱二分　半夏二钱　　　　桔梗八分　　　杏仁一钱二分
粉葛二钱　　　橘络　橘红各七分　冬瓜子三钱　　苡仁根果各三钱
僵蚕一钱二

28. 伏邪欲作，痹疟之象，深虑正虚不能载邪外出，有生歧变。

草果霜四分　　川朴六分　　　　南花粉一钱二分　郁金一钱二分
生姜一片　　　知母八分　　　　葛根二钱　　　赤苓三钱
蚕沙一钱五　　红枣三枚　　　　乌梅一个　　　生谷芽二钱
甘草四分　　　橘红四分

案立前章。

南北沙参各一钱五　乌梅一个　　通草七分　　　当归一钱五
粉葛二钱　　　鲜首乌三钱　　　青皮五分　　　赤苓三钱
橘红五分　　　生姜二片　　　　茶叶一钱

29. 秋邪夹湿，遏而不伸，拟方以消息之。

柴胡六分	桂枝三分	法半夏二钱	茯苓三钱
通草七分	甘草三分	郁金一钱五	白芍三分
白蔻仁五分,后下	朴花头各八分	薏仁米三钱	橘红 橘皮各七分
煨姜一片	降香屑三分		

30. 秋邪自里而作，初起如疟，战寒壮热，刻下正阴大伤，种种见症，虚亏之至，姑拟一方，以冀挽回，能于应手乃吉。

炒半夏二钱	白芍二钱	甘草三分	通草七分
桔梗八分	川雅连六分	郁金一钱五	赤苓三钱
橘红 橘皮各四分	干姜六分	葛根三钱	生谷芽二钱
沙参二钱	柿蒂七分	扁豆花三串	枳壳六分
竹茹六分	铁锈水七勺冲	生姜汁一勺冲	

31. 风邪过肺，经络受伤，气滞血瘀，久则防其失血之变，勿以轻视。

苏荷七分	杏仁五分	川贝母一钱五	当归一钱五
甘草四分	郁金一钱五	粉葛一钱二	橘络 橘红各四分
沙参二钱	蝉蜕三只	桔梗八分	竹茹五分
大力子一钱五	乌扇六分	茯苓二钱	白芍一钱五
柴胡四分	桑叶一钱二	紫菀二钱	枇杷叶三片

32. 癖积结于两胁，疮湿遏于肌肤，因感风邪，而有寒热，已经日久，拟方先冀身热渐退为宜。

鲜首乌二钱五	沙参三钱	法半夏二钱	川朴七分
蚕沙一钱五	蜀漆一钱	乌梅一枚	青皮络四分
六和曲一钱五	福橘皮五分	左牡蛎三钱	柴胡七分
云茯苓三钱	粉葛二钱二	谷麦芽各二钱	茶叶一钱
生姜一片			

33. 统观大局，膜原暑湿究未能化，且而后天素本不足，兼之鼻中衄血，阴分受戕，脉象弦滑，大便未实，兹再拟方图之。

太子参五分	煅牡蛎三钱	苡仁米三钱	青皮二分半
甘草四分	乌梅一个	茯苓三钱	扁豆衣五钱
白芍一钱	谷芽二钱	鲜首乌一钱二	蚕沙一钱五
通草七分	半夏二钱	煨姜一片	红枣三枚

34. 肝木侮土，寒湿困中，已属本症，近加风邪内束，邪留太阳少阳经络之间，以致寒热交作，胸次痞满，腹中胀痛，舌苔黄腻，脉象弦滑，此症里多表少，虚中夹实之候，治之不易，拟方徐图。

柴胡七分	桂枝二分半	郁金一钱五	甘草三分
通草七分	朴花朴头各一分	苏梗八分	白蔻仁五分
白芍二分半	橘络橘皮各七分	茯苓三钱	谷麦芽各一分
香附米三钱	半夏七粒		

揉药一付，炒醋，烹以布包，熨胸次。

案立前方，症势过杂，近加秋燥内束胸次结痞，舌上苔腻，脉象弦滑，兹再拟方，以图进步。

鲜生姜一钱五	柴胡五分	通草七分	甘草四分
蔻仁四分	茶叶八分	半夏一钱五	谷芽二钱
茯苓三钱	朴头朴花各六分	柿蒂七粒	干姜四分
橘红 橘络各七分	枳壳八分	省头草七分	

二、湿邪

1. 脾胃交虚，湿邪内困，谷食不思，精神疲倦，脉象细濡，延久防成土败。

杏仁一钱五　　白蔻仁一钱五　　制半夏一钱五　　谷麦芽各一钱五

苏茎八分　　　六和曲三钱　　　川朴七分　　　　制茅术四分

白通草三分　　赤苓三钱　　　　橘皮一钱五　　　大贝母三钱

省头草一钱五　冬瓜子三钱　　　荷叶二角

2. 湿邪困中。

杏仁一钱五　　白蔻仁五分后下　制茅术七分　　　苏茎六分

川朴七分　　　六和曲二钱　　　大贝母三钱　　　枳壳一钱五

省头草一钱五

3. 向有劳伤，又加湿邪内困，咳逆哕吐，谷食不思，精神疲倦，脉象濡滑，速解为要。

杏仁二钱　　　白蔻衣一钱五　　苏茎八分　　　　麦芽三钱

制茅术七分　　川朴八分　　　　六和曲三钱　　　乌扇五分

通草三分　　　茯苓三钱　　　　橘皮一钱五　　　黄玉金一钱五

降香屑五分　　省头草一钱五　　枇杷叶二片

4. 湿邪困中。

川桂枝六分　　黄玉金一钱五　　柴胡五分　　　　制茅术六分

东白芍六分　　六和曲三钱　　　制半夏一钱五　　甘草三分

赤苓三钱　　　橘皮一钱五　　　川朴七分

二诊　去桂枝、柴胡，加甘露散三钱、荷叶二角、白芍二分。

又诊

杏仁一钱五	白蔻仁五分	薏苡仁三钱	川朴七分
制茅术六分	六和曲三钱	制半夏二钱	须麦芽三钱
白通草三分	赤苓三钱	橘皮一钱五	甘露散三钱
省头草一钱五	荷叶一角		

5. 湿热内蕴，疮痍日久，脾阳未复，脘闷不舒，呛咳时行，脉象细濡而滑，拟方速分。

荆芥穗一钱五	防风一钱五	牛蒡子二钱	荷叶一钱五
净蝉衣七只	黄玉金一钱五	赤芍二钱	当归二钱
甘草三分	苦参三钱	小胡麻一钱五	地肤子一钱五
紫背浮萍三分			

6. 湿温后余氛未解为要。

乌扇五分	制半夏一五钱	杏仁二钱	川贝母一钱五
苏茎八分	黄玉金一钱五	白蔻仁五分	桔梗二钱
云茯苓三钱	福橘红六分	枇杷叶二片	

7. 三埭女，素本阴虚肝旺，刻因疟邪后脾胃不和，气机未畅，湿痰盘聚中宫，脘胁串痛，谷食不甘，精神疲倦，头目不清，脉象弦细而滑，拟方缓图可也。

茯苓神各三钱	乌扇五分	苏茎八分	汉防己八分
络石藤五分	须谷芽一钱五	福橘红六分	川贝母一钱五
香附子三钱	珍珠母三具	黄玉金一钱五	降香屑五分
丝瓜络四分	秾秾米三钱		

二诊加冬瓜子三钱、白薇五分。

8. 高邮人，二年前，病后失调，脾阳未复，湿邪困中，刻下湿温反复，已延二月有余，寒轻热重，大便不实，腹痛时行，精神疲倦，面色萎黄，脉象细濡而滑，再延有胀满之势。

柴胡六分	黄玉金一钱五	制半夏一钱五	紫朴头六分
川桂枝八分	东白芍八分	白蔻仁五分	六和曲三钱
甘草三分	赤苓三钱	橘皮一钱五	荷蒂三枚
陈老米一勺	煨姜一片		

案列前方，寒热未解，症已延两月，脉象细濡，深虑正不敌邪，致生歧变。

川桂枝六分	东白芍六分	白蔻仁五分	黄玉金一钱五
制半夏一钱五	川贝母一钱五	熟附片六分	甘草三分
茯苓三钱	橘皮一钱五	煨姜一片	

案载前方。

乌扇五分	制于术四分	汉防己八分	黄玉金一钱五
络石藤五分	白蔻衣八分	珍珠母三具	苏茎八分
云茯苓神各三钱	福橘络皮各八分	川贝母一钱五	香附子三钱
秫秫米一勺	降香屑四分	丝瓜络四分	荷叶筋三钱

膏方。

云茯苓神各二两	珍珠母十五只	甘菊炭一两五钱	秫秫米三合
冬瓜子四两	苏茎五钱	络石藤五钱	荷叶筋一两
乌扇六钱	降香屑三钱	汉防己八钱	福橘络皮各一两
川贝母一两五钱	香附子二两	荷叶筋四钱	侯氏黑散三钱
竹二青四钱			

用河水熬取原汁，去渣熬浓加白蜂蜜四两收膏。每晚服四钱，温开水和服。

9. 湿温弥漫三焦，化热未透，服凉药过早，邪欲出而不能，反而逼血妄行，延及两旬有余，于二十四日神昏痉厥后，仍服辛温宣化法，甫解重围，且素有阳虚，湿痰内困，又兼夏秋以来，疟痢均未畅发，故而酿成湿温缠绵之症，刻下邪气虽去，而正气脾胃俱伤，身有微热，阴分亦伤也，脉象弦细无神，从此小心慎口，刻刻留心静养，庶可免反复之虞。

云茯神三钱　　制半夏一钱五　　川贝母三钱　　霜桑叶三钱

炙甘草五分　　秫秫米一勺　　粉丹皮一钱五　　省头草一钱

竹茹七分　　糯稻根须一两

10. 感受外邪引动内湿，寒热并行，似疟非疟，拟方速解为妙。

柴胡八分　　川桂枝一钱五　　甘草三分　　白蔻衣八分

制半夏一钱五　　杭白芍一钱五　　赤苓三钱　　生姜一片

焦六曲三钱　　川朴头七分　　福橘皮一钱五

11. 湿温月余，寒热不清，口苦作哕，脘闷作胀，少腹亦痛，脉象滑数，拟方速解为妙。

春柴胡七分　　川桂枝一钱二分　　粉甘草五分　　六和曲三钱

制半夏一钱五　　东白芍一钱二　　赤苓三钱　　降香屑五分

紫苏茎八分　　川朴根八分　　福橘皮一钱五　　生姜一片

甘露散三钱

12. 湿温身热有汗不解，入暮谵语，脉象滑数，拟方速解乃妙。

粉葛根三钱　　杏仁一钱五　　川通草三分　　川朴一钱

黄玉金一钱五　　白蔻仁五分　　赤苓三钱　　甘露散三钱

制半夏一钱五　　六和曲三钱　　福橘皮一钱五

13. 风温解后余气未尽，湿邪未化，身热胸闷，脉象滑数，拟方再进图之，以冀渐解乃吉。

甘葛三钱　　白蔻仁五分　　通草三分　　紫朴八分

紫苏茎一钱　　制半夏二钱　　赤苓三钱　　炒麦芽三钱

焦六曲四钱　　川郁金一钱五　　福橘皮一钱五　　甘露散三钱

14. 湿温弥漫三焦，身热不清，入暮尤剧，舌苔不宣，脉象濡滑而数，速解为要。

春柴胡八分　　苦杏仁二钱　　通草三分　　　川朴八分

焦六曲三钱　　川郁金三钱　　制半夏一钱五　福橘皮一钱五

甘露散三钱

15. 湿温反复月余，身热不清，胸次推按，自汗颇多，烦躁谵语，舌苔混白，脉象细濡，谨防昏呃致变，拟方得效乃吉。

粉葛根三钱　　白蔻仁五分　　通草三分　　　六和曲三钱

制半夏一钱五　川雅连四分　　赤苓三钱　　　甘露散三钱

杏仁泥二钱　　淡干姜四分　　枳壳汁七分

又灸法。

川雅连七寸、巴豆七粒，右二味共碾末，用红枣浆，做成小块，置脐上，用艾绒灼灸，以八、九为度。

16. 风温郁而不伸已延二旬有余，身热不清，有汗不解，胸次按之，触手而痛，心烦谵语，舌滑无苔，脉象滑数，深虑昏呃致变，拟方获效乃吉。

春柴胡七分　　制半夏一钱五　白通草三分　　六和曲三钱

黄玉金一钱五　川雅连五分　　赤苓三钱　　　生姜汁二茶勺

铁锈水三茶勺　粉葛根三钱　　淡干姜五分　　枳壳汁七分，冲服

17. 暑湿内困，又加外邪，身热自利，胸次拒按，脉象滑数，拟方速解为妙。

葛根一钱五　　制半夏一钱五　赤苓三钱　　　白蔻衣八分

黄郁金一钱五　雅连四分　　　橘皮一钱五　　甘露散三钱

焦六曲三钱　　淡干姜四分　　枳壳汁七分，冲服

18. 阳邪厥逆，大症刻刻可危，拟方多作明哲。

春柴胡六分　　广藿梗二钱　　粉甘草三分　　川朴头八分

杭白芍二钱　　黄玉金一钱五　赤茯苓三钱　　甘露散三钱

细枳实五分　　焦六曲三钱　　福橘皮一钱五　　醋炒半夏二钱

19. 温邪旬余，身热甚壮，烦躁不安，入暮谵语，神昏不一，再延，防其呃逆致变。

柴胡一钱　　　西豆豉心一钱五　粉甘草三分　　粉丹皮一钱五

竹二青三分　　黄郁金一钱五　　炒山栀子一钱五　赤苓三钱

瓜蒌霜八分　　粉葛根三钱　　　霜桑叶三钱　　福橘皮一钱五

灯心草三分

20. 时邪日久化热伤阴，齿黑苔干，脉象沉细，速解为宜。

细生地三钱　　元武板四钱　　　粉甘草三分　　姜炒麦冬二钱

左牡蛎四钱　　东白芍二钱　　　火麻仁三钱　　生鳖甲三钱

杜阿胶一钱五，溶化，和服　　　淡菜三钱　　　鸡子黄一枚冲服

又法。

犀角尖三分磨汁、熟附片六分、童便一酒杯冲服。

21. 风邪外袭，时疹叠见，胃热上冲，曾经鼻血，脉象浮数，先拟轻剂。

荆芥穗一钱五　桑叶三钱　　　　粉甘草五分　　福橘红六分

关防风一钱五　净蝉衣七只　　　桔梗一钱五　　赤芍二钱

牛蒡子二钱　　杏仁二钱　　　　云茯苓三钱　　炒山栀一钱五

22. 暑湿内伏，风邪外加，遍身时痧，经脉致痛，身热脘闷，哕吐，舌苔不宣，脉象滑数，拟清扬之剂，以冀速解为妙。

苏荷一钱五　　鼠粘子三钱　　　粉甘草五分　　六和曲三钱

关防风一钱五　制半夏一钱五　　桔梗一钱五　　净蝉衣七只

荆芥一钱五　　云茯苓三钱　　　杏仁二钱　　　川朴一钱

新荷叶一角

23. 脾虚生湿，血燥生风，疮痍已延数月胃气亦困，谷食

懒进，脉象濡滑，拟方渐解乃吉。

荆芥二钱	制苍术一钱	生甘草五分	地肤子一钱五
冬瓜皮五钱	防风二钱	苦参三钱	小胡麻一钱五
木贼草一钱	虎耳草三钱	净蝉衣十只	赤芍二钱
生地黄三钱	紫背浮萍三分		

24. 疮痍已延日久，清阳不升，耳聋时行，脾土受戕，大便不实，脉象细濡，再延防成肿胀。

野于术二钱　　左顾牡蛎四钱　　苦参三钱

上用猪肚一具，煮烂为丸，每服三钱，苦参送下。

25. 疮湿内伏，面浮肢肿，咳逆气喘，脉象濡滑，虑其肺胀致变。

苏叶二钱	川桂枝五分	赤苓三钱	川朴一钱
川羌活一钱五	制苍术一钱	福橘皮一钱五	冬瓜皮五钱
防风一钱五	结猪苓一钱五	泽泻一钱五	鲜枇杷叶二片

26. 肝失调达，湿痰入络，气机不克运行，右肢不遂，转动维艰，脉象弦细而滑，拟方缓图可也。

云茯苓三钱	汉防己八分	制半夏一钱五	制于术三分
络石藤五分	甜瓜子三钱	白蒺藜二钱	福橘络八分
川贝母一钱五	苏茎七分	丝瓜络四分	

27. 风寒入络，手指麻痹而痛，脉象浮濡，拟方速解为要。

杏仁二钱	大豆黄卷三钱	汉防己八分	苏茎七分
福橘皮三钱	络石藤五分	威灵仙一钱五	桂枝木三分
茯苓三钱	福橘络六分	甜瓜子三钱	丝瓜络四分
淡姜渣三分			

28. 成衣店老板寒湿。

云茯苓三钱	制于术三分	汉防己八分	苏茎六分

海桐皮三钱　　金毛狗脊三钱　　络石藤五分　　乌扇五分

福橘络八分　　甜瓜子三钱　　香附子三钱　　丝瓜络四分

降香屑五分　　庵闾子一钱五

29. 寒湿入络，四肢酸痛。

杏仁二钱　　大豆黄卷三钱　　汉防己八分　　川桂枝四分

威灵仙一钱五　　海桐皮三钱　　络石藤五分　　片姜黄八分

云茯苓三钱　　川牛膝三钱　　甜瓜子三钱　　宣木瓜三钱

丝瓜络四分　　嫩桑枝二两，煎汤代水

30. 磁州人，肝脾不和，饮邪入络，右肢时痹，脘闷不舒，脉象濡滑，拟方缓图可也。

云茯苓三钱　　制于术四分　　苏茎六分　　汉防己八分

络石藤五分　　乌扇六分　　须谷芽一钱五　　制半夏一钱五

福橘红六分　　川贝母一钱五　　黄玉金一钱五　　白蒺藜二钱

丝瓜络四分　　省头草一钱五

31. 脾虚生湿，血燥生风，疮痍已延日久，皮肤作痒，黏水粘漓，脉象濡涩，拟方缓图之。

荆芥穗一钱五　　净蝉衣七只　　粉甘草五分　　地肤子一钱五

青防风一钱五　　制苍术一钱　　苦参三钱　　赤苓三钱

鼠粘子三钱　　白蒺藜二钱　　小胡麻一钱五　　浮萍草三分

32. 疮湿内伏，面浮肢肿，脉象沉细，拟方先透湿邪，速解为妙。

紫苏茎一钱五　　川朴一钱　　赤苓三钱　　川桂枝六分

青防风一钱五　　制苍术七分　　泽泻一钱五　　杏仁泥二钱

木猪苓一钱五　　福橘皮一钱五　　冬瓜皮五钱

33. 风湿相搏，脘腹膨胀，面浮肢肿，虑其气喘致变。

川桂枝八分　　大腹皮二钱　　赤苓三钱　　结猪苓二钱

青防风一钱五　　五加皮一钱五　　橘皮一钱五　　杏仁泥一钱五

苏叶一钱五　　制茅术一钱　　泽泻一钱五　　川朴头一钱
冬瓜皮一两五钱，煎汤代水
　又方。

川羌活八分　　制茅术一钱　　赤茯苓三钱　　川桂枝七分
防风一钱五　　结猪苓二钱　　泽泻一钱五　　厚朴八分
苏叶一钱五　　汉防己八分　　福橘皮一钱五　　冬瓜皮五钱
红参、枯矾二味研末和大枫子油涂疮上。

34. 疮湿内困，凉邪外加，寒热腹胀，虑其气喘致变。

苏叶二钱　　木猪苓一钱五　　甘草五分　　川桂枝七分
青防风一钱五　　川朴一钱　　赤苓三钱　　生姜一片
川羌活八分　　制茅术八分　　泽泻一钱五

35. 湿热下注，足跗肿溃而痛，谷食不思，拟方缓图之。

当归一钱五　　淡黄芩一钱五　　甘草三分　　粉葛根八分
川羌活五分　　苦参二钱　　泽泻一钱五　　结猪苓一钱五
青防风一钱　　于白术一钱五　　川牛膝一钱五　　制茅术六分
冬瓜皮三钱

36. 湿热下注，大便维艰，肛门坠痛，痛如火烧，已延二载有奇，拟方徐图可也。

生甘草三钱　　霜桑叶三钱　　茯苓三钱　　瓜蒌霜六分
连翘壳一钱五　　粉丹皮一钱五　　福橘皮一钱五　　苦竹根五分
炒山栀一钱五　　川石斛三钱　　川贝母一钱五

37. 热毒。

川黄柏一钱五　　贯众八分　　六一散三钱　　川石斛三钱
白知母一钱五　　连翘壳一钱五　　茯苓三钱　　车前子三钱
制茅术七分　　炒山栀一钱五　　粉丹皮一钱五　　细木通七分
竹二青三分　　秫秫米一勺

38. 阳气不运，大便结燥，便时艰难，甚则旬日不解，先拟方温脾运阳之剂达之。

云茯苓三钱	上肉桂三分	福橘皮一钱五	甜瓜子一钱五
熟附片一钱	苏茎六分	白蒺藜二钱	炒枳壳五分
汉防己八分	白蔻仁五分	络石藤五分	淡姜渣三分
丝瓜络四分	半硫丸三钱	润肠丸二钱五分	

39. 热结大肠，大便不通，难解异常，小溲短赤，先拟润肠之剂以治之。

苦杏仁二钱	郁李仁三钱	松子仁一钱五	生甘草一钱
火麻仁三钱	桃仁一钱五	肉苁蓉五钱	陈皮一钱五
瓜蒌三钱	冬瓜仁八钱	油当归三钱	川贝母三钱
榧子仁七枚打碎			

如大便再不解，用锦壮黄三分、白龙粉三分涂脐。

40. 素本湿热下注，向有内痔带血，已属旧恙，刻下气虚下陷，每大解必坠，脉象虚滑，拟方缓图可也。

南沙参三钱	炙升麻三分	甘草五分	火麻仁三钱
于白术一钱五	水炒柴胡五分	茯苓三钱	郁李仁三钱
岢岚芪一钱五	净归身一钱五	橘皮一钱五	瓜蒌霜八分
蒸笼绳一尺			

41. 暑湿困中，头昏脘闷，精神困倦，脉象濡滑，速解为妙。

广藿香一钱五	醋半夏二钱	川朴七分	苏茎八分
西砂仁五分	六和曲三钱	杏仁二钱	甘草三分
赤苓三钱	橘皮一钱五	荷叶一角	

42. 暑湿内困，凉邪外加，身热不清，有汗不解，脉象滑数，速解为宜。

广藿香二钱	黄玉金一钱五	柴胡八分	葛根三钱
醋半夏二钱	川朴七分	六和曲三钱	赤苓三钱

橘皮一钱五　　枳壳一钱五　　荷叶一角

43. 肝木侮土，气滞湿郁，脘腹作胀，加以感受外邪，又延半月，脉象虚数，虑其正不敌邪，防生歧变。

柴胡七分	黄玉金一钱五	葛根三钱	六和曲三钱
醋半夏二钱	白蔻衣一钱五	川朴五分	杏仁二钱
通草三分	赤苓三钱	橘皮一钱五	香附子三钱
荷叶二角	降香屑五分		

44. 内有气郁脘痛，刻因感受外邪，寒热不清，脘痛尤剧，大便自利，脉象滑数，速解为要。

广藿香二钱	黄玉金一钱五	柴胡八分	葛根三钱
西砂仁五分	醋半夏二钱	川朴八分	六和曲三钱
赤苓三钱	橘皮一钱五	泽泻一钱五	香附子三钱
荷蒂三枚	降香屑五分		

45. 温邪夹湿，身热不清，有汗不解，脉象滑数，速解为要。

柴胡八分	黄玉金一钱五	葛根三钱	川朴八分
杏仁一钱五	白蔻仁五分	六和曲三钱	醋半夏二钱
白通草三分	赤苓三钱	橘皮一钱五	荷叶一角

46. 脾虚蕴湿已延年余，刻下感受凉邪，引动内湿，寒热自利，脉象浮濡，速解为要。

广藿香二钱	黄玉金一钱五	柴胡八分	葛根三钱
醋半夏二钱	川朴六分	六和曲三钱	白蔻仁五分
甘草三分	赤苓三钱	泽泻一钱五	麦芽三钱
荷叶一角	陈老米一勺		

47. 素本肝胃不和，刻下暑湿内困，头昏作哕，谷食不思，大便自利，脉象濡滑，速解为妙。

| 广藿香一钱五 | 醋半夏二钱 | 川朴六分 | 苏茎八分 |

西砂仁五分	六和曲三钱	福橘皮一钱五	制茅术七分
甘草三分	赤苓三钱	泽泻一钱五	煨白芍三钱
荷叶一角	降香屑五分	伏龙肝二两，煎汤代水	

48. 感受凉邪，引动暑湿，身热不清，腹痛自利，脉象滑数，速解为要。

广藿香二钱	黄玉金一钱五	苏荷一钱五	葛根三钱
西砂仁五分	醋半夏二钱	川朴七分	六和曲三钱
甘草三分	赤苓三钱	泽泻一钱五	荷蒂三枚
陈老米一勺			

49. 向有劳伤胁痛，刻因暑湿困中，脘闷头昏，脉象濡滑，速解为妙。

广藿香一钱五	醋半夏二钱	川朴七分	麦芽三钱
西砂仁五分	六和曲三钱	制茅术七分	苏茎八分
赤苓三钱	橘皮一钱五	香附子三钱	荷叶一角
省头草一钱五	降香屑五分		

50. 肝郁乘脾，脘腹胀痛，刻下又加暑湿，谷食不思，大便自利，脉象濡滑，速解为妙。

醋半夏二钱	川朴七分	鸡谷袋三具	苏茎八分
煨木香七分	西砂仁五分	六和曲三钱	甜冬术一钱五
赤苓三钱	香附子三钱	泽泻一钱五	枳实七分
荷叶一角	省头草一钱五	降香屑五分	
白饭团一枚用荷叶包好			

51. 小儿。

广藿香一钱五	黄玉金一钱五	珍珠母一具	白薇四分
醋半夏二钱	焦六曲三钱	苏荷一钱	葛根二钱
赤苓三钱	橘皮一钱五	麦芽一钱五	荷叶一角
望江南一条			

52. 向有劳伤脘痛，刻下暑湿内聚，外见身热头昏，脉象滑数，速解为妙。

荆芥穗一钱五	防风一钱五	苏荷一钱五	牛蒡子三钱
醋半夏二钱	六和曲三钱	川朴七分	净蝉衣七只
赤苓三钱	橘皮一钱五	杏仁二钱	香附子三钱
荷叶二角	降香屑五分		

53. 暑湿内困，凉邪外加，寒热头昏，身困，脉苁濡滑，速解乃吉。

广藿香一钱五	醋半夏二钱	川朴七分	苏荷一钱五
西砂仁五分	六和曲三钱	杏仁二钱	赤苓三钱
橘皮一钱五	枳壳一钱五	荷叶一角	

54. 劳伤咳逆，已延一载，刻下暑湿内困，头昏脘闷，谷食不甘，身困溺黄，脉象濡滑，拟方先治其标，速解为要。

广藿香一钱五	醋半夏二钱	川朴七分	苏茎八分
西砂仁五分	六和曲三钱	制茅术七分	赤苓三钱
橘皮一钱五	炒麦芽三钱	荷叶一角	省头草一钱五

55. 向有气痞旧恙，刻下暑湿内困，脘痞攻冲作痛，甚则哕吐，谷食不进，脉象濡滑，速解为要。

醋半夏三钱	川雅连三分	淡干姜三分	杏仁一钱五
西砂仁五分	六和曲三钱	苏茎八分	香附子三钱
赤苓三钱	橘皮一钱五	须谷芽一钱五	紫朴头七分
降香屑五分	荷叶一角	伏龙肝一两五钱，煎汤代水	

二诊　加元胡索一钱五、五灵脂一钱五、黄玉金一钱五，去杏仁、谷芽。

56. 向有劳伤，刻下感受风暑寒，头痛身困，食少，脉象浮濡，速解为要。

广藿香二钱	苏荷一钱五	醋半夏二钱	川朴七分

甘草三分　　　桔梗二钱　　　牛蒡子三钱　　　蔓荆子一钱五

六和曲三钱　　西砂仁五分　　赤苓三钱　　　　橘皮一钱五

荷叶一角　　　牵正散二钱五分

57. 时邪哕吐痉厥，谨防肢冷致变。

广藿香二钱　　黄玉金一钱五　苏荷一钱五　　　珍珠母三具

醋半夏二钱　　西砂仁五分　　六和曲三钱　　　白薇五分

甘草三分　　　赤苓三钱　　　橘皮一钱五　　　甘菊炭八分

荷叶一角　　　灶心土四钱

又诊。

广藿香二钱　　黄玉金一钱五　苏荷一钱五　　　葛根二钱

醋半夏二钱　　六和曲三钱　　杏仁二钱　　　　川贝母一钱

甘草三分　　　赤苓三钱　　　橘皮一钱五　　　荷叶一角

望江南一条　　扁豆叶七片

58. 伏邪郁而不升，已延七日，甚则身热甚壮，刻下热虽
解而烦躁不安，作哕自利，胸次按之，触手而痛，脉象濡滑，
谨防神昏呃逆，致生歧变。

煨葛一钱五　　黄玉金一钱五　六和曲三钱　　　制半夏一钱

川雅连五分　　淡干姜五分　　赤苓三钱　　　　橘皮一钱五

枳实汁七分　　甘露散三钱

59. 新凉引动伏邪，身热不清，大便自利，已延八日，脉
象滑数，速解为要。

柴胡七分　　　黄玉金一钱五　葛根三钱　　　　白蔻仁五分

醋半夏二钱　　川朴七分　　　六和曲三钱　　　通草三分

赤苓三钱　　　橘皮一钱五　　荷叶一角　　　　降香屑五分

泽泻一钱五　　大贝母三钱　　荷蒂三枚　　　　陈老米一勺

二诊　加制苍术五分、通草三分、省头草一钱五，去六
曲、荷叶。

三诊 加鸡谷袋三具、制茅术七分。

案载前方，烦躁自利均解，小心为要。

杏仁二钱	白蔻仁五分	苏茎八分	炒麦芽三钱
制半夏二钱	六和曲三钱	川朴七分	黄玉金一钱五
通草三分	赤苓三钱	橘皮一钱五	甘露散三钱
降香屑五分			

60. 暑湿内困，凉邪外加，身热自利，脉象滑数，速解为佳。

柴胡七分	制茅术六分	赤苓三钱	黄玉金一钱五
葛根三钱	醋半夏二钱	川朴七分	六和曲三钱
香附子三钱	荷蒂三枚	陈老米一勺	

61. 新凉引动暑湿，身热自利，少腹胀痛，脉象滑数，速解为妙。

广藿香二钱	黄玉金一钱五	柴胡七分	葛根三钱
醋半夏二钱	川朴七分	六和曲三钱	杏仁二钱
甘草三分	赤苓三钱	橘皮一钱五	枳壳一钱五
荷叶一角			

62. 暑湿困中。

醋半夏二钱	苏茎八分	川朴八分	制茅术七分
西砂仁五分	六和曲三钱	杏仁二钱	香附子三钱
赤苓三钱	橘皮一钱五	炒麦芽三钱	省头草一钱五
降香屑五分			

63. 新凉引动伏邪，已延四日，身热不清，哕吐不已，心烦不安，脉象滑数，再延虑其昏呃致变。

广藿香二钱	黄玉金一钱五	葛根二钱	杏仁一钱五
醋半夏二钱	川朴七分	六和曲三钱	甘草三分
赤苓三钱	橘皮一钱五	荷叶一角	伏龙肝一两五钱

煎汤代水。

64. 新凉引动伏邪，已延四日，身热不清，入暮尤剧，脘闷口苦，脉象滑数，速解为要。

广藿香二钱　　黄玉金一钱五　　柴胡七分　　　葛根三钱

醋半夏二钱　　川朴七分　　　　六和曲三钱　　橘皮一钱五

荷叶一角

65. 温邪五日，身热不清，胸次拒按，口苦作哕，呃逆不止，脉象滑数，再延防其厥逆致变。

柴胡六分　　　黄玉金一钱五　　葛根三钱　　　六和曲三钱

制半夏二钱　　川雅连四分　　　淡干姜四分　　白蔻衣一钱五

通草三分　　　赤苓三钱　　　　枳壳汁七分　　橘皮一钱五

生姜汁二小茶勺　铁锈水三小茶勺

66. 新凉引动伏邪，已延七日，身热不清，头昏脘闷，脉象滑数，速解为要。

柴胡七分　　　黄玉金一钱五　　葛根三钱　　　藿香二钱

醋半夏二钱　　川朴七分　　　　六和曲三钱　　杏仁二钱

甘草三分　　　赤苓三钱　　　　橘皮一钱五　　大贝母三钱

甘露散三钱

67. 素本脾阳不振，湿痰困中，刻下又加暑湿，谷食不甘，精神疲倦，头昏溺赤，脉象濡滑，速解为要。

醋半夏二钱　　苏茎八分　　　　川朴七分　　　冬瓜子三钱

西砂仁五分　　六和曲三钱　　　杏仁二钱　　　赤苓三钱

橘皮一钱五　　炒麦芽三钱　　　荷叶一角　　　省头草一钱五

68. 伏邪旬余，身热不清，胸次拒按，口苦作哕，脉象滑数，再延虑其昏呃致变。

柴胡七分　　　黄玉金一钱五　　葛根三钱　　　杏仁二钱

制半夏一钱五　川雅连四分　　　淡干姜四分　　六和曲三钱

通草三分　　　　赤苓三钱　　　　橘皮一钱五　　　　枳实汁七分冲服

生姜汁二小茶匙，冲服　　　　　　铁锈水三小茶匙，冲服

69. 向有肺虚咳逆，刻下伏邪并发，身热不清，脘闷口苦作哕，阳络受戕，曾经失血，脉象滑数，虑其正不敌邪，致生歧变，拟方速解乃吉。

柴胡七分　　　　黄玉金一钱五　　　葛根三钱　　　　藿香二钱

杏仁二钱　　　　六和曲三钱　　　　川贝母一钱五　　　香附子三钱

甘草三分　　　　赤苓三钱　　　　橘皮一钱五　　　　乌扇五分

枇杷叶二片　　　降香屑四分　　　白茅根四钱

70. 湿温弥漫三焦，身热不清，脘闷口苦作哕，脉象滑数，虑其神昏呃逆致变。

柴胡一钱　　　　黄玉金一钱五　　　葛根三钱　　　　六和曲三钱

杏仁二钱　　　　白蔻仁五分　　　川朴一钱　　　　粉甘草三分

赤苓三钱　　　　橘皮一钱五　　　甘露散四钱

71. 伏邪日久，化热酿痰，身热口苦，心烦谵语，脉象弦滑，速解为要。

柴胡五分　　　　黄玉金一钱五　　　葛根二钱　　　　制半夏一钱五

霜桑叶三钱　　　粉丹皮一钱五　　　瓜蒌霜一钱五　　　乌扇五分

云茯苓三钱　　　福橘红六分　　　川贝母一钱五　　　杏仁二钱

荷叶一角　　　　竹二青三分

72. 素本肝郁内震，每遇劳碌则头目眩晕，刻下暑湿，内凝曲肠，大便带血，已延两月有余，脉象濡滑，所幸肝胃如常，拟方缓图可也。

煨葛五分　　　　制茅术六分　　　大地榆三钱　　　川贝母一钱五

煨白芍三钱　　　紫朴六分　　　　樗根皮三钱　　　冬瓜子三钱

云茯苓三钱　　　福橘红六分　　　甘草三分　　　　珍珠母三具

荷蒂三枚　　　　炒红曲三钱

73. 暑湿内困，少腹胀痛，小溲不利，脉象滑数，速解为妙。

广藿香二钱	西砂仁五分	赤苓三钱	甘草梢五分
荷叶一角	醋半夏二钱	苏茎八分	江枳壳一钱五
飞滑石三钱	甘露散三钱	川朴八分	制茅术七分
杏仁二钱	腹皮绒一钱五		

74. 木火凌金，呛咳已延日久，时邪入肺，右肋痹痛，胃热上冲，叠经鼻衄，刻下暑湿因感而发，大便自利，又经旬余，脉象濡滑，拟方先治其标，速解为妙。

醋半夏二钱	煨葛一钱五	赤茯苓三钱	泽泻一钱五
陈老米一勺	苏茎八分	六和曲三钱	福橘皮一钱五
荷蒂三枚	西砂仁五分	黄玉金一钱五	炒麦芽三钱

75. 气滞湿郁，肝脾合病，脘闷胀痛，谷食不思，肝脉循于两胁，脾脉循于胸中是也，脉象弦细且滑，拟方徐图可也。

醋半夏二钱	西砂仁五分	延胡索一钱五	甘草三分
荷叶一角	紫朴一钱	苏茎一钱	五灵脂一钱五
赤苓三钱	降香屑四分	乌扇五分	六和曲三钱
香附子三钱	橘皮一钱五		

76. 暑湿内困，凉邪引动，头昏作哕，脘腹作痛，脉象濡滑，拟方速解。

藿香二钱	木香七分	粉干草三分	杏仁二钱
荷叶一角	醋半夏二钱	砂仁五分	赤苓三钱
香附子三钱	降香屑四分	川朴七分	焦曲三钱
橘皮一钱五	苏茎七分		

三、霍乱

1. 霍乱险症，速解为妙。

广藿香二钱　　西砂仁五分　　甘草三分　　制茅术七分

降香屑四分　　醋半夏二钱　　焦六曲三钱　　赤苓三钱

泽泻一钱五　　伏龙肝五钱　　川朴八分　　苏茎八分

橘皮一钱五　　荷叶一角

2. 霍乱险症，肢凉脉伏，心烦口渴，谨防内闭外脱致变。

砂仁五分　　煨葛一钱　　粉干草五分　　醋半夏二钱

草果霜五分　　广藿香一钱　　赤苓三钱　　扁豆叶十三片

炒乌梅三枚　　郁金一钱五　　福橘皮一钱五

伏龙肝一两五钱，煎汤代水

用苏叶七片、川雅连三分先泡开水服之。

3. 霍乱险症，上吐下泻，心烦口渴，脉象沉细，谨防外脱致变。

缩砂仁五分　　广藿香二钱　　粉甘草五分　　煨葛八分

草果霜五分　　郁金一钱五　　赤苓三钱　　川朴八分

醋半夏二钱　　乌梅三枚　　福橘皮一钱五　　扁豆叶七片

灶心土二两，煎汤代水

服前方吐泻稍平，烦渴尚未能解。

醋半夏二钱　　西砂仁五分　　粉干草三分　　荷叶一角

降香屑五分　　六和曲三钱　　黄玉金一钱五　　赤苓三钱

扁豆花三串　　扁豆叶七片　　苏茎八分　　　大贝母三钱

福橘皮一钱五　草芦秫根五钱

4. 感受时邪，哕吐自利，腹中沥沥有声，口渴心烦，脉象细数，谨防厥脱致变。

西砂仁五分　　广藿香二钱　　甘草五分　　黄玉金一钱五

醋乌梅二枚　　煨葛八分　　　赤苓三钱　　灶心土五钱

草果霜五分　　醋半夏二钱　　橘皮一钱五　扁豆叶七片

二诊　加秫秫米一勺、六和曲三钱、六一散三钱、大贝母三钱、通草三分，去藿香、草果霜、甘草。

5. 感受时邪，大便自利，烦躁作哕，脉象细濡，谨防厥脱致变。

贯仲一钱五　　醋半夏二钱　　川朴七分　　通草三分

草芦秫根三钱　西砂仁五分　　煨葛一钱　　赤苓三钱

橘皮一钱五　　草果霜五分　　醋乌梅二枚　藿香一钱五

扁豆叶七片

6. 时邪霍乱，吐泻自汗，心烦口渴，脉细肢凉，谨防外脱致变。

草果霜五分　　玉金一钱五　　甘草四分　　醋半夏二钱

扁豆叶七片　　西砂仁五分　　藿香二钱　　赤苓三钱

川朴八分　　　醋乌梅二枚　　六和曲三钱　泽泻一钱五

草芦秫根五钱

二诊　加熟附片七分、贯仲一钱五。

7. 暑湿内伏，凉邪外袭，腹痛哕吐，大有厥逆致变。

荆芥穗一钱五　延胡索一钱五　甘草五分　　藿香二钱

伏龙肝五钱　　青防风一钱五　五灵脂一钱五　赤苓三钱

黄玉金一钱五　北细辛二分　　川朴一钱　　醋半夏二钱

降香屑五分

8. 寒邪内伏，自利哕吐，两脉沉弦，谨防厥脱致变。

熟附片一钱五　淡干姜一钱　　粉干草一钱五，用河水煎

外服人参乌梅丸二钱，开水冲服。

9. 霍乱肢冷脉伏，有内闭外脱之势。

熟附片一钱五　赤茯苓三钱　　淡干姜二钱　　醋半夏二钱

草芦秫根五钱

10. 霍乱肢冷，脉沉势难挽回，拟方以尽人力。

熟附片一钱五　淡干姜一钱　　白童便半杯

猪胆汁三茶勺冲服

11. 时邪霍乱肢冷脉伏，烦躁作哕，症势若此，治难挽回，拟方尽人力以图之。

熟附片一钱五　淡干姜二钱　　赤茯苓三钱　　醋半夏二钱

白童便一杯　　猪胆汁三茶勺冲服

案载前方。

西洋参八分　　川雅连四分　　粉干草七分　　麦门冬二钱

淡干姜三分　　白知母一钱五　五味子四分　　熟附片六分

大艾叶五钱　　白童便一杯冲服

12. 霍乱后余气未尽，烦躁作哕，口渴溺赤，脉象滑细，拟方仍冀速解，方免昏呃致变。

霜桑叶三钱　　瓜蒌霜五分　　通草三分　　福橘皮六分

粉丹皮一钱五　石斛三钱　　云茯苓神各三钱　扁豆叶七片

炒山栀一钱五　黄玉金一钱五　杏仁一钱五　　鲜丝瓜叶二片

二诊　加石决明三具、白薇五分、荷叶一角、乌扇五分、秫秫米一勺，去杏仁二钱。

13. 霍乱重症，吐泻频仍，清浊相干，阳气郁而不伸，脉象沉弦，拟方速解，方免歧变。

广藿香二钱　　西砂仁五分　　粉甘草三分　　醋炒半夏二钱

焦六曲三钱　　赤茯苓三钱　　川朴一钱　　建泽泻一钱五

福橘皮一钱五　黄郁金一钱五　荷叶二角　　扁豆叶七片

草芦秫根五钱

14. 霍乱险症，上吐下泻，心烦作哕，口渴无津，脉象沉细，防其厥脱致变。

缩砂仁五分　　吉安乌梅三枚　粉甘草五分　　黄玉金一钱五

草果霜三分　　醋炒半夏二钱　赤苓三钱　　　煨葛根一钱五

广霍梗一钱　　福橘皮一钱五　扁豆叶七片　　伏龙肝一两五钱

煎汤代水

15. 霍乱吐泻，肢凉脉细，有内闭外脱之势，姑拟一方，以尽人力。

熟附片一钱　　赤茯苓三钱　　淡干姜一钱　　醋炒半夏二钱

白童便半酒杯冲服

16. 阴盛格阳，火亏水旺，两脉俱沉，四肢皆冷，有顷刻可危之势，拟方力图之。

熟附片二钱　　葱白三根　　　淡干姜二钱　　猪胆汁三茶匙

白童便五茶匙冲服

17. 霍乱重症，上吐下泻，清浊相干，口渴心烦，脉象沉细，拟方速解，谨防厥脱致变。缩脾饮。

缩砂仁五分　　草果霜五分　　乌梅三枚　　　六和曲三钱

黄玉金一钱五　醋半夏二钱　　川朴一钱　　　煨葛一钱五

甘草三分　　　赤苓三钱　　　橘皮一钱五　　扁豆叶七片

伏龙肝五钱

18. 日沉海底，清阳不升，吐泻甚剧，肢冷脉伏，有内闭外脱之势，拟方以尽人力。四逆汤。

熟附片一钱五　淡干姜二钱　　赤茯苓三钱　　醋半夏二钱

伏龙肝二两，煎汤代水

四、疟疾

1. 太阳表邪未解，间经传入，少阳寒热往来，胁痛口苦，脉象弦数，此所谓外不及肌肤，内不至脏腑，而至半表半里之间，故有汗下之法，用小柴胡汤两和表里，方为正治也。如间日疟疾，寒少热多，胸痹结而作痛，已经半月，用小柴合泻心。

柴胡一钱五	雅连六分	川朴一钱	杏仁二钱
甘草五分	半夏二钱	干姜六分	蔻花一钱五
玉金一钱五	枳壳二钱		

2. 仲景云不热但寒，谓之牝疟，牝为心脏，心气虚则阳气不行于外，热邪反郁于内，积聚津液而成痰，遂致多湿多痰，痛而多汗，痛处有形，即血瘕也，既延日久，缓治为宜。

柴胡一钱	牡蛎四钱	干姜五分	黄芩一钱五
甘草五分	桂枝一钱	花粉一钱五	沙参三钱
白芍二钱	僵蚕八分		

3. 患疟经年，结成疟母，久则伤脾，脾阳不运湿邪内困，面色黯黑，少腹膨胀，饮食不甘，脉象弦涩，久则有土败木贼之虞。

太子参三钱	苍术一钱	木香一钱	甘草五分
淡姜渣五分	半夏二钱	茯苓三钱	砂仁六分
橘皮一钱五	佩兰叶一钱五		

4. 疟后失调，以致肝气横逆，胸脘嘈杂，遇劳尤甚，已经一月，拟方徐图之。

白芍二钱	木瓜二钱	延胡索一钱五	郁金一钱五
橘皮一钱五	佛手霜一两,和服	半夏二钱	牡蛎三钱
金铃子一钱五	朴头一钱	苏茎一钱	

5. 间疟已延数次,加之鼻衄盗汗叠作,两脉弦细如丝,防其涌吐,大汗厥脱致变。

牡蛎一两研	生藕二两切片	白米少许

6. 温邪因感化疟,寒热哕吐,脉象滑数,速解为要。

春柴胡七分	川雅连三分	粉干草五分	大贝母三钱
制半夏一钱五	淡干姜三分	赤苓三钱	生姜一片
川朴七分	六和曲三钱	橘皮一钱五	伏龙肝二两,煎汤代水

7. 温邪化疟,已延月余,复感凉邪,又成滞下,胸次拒按,脉象滑数,速解为妙。

柴胡七分	醋半夏二钱	赤苓三钱	川朴七分
黄玉金一钱五	川雅连四分	橘皮一钱五	枳壳汁八分,冲服
葛根一钱五	淡干姜四分	六和曲三钱	荷蒂三枚
老成米一勺			

8. 疟来数次,战寒壮热,汗多溺少,舌苔黄腻,脉象濡滑,渐解为宜。

柴胡一钱	川桂枝八分	粉甘草五分	杏仁二钱
甘露散三钱	制半夏二钱	杭白芍八分	赤苓三钱
苍术一钱五	茶叶一钱五	紫朴头一钱五	白蔻仁六分,后下
橘皮一钱五	生姜二片		

9. 疟邪日久,脾阳大伤,脘腹胀痛,谷食减少,脉象细濡,再延防成胀满。

南沙参三钱	醋乌梅三枚	云茯苓三钱	制茅术七分
甜冬术一钱五	草果霜五分	福橘皮一钱五	苏茎八分
制半夏一钱五	须谷芽一钱五	川贝母二钱	煨姜一片

红枣三枚

10. 便后失调，致成疟疾，已延两月有余，脉象细濡，缓图可也。

南沙参三钱	草果霜五分	粉干草五分	炒柴胡七分
制半夏二钱	醋乌梅三枚	云茯苓三钱	川贝母二钱
甜冬术二钱	苏茎八分	福橘皮一钱五	生姜一片

红枣三枚

11. 素本肝旺脾虚，刻因湿邪深伏，痰疟已延月余，大便自利，谷食懒进，面色萎黄，精神困倦，脉象细数，延久有胀满之虞。

柴胡六分	制半夏一钱五	炙甘草五分	紫朴一钱
甜冬术二钱	醋乌梅三枚	云茯苓三钱	煨葛一钱五
南沙参三钱	草果霜五分	福橘皮一钱五	煨姜一片

小红枣三枚

12. 疾疟日久，脾阳大伤，脘左疟母，有形作胀，谷食不运，身有红点，脉象细濡，再延有土败之势。

于白术二钱	醋半夏一钱五	炙甘草五分	白蔻衣一钱五
南沙参三钱	草果霜五分	赤苓三钱	生熟谷芽各一钱五
柴胡五分	醋乌梅三枚	橘皮一钱五	煨姜一片
红枣三枚	鳖甲煎丸五分		

用陈皮五分泡开水送下。

13. 疟邪日久，正阴脾胃交伤，入暮寒热自汗颇多，谷食懒进，脘闷不舒，脉象细濡，再延有土败之虞。

南沙参三钱	制半夏一钱五	炙甘草五分	苏茎八分
冬瓜子三钱	于白术二钱	醋乌梅三枚	云茯苓三钱
川贝母二钱	煨姜一片	熟附片五分	草果霜五分
橘皮一钱五	东白芍二钱	大枣三枚	

二诊　加生熟谷芽各一钱五，去附片。

三诊　去甘草、草果霜，加鸡谷袋三具、白蔻衣一钱五。

四诊　加省头草一钱五、糯稻根须五钱、橘半枳术丸、平疟养脾丸各一钱五，开水送下。

14. 疾疟已延半载有余，脾土受伤，脘腹作胀，脉象细濡，再延有土败之势，拟方渐解为佳。

茯苓块三钱	砂仁壳一钱五	福橘皮一钱五	鸡谷袋三具
降香屑五分	川朴一钱	白蔻衣一钱五	乌扇五分
制半夏一钱五	省头草一钱五	香附子三钱	须谷芽一钱五
汉防己八分	苏茎八分		

15. 疟后脾胃未复，气不运血，脘痛时形，精神疲倦，脉象细濡，速解为妙。

南沙参三钱	煨木香五分	云茯苓三钱	乌扇五分
甜冬术二钱	西砂仁五分	福橘皮一钱五	梭罗子一粒
制半夏一钱	苏茎八分	生熟谷芽各一钱五	糯稻根须五钱

16. 疾疟日久，脾阳大伤，脘腹膨胀，谷食减少，脉象细濡，再延有土败之虞。

甜冬术一钱五	川朴七分	云茯苓三钱	须谷芽一钱五
制半夏一钱五	白蔻衣一钱五	福橘皮一钱五	省头草一钱五
苏茎八分	熟附片六分	鸡内金三具	淡姜渣三分

17. 疾疟已延一载有余，正阴脾胃交伤，脘腹膨胀，谷食懒进，内热时行脉象细濡，再延有土败之势。

云茯苓三钱	东白芍二钱	福橘皮一钱五	乌扇五分
省头草一钱五	苏茎八分	须谷芽一钱五	川贝母一钱五
煨姜一片	汉防己六分	白蔻衣一钱五	鸡谷袋三具
红枣三枚			

五、泄泻

1. 脾阳不振，湿邪困中，大便不实已延年余，脉象弦滑，拟方缓图可也。

甜冬术一钱五	制半夏一钱五	煨葛五分	谷芽麦芽各一钱五
煨木香七分	西砂仁五分	川朴六分	六和曲三钱
甘草五分	茯苓三钱	橘皮一钱五	冬瓜子三钱
炙荷蒂三枚	省头草一钱五		

二诊 加煨白芍三钱、熟附片三分、糯稻根四钱、升阳益胃丸二钱，开水送下。

2. 素本气血交虚，已延日久，今春阳络受戕，叠经失血，咳逆不已，刻下脾胃交困，大便自利，谷食懒进，畏寒时行，内热时见，此又气虚生外寒，血虚生内热是也，两脉细濡无神，谨防土败喘汗致变。

于白术一钱五	煨葛四分	冬瓜子三钱	川贝母一钱五
煨白芍三钱	须谷芽一钱五	乌扇五分	扁豆二钱
云茯苓三钱	陈皮三钱	薯蓣子二钱	姜半夏三钱
白粳米三钱	糯稻根须一两五钱，煎汤代水		

3. 暑湿因感而发，腹痛自利，脉象濡滑，速解为要。

煨葛八分	制茅术七分	煨木香七分	西砂仁五分
赤苓三钱	泽泻一钱五	苏茎八分	紫朴七分
六和曲三钱	麦芽三钱	荷蒂三枚	陈老米一勺

淡姜渣三分

二诊　加煨白芍三钱、冬瓜子三钱、鸡谷袋三具。

案载前方。

制茅术七分	苏茎六分	汉防己八分	须谷芽一钱五
西砂仁五分	六和曲三钱	紫朴七分	鸡谷袋三具
赤苓三钱	橘皮一钱五	香附子三钱	黄玉金一钱五
丝瓜络四分	降香屑五分	淡姜渣三分	省头草一钱五

4. 土虚木旺，湿邪困中，痛泻已延多年，时发时愈，清阳不升，延久，命阳亦伤，每服运阳太过，阴分又伤，两脉细滑微数，此症阴阳两虚特甚，拟方缓图静养为要。

野于术二钱	益智子一钱五	沙苑子一钱五	须谷芽一钱五
煨白芍三钱	冬瓜子四钱	扁豆三钱	云茯苓三钱
橘皮八分	川贝母二钱	糯稻根须二两，煎汤代水	

案载前方。

野于术二钱	煨白芍三钱	益智子一钱五	珍珠母三具
冬瓜子四钱	沙苑子一钱五	扁豆三钱	白薇五分
云茯苓三钱	橘皮八分	川贝母二钱	薯蓣子二钱
荷叶筋三钱	牵牛散二钱五，同煎	糯稻根须二两，煎汤代水	

又方。

甜冬术二钱	防风根五分	煨白芍三钱	煨葛四分
白蔻衣一钱五	须谷芽一钱五	冬瓜子三钱	苏茎六分
云茯苓三钱	福橘皮八分	砂仁壳一钱五	荷蒂三枚
白粳米一勺			

又方。

沙苑子一钱五	野于术二钱	益智子一钱五	冬瓜子三钱
扁豆三钱	薯蓣子二钱	须谷芽一钱五	白蔻仁一钱五
云茯苓三钱	橘皮八分	川贝母二钱	汉防己八分

省头草一钱五　　荷梗尺许　　　　糯稻根须①煎汤代水

5. 木旺土虚，前经调治渐愈，刻因烦劳太过，气滞湿郁，脘闷不舒，谷食不思，精神疲倦，痛泻后作，两脉细濡，拟方速解为要。

云茯苓三钱　　　苏茎六分　　　　煨葛四分　　　　冬瓜子三钱

西砂仁五分　　　谷芽一钱五　　　煨白芍三钱　　　福橘皮八分

川贝母一钱五　　制半夏一钱五　　省头草一钱五　　荷蒂三枚

丸方。

野于术二两　　　煨葛五钱　　　　沙苑子一两五钱　益智子一两五钱

冬瓜子三两　　　煨白芍二两　　　白蔻衣七钱　　　苏茎四钱

扁豆一两五钱　　薯蓣子一两五钱　云茯苓二两　　　橘皮八钱

川贝母一两五钱　砂仁壳七钱　　　制半夏一两五钱

共研细末，用荷蒂二十三枚、白粳米三合、须谷芽二两、糯稻根须十四两熬汁泛丸，如桐子大，每服三钱，开水送下。

煎方。

于术一钱五　　　煨白芍三钱　　　冬瓜子四钱　　　扁豆二钱

白蔻衣一钱五　　苏茎六分　　　　煨葛五分　　　　川贝母二钱

云茯苓三钱　　　橘皮八分　　　　须谷芽一钱五　　省头草一钱五

荷蒂三枚　　　　秫秫米一勺　　　糯稻根须二两，煎汤代水

服药后，腹泻已解，唯刻下脉络不和，左胁结痞，按之成形，推之亦动，此皆寒湿凝结之故也，脉象沉弦，拟方缓图，方可渐渐逐次减除，以为后来免其形迹之基耳。

云茯苓三钱　　　制于术五分　　　汉防己八分　　　制半夏一钱五

苏茎八分　　　　络石藤五分　　　小茴香五分　　　川楝子一钱五

福橘皮一钱五　　川贝母一钱五　　煨木香五分　　　须谷芽一钱五

---

① 底本中有此药缺分量，为保留原貌，未补分量，下不出注。

降香屑五分　　丝瓜络四分　　省头草一钱五　　枇杷叶二片

二诊　加杏仁二钱、白蔻仁五分、黄玉金一钱五、射干八分、通草三分，去川楝子、小茴香、木香、半夏。

服前方痞块稍安，脾胃已和，刻因右胁下气机不运，攻冲作痛，脉象沉弦，缓图可也。

杏仁一钱五　　白蔻仁五分　　黄玉金五分　　汉防己八分

射干八分　　　苏茎八分　　　川贝母一钱五　络石藤五分

通草三分　　　茯苓三钱　　　福橘红一钱五　香附子三钱

降香屑四分　　枇杷叶二片　　丝瓜络四分

丸方。

云茯苓一两五钱　开口吴茱萸三钱　制于术四钱　　汉防己八钱

络石藤五钱　　　川楝子一两　　　苏梗四钱　　　煨木香四钱

小茴香五钱　　　黄玉金一两　　　橘络橘皮各四钱　川贝母一两五钱

白蒺藜八钱　　　鸡谷袋十五具　　香附子一两

共研细末用丝瓜络一条、须谷芽四两煎汤，泛丸如川椒子大小，每晚服三钱，开水送下。

6. 素本阴阳交伤，木旺侮土，土虚不能制水，水湿盘聚中宫，大便自利，腹中沥沥有声，脘肋作痛，谷食减少，寒热时行，脉象弦细而滑，根蒂已深，拟方缓图可也。

于白术一钱五　　煨葛根五分　　左牡蛎四钱　　姜半夏二钱

白蔻衣一钱五　　苏茎六分　　　乌扇五分　　　须谷芽一钱五

云茯苓神各三钱　福橘红六分　　川贝母一钱五　熟附片四分

秫秫米一勺　　　降香屑四分　　荷蒂三枚　　　省头草一钱五

白粳米三钱

案载前方。

左牡蛎一两　　　煨葛四分　　　于白术一钱五　冬瓜子三钱

煨白芍三钱　　　熟附片六分　　苏茎八分　　　制半夏一钱五

秫秫米一勺　　　荷蒂三枚　　　　白粳米三钱

糯稻根须二两，煎汤代水

膏方。

太子参四两	于白术二两	煨葛四钱	左牡蛎八两
熟附片五钱	扁豆二两	淮山药三两	煨白芍二两
冬瓜子四两	白粳米三合	炙甘草四钱	云茯苓二两
橘皮一两	糯稻根须十四两	鲜生姜五钱	红枣三两

用河水熬取原汁，去渣，加白冰糖四两收膏。每晚服四钱，开水和服。

7. 脾泻三年，客秋增剧，由于肝木乘脾，火不生土，湿痰互结，胸中胀痛，脉象沉弦而涩，再延防其胀满致变。

于术二钱	半夏一钱五	白芍三钱	冬瓜子三钱
茯苓三钱	淮山药二钱	熟附片六分	橘络橘皮一钱五
甘草五分	荷蒂三枚	糯稻根五钱	

8. 月经刚至，腹中沥沥有声，大便溏泻，拟参苓白术法治之。

党参三钱	白术二钱	山药二钱	扁豆一钱五
益智仁三钱	薏苡仁四钱	陈皮一钱五	甘草三分

9. 泄泻十余载，属脾胃双亏，盖脾阳式微，中焦聚湿，则少运，肾阳亏弱，固泄失司为泄泻，治脾宜旋运，治肾宜封藏，是药之理也，但病根日久，效验难以霍然，须徐徐图治，自可就痊，经云肾开窍于二阴，久痢必伤水脏，加以命阳不充，不能生化脾土，致阳虚失健，闭之权交阴分，则腹痛而作利，脉象弦细无神，面色萎黄，久症已历半年之久，其为肾泻无疑，再延阳气愈微，恐生肿胀致变，拟用通阳摄下法，徐以图之。

破故纸三钱	肉豆蔻一钱	党参三钱	黄芩三钱

升麻八分	吴茱萸三钱	五味子三分	冬术一钱五
柴胡七分	甘草五分	白芍三钱	附片二钱
荷蒂三枚	大枣三枚		

小便不禁，每夜一遗者，用此法（见东医宝鉴）。

太子参、当归、木通、黄芪、益智子、升麻、猪脬、甘草、附片、毛角片、桑螵蛸、山茱萸、鸡内金、鸡肠子。

10. 抑郁动肝，肝木侮土，脾阳不振，水饮停中，于是脘胁胀痛，谷食不思，行气消索，刻下又加暑湿，大便自利，精神困倦，脉象细濡而滑，拟方先治其标，以冀泻解，本症再为议治。

醋半夏二钱	紫苏茎八分	赤茯苓三钱	冬瓜子三钱
紫朴头一钱	须谷芽一钱五	建泽泻一钱五	炙荷蒂三枚
西砂仁五分	六和曲三钱	福橘皮一钱五	白粳米三钱

二诊　去泽泻，加省头草一钱五、糯稻根五钱。

案载前方。

苏茎八分	鸡谷袋三具	六和曲三钱	赤茯苓三钱
冬瓜子三钱	西砂仁五分	福橘皮一钱五	乌扇五分
醋半夏一钱五	须谷芽一钱五	省头草一钱五	紫朴头八分

糯稻根须一两五，煎汤代水

11. 脾阳不运，水饮停中，脘闷肢肿，大便自利，腹中沥沥有声，脉象细濡，再延有土败之虞。

野于术一钱五	煨木香七分	云茯苓三钱	煨葛根三分
制半夏一钱五	西砂仁五分	福橘皮一钱五	白蔻衣一钱五
苏茎八分	熟附片七分	冬瓜子三钱	

生熟谷芽各一钱五

二诊　加霞天曲三钱、五加皮一钱五、升阳益胃丸一钱五，开水送下。

12. 脾泻已延三载，土虚木旺，头眩心悸，面浮肢肿，谷食减少，脉象沉细，再延有土败之虞。

云茯苓、神各二钱	珍珠母三具	橘皮一钱五	五加皮一钱五
荷蒂三枚	煨葛根一钱	白薇五分	川贝母一钱五
冬瓜子三钱	秫秫米一勺	煨白芍三钱	须谷芽一钱五
制半夏一钱五	陈老米一勺		

13. 肝旺脾虚，气不运血，症见天癸先期，脘腹胀痛，头眩目糊，刻下感受外邪，引动内湿，大便自利不实，腹中作痛，脉象濡滑，拟方先治其标，本症再议。

煨葛根一钱	白蔻衣一钱五	赤苓三钱	煨白芍四钱
苏茎八分	西砂仁五分	福橘皮一钱五	荷蒂三枚
紫朴头七分	焦六曲三钱	泽泻一钱五	陈老米一勺

14. 素本先后天不足，刻下时邪致正阴脾胃交伤，已延五十余日，喉间气阻，食入脘痛，谷食能容而不能运，腹中沥沥有声，行气消索，精神疲倦，昨又微感凉邪，大便自利，两脉细濡无神，再延有土败之势。

煨葛根六分	东白芍二钱	云茯苓三钱	白蔻衣一钱五
姜半夏二钱	熟附片四分，童便煮	川贝母一钱五	乌扇五分
苏茎六分	生熟谷芽各一钱五	福橘红六分	生姜一片
红枣三枚			

二诊　去白蔻衣、谷芽，加附片二分、半夏一钱、泽泻一钱五、西砂仁五分、香附子三钱、荷蒂三枚、陈老米一勺。

三诊　去香附子、乌扇，加谷芽、冬瓜子各三钱、赭石二钱。

15. 产后脾阳受伤，脘腹作胀，大便自利，谷食不运，已延半载有余，脉象细濡，拟方缓图。

| 制茅术七分 | 煨木香七分 | 云茯苓三钱 | 肉桂子四分 |

| 煨葛八分 | 西砂仁五分 | 福橘皮一钱五 | 淡姜渣四分 |
| 甜冬术二钱 | 熟附片五分 | 川朴八分 | 陈老米一勺 |

16. 脾阳不运，湿邪困中，大便红白已延半载有余，再延有肿胀之虞。

贯仲一钱五	制半夏一钱五	赤茯苓三钱	真建曲三钱
制茅术七分	煨木香七分	橘皮一钱五	苏茎八分
紫朴八分	西砂仁五分	炒麦芽三钱	省头草一钱五

17. 客秋产后正阴未复，脾肺交虚，咳逆叠作，阳络受戕，曾经失血营卫皆虚，寒热互见，谷食减少，面目浮肿，刻下感受凉邪，又加自利，脉象细濡无神，深虑厥脱致变，拟方先冀邪解胃甦，方免致变。

煨葛根七分	乌扇五分	云茯苓三钱	炙冬花一钱五
糯稻根须五钱	煨白芍三钱	须谷芽一钱五	冬瓜子三钱
桔梗二钱	川贝母二钱	南沙参三钱	紫菀茸一钱五
云茯苓三钱	福橘皮六分	糯稻根须五钱	白粳米三钱
须谷芽一钱五			

二诊　去乌扇、冬瓜子、白粳米，加杭白芍二钱、苏茎五分、白蔻衣八分、生姜一片、红枣三枚。

18. 脾肾交虚，便后带血，加以清阳不升，浊阴内聚，又加腹痛自利，脉象细濡，延久防成土败。

野于术一钱五	白蔻衣一钱五	云茯苓三钱	须谷芽一钱五
南沙参三钱	苏茎八分	福橘皮一钱五	荷蒂三枚
煨葛一钱	煨白芍二钱	冬瓜子三钱	陈老米一勺

二诊　去沙参，加太子参三钱、青防风七分、熟附片五分。

19. 肝旺脾虚，气滞湿郁，脘腹作胀，已属旧恙，加以感受凉邪，引动内湿，大便自利，又延两旬有余，谷食不进，行气消索，已有土败之势。

甜冬术一钱五	广藿香一钱	云茯苓三钱	白蔻衣一钱五
省头草一钱五	南沙参三钱	煨木香七分	福橘皮一钱五
冬瓜子三钱	糯稻根须五钱	煨葛根八分	苏茎八分
煨白芍三钱	须谷芽一钱五		

二诊　去藿香，加附片五分、鸡谷袋三具。

20. 病后失调，脾虚湿困，腹痛自利，沥沥有声，神疲食减，足跗浮肿，再延防其土败。

于白术二钱	煨木香七分	云茯苓三钱	粉干草五分
荷蒂三枚	南沙参三钱	煨葛根一钱五	留白橘皮一钱五
白蔻衣一钱五	陈老米一勺	广藿香八分	须谷芽一钱五
青防风一钱五	熟附片六分		

21. 脾泻日久，治难霍然。

太子参二钱	苏茎八分	炙甘草五分	白蔻衣一钱五
红枣三枚	甜冬术一钱五	醋半夏一钱五	福橘皮一钱五
煨姜一片			

22. 湿温两旬，身热不清，大便自利，脉象细数，谨防气喘神昏致变。

| 左顾牡蛎八分 | 粉葛根三钱 | 白粳米三钱 |

案载前方，滞下红水，势属阴候，阴分受伤已可慨见，再拟一方，以观进退。

| 左顾牡蛎一两五钱 | 煨葛三钱 | 掌米百粒 |

复诊。

| 煅赤白石脂各二钱 | 淡干姜五分 | 白粳米三钱 |

23. 痧后余湿未清，大便自利，延久脾胃阳气受戕，清阳下陷，便溏至今未解，已经一月有余，脉象细濡，再延防成肿胀。

煨葛根七分　　野于术一钱五　　炙甘草五分　　福橘皮一钱五

川羌活　独活各四分　　　　　　熟附片六分　　煨白芍三钱

南沙参三钱　　白蔻衣一钱五　　赤茯苓三钱

糯稻根须二两，煎汤代水

二诊　加须谷芽一钱五、升阳益胃丸三钱，开水送下。

24. 湿温四旬有余，正阴脾胃交伤，身有微热，大便自利，行气消索，脉象细濡无神，谨防厥脱致变。

左顾牡蛎八分　　冬瓜子二钱　　炙甘草五分　　须谷芽一钱五

东白芍二钱　　福橘皮一钱五　　煨葛根八分　　白蔻衣一钱五

云茯苓三钱　　红枣三枚　　　　生姜一片

六、痢疾

1. 痢成休息，加以肝气横逆，饮邪入络，腰背串痛，肢体亦然，症势多歧，难以骤效，拟方徐图可也。

金毛狗脊三钱　　云茯苓三钱　　　制于术六分　　　福橘皮络各七分
汉防己二钱　　　白蒺藜三钱　　　苏茎七分　　　　络石藤一钱五
省头草七分　　　竹茹七分

2. 湿凝曲肠，致成休息，腹痛后坠，脉象濡滑，速解为要。

煨葛八分　　　　制于术七分　　　川朴八分　　　　地榆三钱
羌活 独活各六分　煨白芍三钱　　　白蔻衣一钱五　　谷芽一钱五
甘草五分　　　　赤苓三钱　　　　橘皮一钱五　　　荷蒂三枚
陈老米一勺　　　省头草一钱五

二诊　加樗根皮三钱。

3. 湿凝曲肠，便血后坠，痛甚剧，脉象濡滑，速解为要。

制茅术五钱　　　川朴六分　　　　地榆三钱　　　　煨白芍三钱
煨葛七分　　　　羌活 独活各六分　青防风一钱五　　甘草三分
赤苓三钱　　　　橘皮一钱五　　　荷蒂三枚　　　　陈仓米一勺

4. 感受凉邪，引动内湿，大便滞下，脉象濡滑，速解为要。

煨葛七分　　　　羌活 独活各五分　防风一钱五　　　川朴八分
煨木香七分　　　西砂仁五分　　　六和曲三钱　　　甘草三分

赤苓三钱　　　橘皮一钱五　　　荷蒂三枚　　　陈老米一勺

5. 客秋痢后失调，大便不实，腹痛后坠，已延一载，拟方缓图可也。

煨葛八分　　　羌活 独活各六分　青防风七分　　川朴八分

煨木香七分　　西砂仁五分　　　煨白芍三钱　　制茅术七分

甘草三分　　　赤苓三钱　　　　橘皮一钱五　　肉桂子五分

荷蒂三枚　　　陈老米一勺

二诊　加半夏二钱、麦芽三钱，去白芍、肉桂子。

6. 表邪内束，身热滞下红白，脉象滑数，速解为妙。

赤苓三钱　　　羌活 独活各一钱　青防风一钱五　葛根三钱

川芎六分　　　柴胡 前胡各八分　川朴七分　　　苏荷一钱五

甘草三分　　　桔梗二钱　　　　枳壳一钱五　　荷蒂三枚

陈老米一勺

7. 滞下重症，速解为要。

煨葛八分　　　羌活 独活各六分　防风七分　　　川朴七分

煨木香七分　　川雅连五分　　　西砂仁五分　　六和曲三钱

赤苓三钱　　　橘皮一钱五　　　枳壳一钱五　　陈莱菔英三钱

安化茶一钱五

8. 滞下重症，速解为要。

赤苓三钱　　　羌活 独活各六分　青防风一钱五　煨葛八分

川芎五分　　　柴胡 前胡各六分　川朴七分　　　甘草三分

桔梗二钱　　　枳壳一钱五　　　荷蒂三枚　　　陈老米一勺

二诊　加煨白芍三钱、醋半夏二钱、煨木香七分、西砂仁五分、六和曲三钱，去桔梗、柴胡、前胡。

9. 暑湿内凝曲肠，纯红滞下，腹痛后坠，脉象濡滑，速解为要。

煨葛二钱　　　羌独活各一钱五　青防风一钱五　川朴七分

煨木香七分　　川雅连五分　　六和曲三钱　　煨白芍三钱

甘草五分　　　赤苓三钱　　　橘皮一钱五　　陈莱菔英三钱

安化茶一钱五

10. 休息已延三载，刻下又加暑湿，脘腹作胀，脉象濡滑，再延有土败之虞。

制茅术七分　　川朴一钱　　　苏茎八分　　　大地榆三钱

煨葛一钱五　　羌独活各八分　青防风一钱五　白蔻衣一钱五

赤苓三钱　　　橘皮一钱五　　炒麦芽三钱　　六和曲三钱

荷蒂三枚　　　陈老米一勺

11. 暑湿内凝曲肠，致大便后便血不已，腹痛绵绵，脉象濡滑，拟方先速图之。

制茅术七分　　煨白芍三钱　　甘草八分　　　紫朴七分

大地榆三钱　　樗根皮三钱　　白蔻衣一钱五　苏茎八分

赤苓三钱　　　橘皮一钱五　　荷蒂三枚　　　陈老米一勺

12. 湿凝曲肠，致成休息，已延二载，脾阳命火均伤，但浊阴盘聚过深，徒运阳而又伤阴分，脉象细濡，延久防成肿胀，拟方运阳而不伤阴，佐以升清，以冀浊阴渐化为要。

毛角片一钱　　煨葛七分　　　羌独活各五分　防风六分

煨白芍三钱　　白蔻衣一钱五　须谷芽一钱五　冬瓜子四钱

云茯苓三钱　　福橘皮一钱五　川贝母二钱　　于白术二钱

糯稻根须二两，煎汤代水

二诊　加川草薢一钱五、晚蚕沙一钱五。

13. 休息已延一载，脾阳大伤，精神疲倦，脉象细濡，久则有土败之虞。

野于术二钱　　煨葛根五分　　熟附片七分　　樗根皮三钱

白蔻衣一钱五　煨白芍三钱　　苏茎八分　　　肉桂子五分

云茯苓三钱　　福橘皮一钱五　冬瓜仁四钱　　炙荷蒂三枚

白粳米三钱

二诊　加鸡谷袋三具、淡姜渣三分。

14. 内有积寒,脾胃受伤,每发时腹痛哕吐,刻因夏秋湿凝曲肠,又成休息,腹痛较剧,谷食减少,腹中沥沥有声,胸次不舒,胀闷时行,脉象细濡,延久防成肿胀。

于白术二钱	煨葛根五分	煨白芍三钱	须谷芽一钱五
熟附片六分	白蔻衣一钱五	苏茎八分	制半夏二钱
云茯苓三钱	福橘皮一钱五	冬瓜子三钱	淡姜渣四分
干荷叶三枚			

15. 由利而痢,戊病传癸也,延久二月,脾胃大伤,肝逆胆虚,痢色纯红,神思恍惚,寤不成寐,脉象弦滑,再延防成噤口,速当自开怀抱,庶得与药饵兼功。

太子参三钱	煨甘葛一钱五	酸枣仁三钱	云茯苓 神各三钱
福橘皮 络各七分	煨白芍二钱	甘草五分	首乌藤四钱
半夏一钱五	省头草一钱	苦竹根一钱五	秫秫米一勺
荷蒂三枚	炒红曲三钱		

16. 气与痰搏,酿成痞块,气与血并,致成血症,天癸两月一至,加以暑湿内困脾阳,清气下滑,又成自利,已延一百余日,脉象弦涩,再延有土败木贼之虞。

野于术一钱五	太子参三钱	砂仁壳一钱	半夏粉二钱
留白橘皮一钱	吉安乌梅三枚	云茯苓三钱	白蔻衣一钱五
煨甘葛一钱五	省头草一钱	花椒一分五厘	干荷蒂三枚

17. 湿凝曲肠,痢成休息,延至七月之久,脾阳命火皆亏,面色萎黄,肚腹肿胀,两腿肾囊亦然,脉象细而无神,食减神疲,已有土败木贼之虞,症势若此,难以恢复,姑拟一方,以尽人力,而邀天眷。

制茅术一钱	于白术一钱二	南沙参三钱	福橘皮一钱五

制半夏一钱五　　白知母一钱五　　粉干草三分　　　云茯苓三钱

川芎七分　　　　汉防己二钱　　　淡干姜一钱

冬瓜皮二两，煎汤代水

18. 产后失调，肝旺脾虚，气滞湿郁，脘闷不舒，谷食懒进，精神疲倦，加以感受凉邪，引动内湿大便滞下，小溲艰涩，脉象细濡而滑，拟方速解乃妙。

煨蒿八分　　　　西砂仁五分　　　赤苓三钱　　　制半夏一钱五

干荷蒂三枚　　　羌活、独活各六分　六和曲三钱　　福橘皮一钱五

鸡谷袋三具　　　白粳米三钱　　　紫朴头六分　　苏茎六分

须谷芽一钱五　　省头草一钱五

二诊　去半夏，加冬瓜子三钱、黄玉金一钱五、香附子三钱。

案载前方。

甜冬术一钱五　　苏茎八分　　　　云茯苓三钱　　熟附片四分

干荷蒂三枚　　　粉蒿六分　　　　白蔻衣一钱五　福橘皮一钱五

冬瓜子三钱　　　白粳米三钱　　　羌独活各五分　煨白芍三钱

须谷芽一钱五　　紫朴七分　　　　糯稻根须四钱

19. 滞下已延一月，胃气大伤，腹痛后坠，谷食懒进，脉象细濡。无神，再延虑其厥逆致变。

煨蒿根四分　　　苏茎八分　　　　炙甘草四分　　川朴六分

陈老米一勺　　　羌独活各五分　　白蔻衣一钱五　云茯苓三钱

须谷芽一钱五　　青防风七分　　　煨白芍二钱　　福橘皮一钱五

荷蒂三枚

二诊　去苏茎、谷芽，加木香五分、川雅连六分、陈莱菔英二钱、安化茶一钱五。

案载前方，陈悉厥脱致变。

醋半夏二钱　　　煨蒿七分　　　　粉甘草四分　　川朴七分

炙荷蒂三枚	川雅连三分	羌独活各五分	赤茯苓三钱
焦六曲三钱	陈老米一勺	淡干姜三分	青防风五分
福橘皮一钱五	煨白芍三钱	伏龙肝五钱	

20. 休息已延日久，刻下又加暑湿，腹中沥沥有声，脉象濡滑，拟方次第图之。

煨葛一钱五	制苍术七分	煨木香七分	粉干草二分
荷蒂三枚	羌独活各八分	川朴八分	六和曲三钱
赤苓三钱	青防风一钱五	西砂仁五分	制半夏一钱
福橘皮一钱五	老成米一勺		

复诊。

制茅术八分	煨葛根一钱五	粉干草五分	赤苓三钱
荷蒂三枚	川朴一钱	羌独活各六分	川朴一钱五
白蔻衣一钱五	炒红曲三钱	大地榆三钱	樗根皮三钱
煨白芍三钱			

21. 湿凝曲肠延成休息，已延四载有奇，脾阳命火均伤，谷食懒进，精神疲倦，脉象细濡无神，再延有土败之虞。

煨葛八分	甜冬术一钱五	煨白芍三钱	云茯苓三钱
羌独活各八分	冬瓜子三钱	须谷芽一钱五	福橘皮一钱五
南沙参三钱	熟附片八分	樗根皮二钱	白蔻衣一钱五
糯稻根须二两，煎汤代水			

22. 休息三载，脾阳大伤，今夏暑湿内困，由六月初滞下复作，脘闷不舒，谷食不运，脉象细濡而滑，再延防成土败。

制茅术七分	煨姜七分	赤苓三钱	樗根皮三钱
炙荷蒂三枚	川朴八分	羌独活各六分	苏茎七分
煨白芍三钱	炒红曲三钱	大地榆三钱	青防风八分
福橘皮一钱五			

二诊　加生熟谷芽各一钱、白蔻衣一钱五、省头草一

钱五。

案载前方。

煨葛八分	煨木香七分	赤茯苓三钱	大地榆三钱
荷蒂三枚	羌独活各六分	西砂仁五分	福橘皮一钱五
樗根皮三钱	炒红曲三钱	青防风一钱五	制苍术八分
川朴八分	须谷芽一钱五	省头草一钱五	

四诊。

南沙参三钱	煨葛六分	炙甘草五分	煨白芍三钱
荷蒂三枚	甜冬术二钱	羌独活各五分	茯苓三钱
白蔻衣一钱五	省头草一钱五	熟附片六分	青防风八分
福橘皮一钱五	生熟谷芽各一钱五		

五诊　去煨葛，加冬瓜子三钱、糯稻根须四钱、白粳米三钱，六君子丸、橘半枳术丸各一钱五两种间服。

23. 素本阴阳两亏，刻因感受外邪，引动内湿，始则寒热，继则滞下，辰下，外邪虽解内湿未能递化，滞下已延八日，腹痛后坠阴阳大伤，便后带红水，脉象细数，此症虚中夹实，治之不易，拟方获效乃吉。

左顾牡蛎一两研	川草薢一钱五	茯苓三钱	白蔻衣一钱五
煨葛根一钱五	晚蝉沙一钱五	福橘皮一钱五	川贝母一钱五
羌独活四分	六和曲三钱	煨白芍三钱	苏茎六分
荷蒂三枚	白粳米一勺		

二诊　加五谷虫一钱五，改左顾牡蛎五钱。

24. 症势由疟而痢，是戊病传癸也，已经旬日表邪未消，素吸洋烟，正气已损，谷食不思，恐成噤口，法当以逆流治之。

羌独活各一钱五	太子参三钱	厚朴一钱	甘草五分
橘皮一钱五	柴胡一钱	青防风一钱	赤苓三钱

桔梗二钱　　　佩兰叶二钱　　　陈仓米三钱　　　炙荷蒂三枚

25. 滞下阴症，白倍于红，满腹作痛，而又后坠，谷食减少，以期不致噤口为妙。

羌活一钱五　　　白芍三钱　　　防风一钱　　　泽泻一钱五

甘草五分　　　　川芎五分　　　赤苓三钱　　　苍术一钱

谷芽生熟各二钱　川朴一钱五

26. 湿热内蓄，致令滞下腹痛，后坠，红色数倍于白，不思饮食，延久虑其胃败而成噤口。

黄芩一钱五　　　雅连一钱　　　赤苓三钱　　　山楂三钱

莱菔英三钱　　　地榆炭二钱　　制茅术五分　　泽泻一钱五

砂仁五分　　　　猪苓一钱五　　川朴六分　　　煨葛二钱

荷蒂三枚

27. 滞下纯红后坠甚，法当调气行血，俾后重便脓自愈，拟用归芍大剂治之。

当归一两　　　　车前子三钱　　莱菔子一钱五　木香七分

谷芽三钱　　　　白芍一两　　　海南子一钱五　香附子三钱

黄连五分　　　　佩兰叶一钱　　安化茶一钱

兼服温脾丸。

28. 滞下纯白，痛坠颇甚，谷食不思，深虑胃败致变。

陈皮一钱五　　　防风一钱　　　羌独活各一钱　肉桂子五分

泽泻一钱五　　　煨葛一钱　　　白芍二钱　　　苍术一钱

苏叶一钱五　　　赤苓三钱　　　甘草五分　　　生姜一片

29. 暑湿凝滞曲肠，致成赤白滞下，胃气大伤谷食不思，防成噤口，渐解为急。

沙参三钱　　　　白芍三钱　　　赤苓三钱　　　泽泻一钱五

茅术一钱　　　　佩兰叶一钱五　陈老米三钱

30. 噤口重痢，痢下纯红，诸药不效，用此法。

黄芩一钱五	木香一钱	砂仁五分	地榆三钱
甘草五分	枳壳一钱五	白芍二钱	雅连六分
桃仁三钱	槟榔一钱	茯苓三钱	当归二钱
柿蒂三枚	陈老米三钱		

31. 下痢带瘀，肚中气坠，腹不觉痛。

| 樗根皮一两 | 黄朴一钱 | 山楂三钱 | 地榆炭一钱 |
| 炒银花一钱 | 赤苓三钱 | 猪苓一钱 | 茅术五分 |

32. 久痢腹痛，下血淋漓。

| 黄芪三钱 | 陈皮一钱 | 川朴一钱 | 当归一钱 |
| 羌活五分 | 地榆二钱 | 防风五分 | 查肉三钱 |

33. 怀妊足月，进加滞下后重，腹痛，防其暴产生变。

黄芩一钱五	木香一钱	煨葛一钱	防风一钱
赤苓三钱	谷芽一钱五	白术二钱	砂仁一粒
白芍三钱	甘草五分	泽泻一钱五	荷蒂三枚
佩兰叶一钱五			

34. 胎前下痢，延至产后，恶露不行，腹中倍痛，症势殊属棘手，切不可服生化法，服则痢增剧也，拟一方获效为顺。

| 茅术一钱 | 川芎五分 | 甘草五分 | 白芍三钱 |
| 泽泻一钱 | 荆芥一钱 | 泽兰叶一钱五 | |

35. 湿凝曲肠，痢成休息，面色萎黄，痛坠并见，谷食减少，久延有土败木贼之虞，拟七味白术法治之。

沙参二钱	藿香二钱	木香一钱	甘草五分
白芍三钱	白术二钱	煨葛一钱五	防风一钱
茯苓三钱	荷蒂三枚		

36. 痢经两载，脾阳正气大伤，经云：休息是也，酌拟东垣法为治。

| 党参二钱 | 柴胡一钱 | 羌独活各一钱 | 甘草五分 |

泽泻一钱五	于术二钱	附片六分	防风一钱五
赤苓三钱	橘皮一钱五	黄芪一钱五	樗根皮三钱
升麻三分	白芍三钱	苍术一钱	生姜、大枣适量

37. 痢患三年，名曰休息，下冻则坠，便粪则畅，前曾月经数次，近则三便而休，肺郁故气痛时行，阴虚故心体觉热，此属阴阳两虚也。

诃子、肉果、黄芪、粟谷、当归、煨葛、党参、于术、半夏、白芍、赤苓、甘草、荷蒂、橘皮。

38. 休息痢。

椿根皮三钱	羌活一钱	干姜一钱	赤苓三钱
苍术一钱	红曲三钱	防风一钱	厚朴一钱
五味子五分	泽泻一钱五	甘草五分	荷蒂三枚

又方。

| 樗根皮五钱 | 风菱壳四钱 | 鸽蛋一对 | 熟附片八钱 |
| 黄酒二两 | | | |

湿邪内伏，因感化疟，战寒壮热，脉象滑数，速解为妙。

春柴胡一钱	海南子一钱	粉甘草五分	六和曲三钱
制半夏一钱五	草果霜五分	赤茯苓三钱	鲜生姜一片
淡黄芩一钱五	川朴头一钱	小青皮一钱五	

案载前方。

柴胡一钱二分	制半夏一钱五	白通草三分	蔻仁五分后下
黄玉金一钱五	川朴一钱	赤茯苓三钱	甘露散三钱布包
葛根三钱	焦六曲三钱	福橘皮一钱五	生姜二片

39. 疟邪日久，正阴交伤，日轻夜重，脉象虚数，速解为妙。

| 南沙参三钱 | 醋煮乌梅二枚 | 粉甘草三分 | 制半夏一钱五 |
| 甜冬术一钱五 | 草果霜五分 | 云茯苓三钱 | 川贝母二钱 |

柴胡五分　　　紫苏茎六分　　　福橘皮一钱五　　　生姜一片
红枣三枚

40. 疟邪日久，脾阳大伤，脉象弦滑，缓图可也。

南沙参三钱　　　生鳖甲四钱　　　粉甘草五分　　　川贝母二钱
于白术二钱　　　草果霜五分　　　云茯苓三钱　　　生姜一片
制半夏一钱五　　醋煮乌梅二枚　　福橘皮一钱五　　红枣三枚

41. 疟邪日久，脾阳气血交虚，四肢麻痹，大便不实，脉象细濡，延久非宜。

太子参三钱　　　醋乌梅三枚　　　粉甘草三分　　　制半夏一钱五
生姜一片　　　　野于术二钱　　　草果霜五分　　　茯苓三钱
冬瓜子三钱　　　红枣三枚　　　　炒当归一钱五　　杭白芍二钱
福橘皮一钱五　　苏茎八分

42. 胎疟已延月余，脾阳大伤，大便自利，脘腹作胀，拟方渐解乃吉。

南沙参三钱　　　川朴头一钱　　　甘草三分　　　　制半夏一钱五
甜冬术一钱五　　醋乌梅二枚　　　赤苓三钱　　　　煨姜一片
春柴胡七分　　　草果霜六分　　　福橘皮一钱五　　熟附片四分
　　　　　　　　又方。

柴胡八分　　　　赤茯苓三钱　　　福橘皮一钱五　　川朴头八分
制半夏一钱五　　川雅连五分　　　六和曲三钱　　　枳壳一钱五
炒条芩一钱五　　淡干姜五分　　　杏仁二钱　　　　生姜一片
茶叶一钱五

43. 胎疟解而复作已延二月余，脾胃交伤，谷食减少，面色萎黄，脉象细濡而滑，再延有胀满之虑。

南沙参三钱　　　草果霜二枚　　　粉甘草三分　　　川贝母二钱
白术一钱五　　　醋乌梅五分　　　赤苓三钱　　　　须谷芽生熟各一钱五
柴胡五分　　　　紫朴头一钱　　　福橘皮一钱五　　冬瓜子三钱

煨姜一片　　　红枣三枚

案列前方。

冬术二钱　草果霜五分　　　粉甘草三分　白芍二钱桂枝水拌炒

南沙参三钱　须谷芽生熟各一钱五　茯苓三钱　　冬瓜子三钱

熟附片五分　醋乌梅二枚　　福橘皮一钱五　川贝母二钱

煨姜一片　　　红枣三枚

44. 暑湿凝于曲肠，致成红白滞下，腹痛后坠，脉象濡滑，拟方逆流挽舟法，以冀速解乃吉。

赤茯苓三钱　　　青防风一钱五　甘草五分　　川朴八分

川羌独活各一钱五　柴胡前胡各一钱五　苦桔梗二钱　陈仓米一勺

煨葛根一钱五　　　川芎五分　　　枳壳一钱五　荷蒂三枚

案列前方。

煨葛根一钱五　西砂仁五分　　甘草五分　　川朴头一钱

羌独活各一钱　煨木香七分　　赤茯苓三钱　荷蒂三枚

青防风一钱五　川雅连五分　　福橘皮一钱五　陈仓米一勺

45. 湿凝曲肠，致成纯红滞下，腹痛不已，再延防成噤口。

当归五钱　　　车前子三钱　　莱菔子一钱五　川雅连五分

东白芍五钱　　海南子一钱　　煨木香七分　　安化茶一钱五

46. 滞下重症，食不能进，进则秽吐，有噤口之势，拟方力图之。

姜半夏三钱　　煨葛根一钱五　粉甘草三分　白蔻衣一钱五

川雅连五分　　焦六曲四钱　　赤苓三钱　　陈莱菔英三钱

淡干姜五分　　煨白芍三钱　　福橘皮一钱五　安化茶一钱五

47. 湿凝曲肠致成休息，已延三月有余，脾胃交虚，甚则秽吐并见，脉象细濡而滑，再延有胀满之虑，拟方渐解乃吉。

于白术二钱　　羌独活各八分　甘草四分　　制半夏一钱五

南沙参三钱　　青防风一钱五　　茯苓三分　　　白蔻衣一钱五

煨葛根一钱　　煨白芍三钱　　福橘皮一钱五　　樗根白皮三钱

荷蒂三枚　　　陈仓米一撮　　伏龙肝一两五钱，煎汤代水

48. 休息已著，治难霍然。

制茅术七分　　煨白芍三钱　　粉甘草五分　　煨葛根一钱五

川朴头一钱　　羌活独活各一钱　赤苓三钱　　白蔻衣一钱五

大地榆三钱　　青防风一钱五　　福橘皮一钱五　苏茎一钱

荷蒂三枚　　　陈老米一勺　　省头草一钱五

49. 肠澼日久，缓图可也。

甜冬术二钱　　川羌独活各一钱　甘草五分　　白蔻仁八分

南沙参三钱　　青防风一钱五　　茯苓三分　　樗根白皮三钱

煨白芍四钱　　葛根一钱　　　橘皮一钱五　　大地榆三钱

荷蒂三枚　　　陈老米一撮

50. 痢久流连不愈，愈而复作，用断下渗湿法。

银花炭二钱　　黄柏炭一钱五　　赤茯苓三钱　　炒红曲三钱

茅术炭五分　　木猪苓一钱五　　福橘皮一钱五　荷叶二角

地榆炭三钱　　樗根白皮三钱　　建泽泻一钱五

51. 客秋痢后，余气未净，延久酿成休息。

野于术二钱　　青防风一钱五　　炙甘草五分　　白蔻衣一钱五

太子参三钱　　煨白芍三钱　　茯苓三分　　　须谷芽生熟各一钱

五黄芪皮一钱五　葛根一钱　　　福橘皮一钱五　川贝母二钱

干荷蒂三枚　　白粳米三钱　　糯稻根须五钱

又方。

银花炭二钱　　制茅术八分　　粉甘草五分　　青防风一钱

地榆炭三钱　　结猪苓一钱五　　赤苓三钱　　煨白芍三钱

黄柏炭一钱五　樗根白皮三钱　　橘皮一钱五　　建泽泻一钱五

沙红糖三钱　　干荷蒂三枚

52. 休息已延三月，脾阳命火均伤，滞下红白，脘腹作胀，两腿浮肿，谷食减少，脉象细濡，再延有土败之虞。

于白术三钱	川羌独活各三钱	云茯苓三钱	煨白芍三钱
南沙参三钱	熟附片六分	福橘皮一钱五	白蔻衣一钱五
煨葛八分	肉桂子六分	荷蒂三枚	白粳米一勺

53. 痢延三月，气血两亏，利血不止，腹痛作哕。

太子参三钱	制半夏一钱五	甘草五分	巴戟天三钱
甜冬术二钱	熟地黄三钱	茯苓三钱	炮姜七分
淡吴萸五分	煨白芍三钱	苏茎六分	

54. 命火不充，不克生土，脾泻已延一载有余，腹中沥沥有声，脉象弦细而滑，再延有土败之虞。

于白术一钱五	煨白芍三钱	炙甘草五分	霞天糯四钱
太子参三钱	白蔻衣一钱五	云茯苓三钱	冬瓜子三钱
煨葛根八分	熟附片五分	留白橘皮一钱五	扁豆子皮三钱
薯蓣子一钱五	糯稻根须二两，煎汤代水		

案列前方。

于术一两五钱	煨白芍一两	炙甘草五钱	薯蓣子一两二钱
太子参二两	熟附片四钱	云茯苓二两	白蔻衣一两
煨葛根六钱	肉桂子四钱	留白橘皮八钱	苏茎五钱
冬瓜子二两	青防风五钱	霞天曲二两	

上共碾极细末，用须谷芽生熟各二两、糯稻根须十二两煎汤泛丸如川椒子大，每晚服三钱，开水送下。

55. 湿热流注已延多年，脾阳大伤，大便自利，腹中时痛，脉象细濡，有土败之虞，拟方获效乃吉。

于白术二钱	白蔻衣一钱五	炙甘草三分	煨白芍三钱
太子参三钱	冬瓜子三钱	云茯苓三钱	青防风一钱五
煨葛根八分	扁豆子皮四钱	留白橘皮一钱五	苏茎八分

糯稻根须二两，煎汤代水

56. 脾泻日久，少腹膨胀，脘中沥沥有声，谷食减少，脉象细濡，延久有土败之虞。

甜冬术一钱五	白蔻衣一钱五	云茯苓三钱	煨木香七分
南沙参三钱	肉桂子五分	福橘皮一钱五	川朴一钱
煨葛根八分	熟附片六分	煨白芍三钱	制半夏一钱五
荷蒂三枚	陈老米一勺	省头草一钱五	淡干姜三分

57. 肠痈，腹中疼痛，或胀满不实，小便凝滞，用薏仁汤。

薏苡仁三钱	牡丹皮二钱	白芍一钱	瓜蒌仁三钱
桃仁二钱			

如去白芍即瓜蒌子汤。

58. 肠痈，小腹胀痛，脉滑数里急后重，时时下脓血，用排脓散。

黄芪、当归、金银花、川芎、香白芷、穿山甲、防风、瓜蒌仁

59. 肠痈腹濡而痛，以手重按则止，或时时下脓，用牡丹皮散。

人参、牡丹皮、白芍、茯苓、当归、黄芪、薏仁、桃仁、白芷、川芎、官桂、甘草、木香

如王不留行、冬瓜子、瓜蒌仁、枳壳、穿山甲、皂荚、蝎子可参用

60. 产后月余，腹中渐痛，肿胀如盅，延久则沉重昏愦，脉象细数有力，视其腹则肿，皮紧急光亮，脐下大热，断为内痈，用薏苡仁汤加酒炒大黄，服后腹中觉痛，其脓下如涌泉，后服八珍汤加牡丹皮五味子而愈。

61. 肠痈。

败酱草三钱　　制乳香 没药各五分　橘皮一钱五　　杏仁一钱五

当归须一钱五　延胡索一钱五　　炒香附子三钱　桃仁一钱五

五灵脂一钱五　京赤芍二钱河水煎

七、伤寒

1. 向有寒湿又加外邪，寒热叠作，身困脘闷，脉象浮数，速解为要。

川桂枝五分　　东白芍五分　　制半夏一钱五　　柴胡六分

六和曲三钱　　川朴七分　　杏仁二钱　　黄玉金一钱五

二诊　去柴胡、玉金，加白蔻衣一钱五

2. 感受凉邪，寒热作哕，脉象浮数，速解为要。

苏荷一钱五　　牛蒡子三钱　　葛根三钱　　杏仁一钱五

制半夏一钱五　　川朴七分　　六和曲三钱　　甘草三分

赤苓三钱　　橘皮一钱五　　枇杷叶二片

二诊　去苏荷、牛蒡子，加柴胡七分、黄玉金一钱五。

3. 风温已延旬余，身热不清，口苦作哕，胸次按之触手而痛，大便自利，脉象滑数，虑其昏呃致变。

柴胡八分　　黄玉金一钱五　　葛根三钱　　川朴七分

制半夏一钱五　　川雅连五分　　淡干姜五分　　六和曲三钱

通草三分　　赤苓三钱　　枳壳汁七分冲服　　荷蒂三枚

陈老米一勺

4. 风温旬余，身热不清，胸次拒按，脉象滑数，虑其昏呃致变。

柴胡七分　　黄玉金一钱五　　葛根三钱　　杏仁一钱五

制半夏一钱五　　川朴六分　　六和曲三钱　　川雅连四分

通草三分　　　赤苓三分　　　枳壳汁七分冲服　淡干姜四分

甘露散三钱

5. 风温旬余，身热结胸，脉象滑数，再延虑其昏呃致变。

柴胡七分　　　黄玉金一钱五　葛根三分　　　杏仁一钱五

制半夏一钱五　川雅连四分　　淡干姜四分　　六和曲三钱

通草三分　　　赤苓三钱　　　枳壳汁七分冲服　枇杷叶二片

二诊　去柴胡、枳壳汁，加白蔻衣一钱、橘皮一钱五。

6. 向有劳伤，又加湿邪，寒热不清，咳逆胁痛，脉象滑数，速解为要。

柴胡八分　　　黄玉金一钱五　葛根三钱　　　杏仁一钱五

元胡索一钱五　五灵脂一钱五　苏茎八分　　　制半夏一钱五

通草三分　　　赤苓三钱　　　橘皮一钱五　　香附子三钱

枇杷叶二片　　降香屑四分

7. 向有劳伤，咳逆肺虚蕴热，痰带腥味，刻下兼感外邪，身热自利，脉象虚数，拟方渐解乃吉。

柴胡五分　　　黄玉金一钱五　葛根三钱　　　煨白芍三钱

六和曲三钱　　射干八分　　　橘红六分　　　甘草三分

桔梗一钱五　　茯苓三钱　　　荷蒂三枚　　　白粳米八钱

8. 寒湿因感而发，速解为要。

川桂枝七分　　制茅术六分　　苏茎一钱五　　猪苓一钱

东白芍七分　　六和曲三钱　　川朴六分　　　泽泻一钱五

甘草三分　　　赤苓三钱　　　橘皮一钱五　　生姜一片

降香屑五分

八、风咳

1. 风邪袭肺，咳逆作哕，脉象浮濡，速解为要。

前胡一钱五　　苏荷一钱五　　牛蒡子三钱　　川朴六分

黄玉金一钱五　制半夏一钱五　杏仁二钱　　　荆芥穗一钱

甘草四分　　　桔梗二钱　　　茯苓三钱　　　橘皮八分

枇杷叶三片

2. 感受风邪，袭伏肺间，咳逆喉痒，脉象浮濡，速解为妙。

荆芥穗一钱五　前胡一钱五　　牛蒡子三钱　　杏仁一钱五

制半夏一钱五　黄玉金一钱五　川朴七分　　　乌扇五分

甘草三分　　　茯苓三钱　　　橘皮一钱五　　枇杷叶二片

3. 风邪蕴热，咳逆带血，脉象弦濡，拟方速解，方免涌吐。

前胡一钱五　　苏子二钱　　　苏荷一钱五　　牛蒡子三钱

乌扇五分　　　制半夏一钱五　杏仁二钱　　　黄玉金一钱五

甘草三分　　　茯苓三钱　　　橘红六分　　　枇杷叶二片

白茅根四钱

4. 素本肺气不足，气虚易感，感受风邪，咳逆胁痛，脉象浮濡，先拟轻剂达之。

前胡一钱五　　苏茎六分　　　苏荷一钱五　　黄玉金一钱五

半夏一钱五　　鼠粘子二钱　　乌扇五分　　　杏仁一钱五

橘红六分　　　甘草四分　　　　桔梗一钱五　　　茯苓三钱

香附子二钱　　枇杷叶二片

5. 风邪袭肺，寒热身困，咳逆头痛，脉象浮濡，先拟轻剂解之。

蔓荆子一钱五　前胡一钱五　　苏茎八分　　　　橘红六分

牛蒡子三钱　　黄玉金一钱五　杏仁一钱五　　　乌扇五分

甘草三分　　　桔梗二钱　　　茯苓三钱　　　　枇杷叶二片

牵正散二钱五

6. 肺胃不和，风邪外袭。

苏子二钱　　　苏荷一钱五　　前胡一钱五　　　鼠粘子三钱

麦芽三钱　　　制半夏二钱　　川朴七分　　　　杏仁一钱五

橘皮一钱五　　甘草三分　　　桔梗二钱　　　　茯苓三钱

郁金一钱五　　佩兰叶一钱五　枇杷叶二片

7. 素本阴分不足，虚阳上升，头眩心悸，胸中懊侬，刻下风邪外袭，咳逆不已，阳络受伤，痰中带血，脉象虚数，拟方渐解乃吉。

前胡一钱五　　鼠粘子三钱　　苏茎八分　　　　苏荷一钱五

乌扇五分　　　黄玉金一钱五　杏仁二钱　　　　川贝母一钱五

海浮石二钱　　甘草三分　　　桔梗二钱　　　　茯苓三钱

橘红六分　　　枇杷叶二片　　降香屑五分

案载前方。

乌扇五分　　　苏子二钱　　　苏茎六分　　　　紫苑茸一钱五

川贝母一钱五　霜桑叶三钱　　杏仁二钱　　　　法半夏三钱

黄玉金一钱五　甘草三分　　　桔梗二钱　　　　茯苓茯神各三钱

橘红六分　　　枇杷叶二片　　降香屑五分　　　白茅根四钱

8. 肝火灼肺，风邪外加，寒热咳逆失血，脉象浮数，速解为要。

前胡二钱　　黄玉金一钱五　　苏荷一钱五　　川贝母一钱五

鼠粘子三钱　　霜桑叶三钱　　杏仁二钱　　橘红六分

甘草三分　　桔梗二钱　　茯苓三钱　　乌扇四分

枇杷叶二片　　白茅根四钱

二诊　去苏荷、前胡、牛蒡子，加柴胡六分、葛根二钱、省头草一钱五。

9. 风邪外袭，寒热咳逆音嘎，脉象浮濡，速解为要。

荆芥穗一钱五　前胡一钱五　　苏荷二钱　　牛蒡子三钱

杏仁二钱　　黄玉金一钱五　甘草三分　　桔梗二钱

茯苓三钱　　制半夏一钱五　川朴五分　　净蝉衣七只

枇杷叶二片

10. 感受凉邪，蕴结喉间，红肿而痛，脉象浮濡，速解为要。

荆芥穗一钱五　防风一钱五　　苏荷二钱　　黄玉金一钱五

牛蒡子三钱　　杏仁二钱　　净蝉衣七只　射干八分

甘草三分　　桔梗二钱　　茯苓三钱　　枇杷叶二片

11. 素本肝热内蕴，刻下伏邪外袭，咳逆不已，痰中带血，脉象浮数，速解为要。

前胡一钱五　　苏茎八分　　苏荷一钱五　　牛蒡子三钱

旋覆花三分　　黄玉金一钱五　霜桑叶三钱　　杏仁二钱

乌扇五分　　甘草三分　　桔梗二钱　　茯苓三钱

橘皮一钱五　　枇杷叶二片　　白菊花八分　　降香屑五分

12. 向有劳伤兼感风邪，咳逆带血，脉象浮濡，速解为要。

前胡一钱五　　牛蒡子三钱　　苏荷一钱五　　乌扇五分

黄玉金一钱五　霜桑叶三钱　　杏仁二钱　　橘红六分

甘草四分　　桔梗二钱　　茯苓三钱　　鲜枇杷叶二片

13. 向有劳伤，刻因风邪外袭，身热咳逆作哕，脉象濡滑，速解为要。

前胡一钱五　　牛蒡子三钱　　苏子二钱　　苏荷一钱五

荆芥穗一钱　　黄玉金一钱五　制半夏二钱　　杏仁一钱五

川朴七分　　　甘草三分　　　桔梗二钱　　　茯苓三钱

橘红六分　　　枇杷叶二片

14. 肾气不充，滑精叠见，肝阳上腾，头眩流涕，刻下风热内蕴，两目赤痛，拟方先治其标，速解为要。

苏荷一钱五　　荆芥穗一钱　　鼠粘子二钱　　福橘红六分

石决明三具　　净蝉衣七只　　霜桑叶三钱　　甘菊炭八分

甘草三分　　　桔梗一钱五　　云茯苓三钱　　蔓荆子一钱五

干荷叶二角　　蜂翘茶一钱五

15. 风热内蕴。

荆芥穗一钱五　牛蒡子三钱　　苏茎八分　　　甘菊炭八分

净蝉衣七只　　霜桑叶三钱　　珍珠母三具　　川石斛三钱

桔梗二钱　　　茯苓三钱　　　橘红六分　　　蔓荆子三钱

蜂翘茶一钱五　枇杷叶二角

二诊　加牵正散一钱五、秫秫米一勺、白薇五分，去苏茎，用洗肝散二钱五分，开水和服。

案载前方。

霜桑叶三钱　　珍珠母三具　　白薇五分　　　甘菊炭八分

净蝉衣七只　　鼠粘子二钱　　川石斛三钱　　蔓荆子一钱五

云茯苓三钱　　福橘红六分　　川贝母一钱五　蜂翘茶一钱五

新荷叶一角

16. 燥邪侵肺，咳逆已延月余，延久阳络受戕，痰中带血，脉象细数，速解为妙。

霜桑叶三钱　　杏仁二钱　　　乌扇五分　　　川贝母一钱五

海浮石二钱　　川石斛三钱　　黄玉金一钱五　　紫苑茸一钱

甘草三分　　　桔梗二钱　　　云茯苓三钱　　福橘红六分

降香屑四分　　鲜枇杷叶二片　白茅根四钱

17. 扬州人，素本先后天不足，症由两月前，风邪袭肺，咳逆至今未解，左胁时痛，书云肝为娇脏，不耐邪侵，侵则必咳，脉象弦滑，拟方缓调，静养为宜。

紫苑茸一钱五　乌扇一钱　　　法半夏二钱　　苏茎八分

霜桑叶三钱　　杏仁泥一钱五　川贝母二钱　　福橘红六分

炙甘草三分　　云茯苓三钱　　苦桔梗二钱　　炙枇杷叶三片

九、痰饮

1. 宿饮内聚，风邪外加。

金佛草一钱五　前胡一钱五　　苏子二钱　　苏荷一钱五

制半夏一钱五　黄玉金一钱五　北五味子五粒　干姜三分打碎

杏仁二钱　　　橘红六分　　　甘草三分　　桔梗二钱

茯苓三钱　　　乌扇五分　　　鲜枇杷叶二片

2. 宿饮袭肺，咳逆多痰，甚则气喘作哕，脉象细濡，延久防成虚劳。

南沙参三钱　　甜冬术一钱五　制半夏一钱五　川贝母一钱五

北五味子五粒　淡干姜五分　　杏仁二钱　　冬瓜子三钱

云茯苓三钱　　福橘红络各六分　乌扇五分　　鲜枇杷叶二片

圣济射干丸一钱五

二诊　加南烛叶八分、糯稻根须五钱。

3. 邰讚庭。

前胡一钱五　　鼠粘子二钱　　苏子霜一钱五　法半夏一钱五

北五味子五粒　干姜四分打碎　杏仁二钱　　乌扇五分

黄玉金一钱五　甘草三分　　　茯苓三钱　　橘红六分

鲜枇杷叶二片

二诊加北细辛八厘、桔梗二钱，去鼠粘子。

4. 风邪外袭，宿饮上干，身热咳逆，气喘作哕，脉象浮濡，速解为要。

金佛草一钱五	黄玉金一钱五	甘草三分	前胡一钱五
苏子二钱	苏荷一钱五	葛根三钱	制半夏一钱五
川朴七分	杏仁二钱	桔梗二钱	茯苓三钱
橘皮一钱五	鲜枇杷叶二片		

5. 宿饮袭肺，咳逆气喘，痰中带血，入暮寒热，脉象滑数，速解为要。

炒柴胡五分	制半夏一钱五	乌扇六分	北五味子五粒
淡干姜四分	杏仁二钱	鲜枇杷叶二片	

6. 仲书二子咳喘。

炒柴胡五分	法半夏一钱五	南沙参三钱	须谷芽一钱五
北五味子七粒	淡干姜五分	乌扇五分	川贝母一钱五
炙甘草五分	云茯苓三钱	福橘红六分	冬瓜子三钱
鲜枇杷叶二片	秫秫米一勺		

二诊　加太子参三钱、糯稻根须五钱、紫衣胡桃肉二枚，去南沙参。

7. 感受风邪，咳逆气喘。

金佛草一钱五	前胡一钱	紫苏茎八分	乌扇五分
制半夏一钱五	北五味子五粒	干姜四分打碎	茯苓三钱
杏仁泥二钱	甘草四分	橘红六分	鲜枇杷叶二片

又方。

南沙参三钱	甜冬术一钱五	乌扇五分	黄玉金一钱五
北五味子五粒用干姜四分打碎		制半夏一钱五	杏仁二钱
冬瓜子三钱	云茯苓三钱	福橘红六分	川贝母一钱五
扁豆子皮三钱	鲜枇杷叶二片	胡桃肉二枚	糯稻根须五钱

膏方。

太子参三两	于白术二两	紫苑草一两五钱	制半夏一两五钱
冬瓜子四两	胡桃肉十二枚	北五味子三钱	干姜四钱打碎

杏仁泥二两　　　熟附片四钱　　　百合心三两　　　蜜枇杷叶三十片

蜜枇杷花一两五钱　　　　　　扁豆子皮二两　　　炙甘草五钱

云茯苓二两　　　橘皮一两　　　川贝母一两五钱　　淮山药二两

糯稻根须十四两

上药用河水熬取原汁，去渣熬浓，加白蜂蜜四两收膏，每晚服四钱，炖温开水和服。

丸方。

太子参二两　　　于白术一两五钱　制半夏一两五钱　百合心二两

薯蓣子一两五钱　北五味子一两五钱用干姜三钱打碎　杏仁泥一两五钱

乌扇四钱　　　　冬瓜子二两　　　扁豆子皮一两五钱　炙甘草四钱

茯苓一两五钱　　川贝母一两五钱　留白橘皮八钱　　炙冬花一两五钱

上药共研极细末，用鲜枇杷叶三十片、糯稻根须二两、须谷芽一两五钱，煎汤泛丸如川椒子大，每晚服三钱，开水送下。

8. 宿饮袭肺，咳逆多痰，甚则气喘作哕，脉象濡滑，速解为要。

云茯苓三钱　　　制半夏一钱五　　乌扇五分　　　　南沙参三钱

北五味子五粒　　用干姜四分打碎　杏仁二钱　　　　川贝母一钱五

香附子三钱　　　甘草三分　　　　茯苓三钱　　　　橘皮一钱五

须麦芽三钱　　　降香屑五分　　　鲜枇杷叶二片

案载前方。

紫苑茸一钱五　　法半夏一钱五　　乌扇五分　　　　百合心三钱

北五味子五粒　　干姜四分打碎　　杏仁二钱　　　　冬瓜子三钱

须谷芽一钱五　　云茯苓神各三钱　福橘红六分　　　川贝母一钱五

9. 宿饮袭肺，咳逆多痰，喉中沥沥有声，甚则气喘作哕，脉象濡滑，缓图可也。

甜冬术一钱五　　制半夏一钱五　　乌扇五分　　　　苏子霜一钱五

北五味子五粒　　淡干姜五分打碎　　杏仁二钱　　　　云茯苓三钱

橘红六分　　　　川贝母一钱五　　　鲜枇杷叶二片

10. 脾肾交虚，宿饮内聚，咳逆气喘，动则尤甚，脉象细濡，延久有虚劳之势。

紫石英二钱　　　制半夏一钱五　　　南沙参三钱　　　乌扇五分

北五味子五粒　　干姜四分打碎　　　杏仁二钱　　　　熟附片五分

川贝母一钱五　　炙甘草五分　　　　云茯苓三钱　　　橘皮一钱五

冬瓜子三钱　　　鲜枇杷叶二片　　　银杏叶七片

11. 感受寒邪，身热咳逆，气喘作哕，脉象细濡而滑，拟方速解为宜。

炒柴胡五分　　　法半夏一钱五　　　乌扇五分　　　　苏子二钱

苏茎八分　　　　北五味子五粒　　　干姜四分打碎　　杏仁二钱

川贝母一钱五　　云茯苓三钱　　　　福橘红六分　　　黄玉金一钱五

枇杷叶二片　　　银杏叶七片

12. 安丰人肖姓，素本湿痰旧恙，刻下伏邪外袭，宿饮上干，咳逆不已，气粗作哕，脉象濡滑，拟方缓图可也。

金佛草一钱五　　前胡一钱五　　　　苏子二钱　　　　苏茎八分

北五味子五粒　　干姜四分打碎　　　杏仁二钱　　　　制半夏一钱五

甘草三分　　　　云茯苓三钱　　　　福橘皮一钱五　　川桂枝四分

川朴六分　　　　乌扇五分　　　　　鲜枇杷叶二片

二诊　加丝瓜络四分、冬瓜子三钱、省头草一钱五。

丸方。

太子参三两　　　甜冬术二两　　　　百合心一两五钱　乌扇五钱

五味子一两五钱　干姜五钱打碎　　　杏仁二两　　　　制半夏一两五钱

云茯苓二两　　　福橘红八钱　　　　川贝母一两五钱　冬瓜子三两

上药共研极细末，用鲜枇杷叶三十片、糯稻根须十四两煎汤泛丸如川椒子大，每晚服三钱，开水送下。

13. 肺胃不和，水饮内聚，咳逆多痰，甚则气喘作哕，食入反出，阳络受戕，曾经失血，脉象濡滑，缓图可也。

苏子二钱	法半夏三钱	乌扇六分	络石藤五分
北五味子五粒	干姜四分共打碎	杏仁二钱	汉防己八分
冬瓜子三钱	云茯苓三钱	福橘红六分	川贝母一钱五
南烛叶八分	鲜枇杷叶二片	糯稻根须四钱	

14. 宿饮内聚，风邪外加。

云茯苓三钱	甜冬术一钱五	川桂枝四分	乌扇五分
北五味子五粒	干姜四分共碎	川朴八分	杏仁二钱
苏子霜一钱五	甘草四分	桔梗二钱	福橘红六分
制半夏一钱五	鲜枇杷叶二片		

15. 阜宁人，脾肺交虚，宿饮内聚，咳逆多痰，甚则气喘作哕，阳络受戕，叠经失血，气道不舒，脘痛时作，谷食减少，行气消索，脉象弦细而滑，再延有虚劳之势。

紫菀茸一钱五	南北沙参各三钱	乌扇五分	法半夏一钱五
北五味子五粒	干姜四分打碎	杏仁二钱	蜜苏茎八分
旋覆花四分	云茯苓三钱	福橘皮一钱五	川贝母一钱五
黄玉金一钱五	蜜枇杷叶三片	降香屑四分	糯稻根须四钱

16. 疟邪未透，疮湿内伏，脾肺两伤，肿胀咳喘，脉来细滑无神，胸次痞塞，谷食懒进，不能安卧，症势若此，已属败象，谨防水溢高原，肺胀致变，拟方以尽人力。

桑白皮一钱五	半夏粉一钱五	苏子二钱	炙冬花一钱五
杏仁二钱	橘皮一钱五	甘草五分	云茯苓三钱
淡黄芩一钱五	蜜麻黄三分	银杏叶九片	

17. 向有支饮咳逆，遍身串痛，加以气逆血溢，书云气顺则血行，气逆则血溢也，脉象弦滑，非阴虚损怯可比，实属阳虚痰饮，慎之，勿误治也。

苏子二钱	南沙参四钱	川贝母三钱	福橘络一钱五
当归一钱五	海浮石二钱	旋覆花八分	淡干姜一分五
五味子五粒打碎	金钗石斛三钱	炙冬花一钱五	苦杏仁二钱
鲜侧柏叶四钱	新绛五分	降香屑三分	藕节三枚

18. 支饮入络，虚内穴动，脘胁腰背串痛，气为血帅，气逆则血溢，延及二载，或吐或止，腹中沥沥有声，大便不实，土虚火弱也，呛咳时行，饮邪干肺也，脉象弦细而滑，此乃阳虚虚劳之渐，实非阴虚损怯可比。

炒归身二钱	南沙参五钱	百合心三钱	云茯苓四钱
旋覆花八分	苦杏仁二钱	炙甘草一钱	生诃子皮二钱
北五味子五粒	干姜三分打碎	福橘皮络各一钱	海浮石三钱
黄玉金一钱五	鲜侧柏叶二两取汁冲	新绛五分	降香屑三分

又方。

旋覆花八分	鹿角尖三分	大红宝珠茶花三钱
茯苓神各三钱	南沙参八钱	新绛五分　丝瓜络三钱

荷叶一角

服前方，痰饮而愈年余，惟八月间，因肝郁触动，饮邪干肺，咳喘作哕，脉象弦滑，病根已深，难以杜患，拟方致重就轻可也。

南沙参三钱	云茯苓三钱	霜桑叶三钱	杜河胶一钱五
淡干姜四分	五味子五粒打碎	制半夏一钱五	粉丹皮一钱五
炙冬花一钱五	川石斛三钱	杏仁二钱	百合心三钱
粉甘草五分	白茅花一钱五	福橘皮一钱五	川贝母三钱
南烛叶一钱	竹茹七分	鲜枇杷叶三片	

次方。

南沙参三钱	野于术一钱	云茯苓二钱	杏仁二钱
炙甘草五分	留白橘皮一钱五	蜜桑叶三钱	川石斛三钱

百合心三钱　　蜜冬花一钱五　　薏苡仁三钱　　　鲜枇杷叶三片
银杏叶五片

19. 支饮射肺，喘不能卧，有肺胀之虞，拟用真武汤治之。

云茯苓五钱　　杭白芍四钱　　　制于术四分　　　熟附片六分
制半夏二钱　　银杏叶五片

20. 命火脾阳不足，饮食不归正化，遂变蒸而为饮，饮溢四肢，故左臂痹痛，饮悬脘胁，故脘中作痛，饮邪干肺，故咳逆不已，大便通则诸症悉平，大便秘则诸症悉剧，肺与大肠为表内，肺气通秘皆视腑气为转移，脉象弦细无神，延及日久，体虚症实，攻补皆非，姑拟一方，以消息之。

南北沙参三钱　制于术五分　　沙苑子三钱　　汉防己二钱
川贝母三钱　　蜜桂枝五分　　云茯苓三钱　　福橘络皮各一钱
蜜冬花一钱五　苦杏仁二钱　　制半夏一钱五　白蒺藜二钱
苦竹根一钱　　金橘叶七片

21. 痰饮饮邪也，阳虚也，肝郁化火，火载血上，延及日久，阴液亦伤，此际阴阳两虚，而阳虚特甚，脉象弦细，究与损怯有别，用阴药则咳喘愈甚，用阳药则失血愈增，求效殊难，而滋弊甚易，治者必先立除弊，方冀获效，想有识者，当不以鄙言为谬也。

南沙参三钱　　海浮石二钱　　炙冬花一钱五　桑皮一钱五
茯神三钱　　　福橘络七分　　杜仲胶二钱融化和服
杏仁二钱　　　石斛三钱　　　诃子二钱　　　川贝母三钱
干姜四分　　　五味子五粒打碎　鲜枇杷叶三片　白茅根五钱
竹茹一钱

22. 早年失血虽止，而宿饮干肺，咳喘自汗，六月间已有岌岌可危之势，服药后幸渐痊可，今秋复患疾疟，正阴皆伤，咳喘较剧，脉象细滑，深虑水溢高原，酿成肺胀大症，姑拟一方以尽人力。

南沙参四钱　　法半夏二钱　　川石斛三钱　　炙冬花一钱五

淡干姜一分五　五味子五粒打碎　杏仁二钱　　　云茯苓三钱

留白橘皮一钱五　杜河胶二钱　　炙甘草七分　　扁豆子皮三钱

川贝母三钱　　苦竹根一钱　　银杏叶七片

23. 胎前咳逆延及产后，脾肺皆伤，面浮肢肿，遍身疮痍，喘不能卧，乃脾虚酿饮，饮邪射肺所致，饮邪也，阳虚也，非温药不克，逐其饮，平其喘。加以肝火上炎，火载血上，非凉药不克，清其火，止其血，脉象弦滑无神，症势两歧，情因水火然，诸症气喘有肺胀顷刻之变，而防不及防者，拟方先冀喘平，方免歧变。

云茯苓三钱　　炙桑皮一钱五　　炙冬花一钱五　　黑苏子一钱五

川贝母二钱　　杏仁泥一钱五　　炙甘草七分　　　留白橘皮一钱

法半夏一钱五　银杏仁七枚打碎　白茅花一钱五

24. 素有鼻渊旧恙，加以湿困脾阳，宿饮干肺，咳逆不已，肝火胃热煎熬成痰，胸次不舒，谷食懒进，脉象弦滑无神，再延防成虚劳，法当先治肺胃之热痰后，逐脾家之寒饮，拟方获效乃吉。

炒柴胡五分　　制半夏一钱五　　南沙参四钱　　炙桑皮一钱二分

杏仁二钱　　　川贝母三钱　　炙冬花一钱五　　金钗石斛三钱

福橘红六分　　粉干草五分　　云茯苓三钱　　苦竹根七分

淡黄芩一钱　　银杏叶七片

25. 惊恐伤胆，抑郁伤肝，肝胆内蕴痰饮，脾土又受木侮，肝不能藏血，脾不能统血，天癸当竭而不竭，血不养筋，痰饮乘虚袭入，经络四肢痿软无力，时行麻痹，脘胁不舒，胸中嘈杂，善怯多疑，脉象弦细而滑，以血虚之体，而有痰饮之实邪，攻补交难，治法当先和肝脾，佐以逐饮。

北沙参三钱	大地榆三钱	半夏一钱五	川贝母三钱
瓜蒌霜一钱二分	酸枣仁三钱	炙甘草七分	茯神三钱
橘络橘红各三分	生山栀子一钱二分	金钗石斛三钱打碎	楝根皮三钱
苦竹根一钱二分	灯心炭三分		

26. 素本阳虚水饮，加以七情抑郁，肝胆厥阳之火煎熬成痰，伏邪触动其间，心肾水火不能交接，于是一缕真阳，由脚跟而至巅顶，其渴而饮，饮而呕，饮症也，其食而饥，食后而呕，懊侬不寐，痰症也，脉象细数无神，右脉较之滑而微，大总之，水火不交，阴阳皆损，此时唯虑阴不潜阳，孤阳外越，内风痉厥，肢冷自汗，致生枝节，治法当先救其阴，以潜其阳，兼清肝胆之痰以尽人力而邀天相。

酸枣仁三钱	首乌藤四钱	南沙参三钱	云茯神三钱
川芎七分	白知母一钱五	福橘红七分	生山栀一钱五
元武板八钱	石决明三具	金钗石斛二钱	大劈砂三分
合欢皮三钱	秫秫米一勺	姜汁一茶勺	竹沥二茶勺冲服

27. 惊悸懊侬，皆痰饮之为患也，痰令人疑，胆热则怯，既疑且怯，所变皆为危境，几无一刻可安，因而神思恍惚，想入非非，皆疑之变幻也，果能不疑，而痛不治自愈矣，谚云，疑神则有神，此之谓也，海市蜃楼，皆疑之幻境也，草木皆兵皆疑之幻声也，足下读书明理，宜当猛省之。

干地黄四钱	酸枣仁三钱	南沙参三钱	制半夏一钱五
细枳实五分	首乌藤四钱	云茯苓二钱	福橘皮一钱五
秫秫米一勺	苦竹根一钱五	白海蜇一两	大荸荠三只

28. 风邪外袭，宿饮上干，咳逆气喘，脉象浮濡，速解为妙。

金佛草一钱五	制半夏一钱五	甘草三分	牛蒡子三钱

前胡一钱五　　杏仁二钱　　　桔梗二钱　　　福橘皮八分

黑苏子二钱　　北细辛一分　　茯苓三钱　　　北五味子五粒

降香屑五分　　鲜枇杷叶二片

29. 痰饮多年，交秋即发，遇寒则甚，刻下风邪外袭，咳逆气喘较剧，拟方速解为妙。

金佛草一钱五　北五味子五粒　云茯苓三钱　　北细辛一分

鲜枇杷叶二片　信前胡一钱五　淡干姜五分　　福橘皮一钱五

黄玉金一钱五　银杏叶七片　　制半夏二钱　　乌扇五分

川贝母二钱　　杏仁二钱

30. 积湿成饮，积饮成痰，痰饮上干于肺，咳逆气喘，阳络受戕，曾经失血，脉象细濡，有虚损之势。

乌扇五分　　　北五味子五粒　云茯苓三钱　　紫苏茎八分

制半夏一钱五　淡干姜四分　　留白橘皮一钱五　鲜枇杷叶三片

南沙参三钱　　杏仁泥二钱　　川贝母二钱　　南烛叶一钱五

31. 阳虚痰饮多年，刻因感受寒邪，宿痰上干于肺，咳逆气喘，脉象细濡，拟方速效为宜。

苏子霜一钱五　北五味子五粒　甘草三分　　　川朴七分

制半夏一钱五　淡干姜五分　　茯苓三钱　　　杏仁一钱五

川桂枝五分　　北细辛一分　　橘皮一钱五　　鲜枇杷叶三片

32. 风邪袭肺，饮邪伏胃，咳逆秽吐，脉象细数，速解为妙。

黑苏子二钱　　杏仁泥一钱五　粉甘草三分　　福橘皮一钱五

制半夏一钱五　川朴七分　　　苦桔梗二钱　　鲜枇杷叶二片

黄玉金一钱五　乌扇五分　　　云茯苓三钱　　生姜汁一小茶匙冲服

33. 素本阳虚，湿痰内困，刻下风邪伏肺，咳逆气喘，入暮恶寒，脉象浮滑，拟方先治其标。

川桂枝一钱　　东白芍一钱　　粉甘草五分　　乌扇五分

制半夏一钱五　　北五味子五粒　　桔梗二钱　　　　鲜枇杷叶三片

苏茎八分　　　　杏仁泥二钱　　　茯苓三钱

34. 脾不能为胃行其津液，遂变蒸而为饮，饮邪上干于肺，致令咳逆气喘，遇寒则重，遇暖则轻，已延二载有奇，刻下脾肺肾三藏均虚，气短似喘，大便不实，脉象细濡而滑，症势如此，有虚劳之虑。

紫石英二钱　　　北五味子五粒　　云茯苓三钱　　　乌扇五分

制半夏一钱五　　熟附片一钱　　　留白橘皮一钱五　杏仁二钱

南沙参三钱　　　川贝母二钱　　　冬瓜子三钱　　　南烛叶八分

鲜枇杷叶二片　　煅青铅二钱

案列前方，今拟膏方缓图之。

南北沙参各二两　杏仁泥二两　　　北五味子三钱　　云茯苓二两

川百合心三两　　苏子一两五钱　　苏茎五钱　　　　熟附片六钱

福橘皮一两　　　紫石英二两　　　射干八钱　　　　蜜枇杷叶三十片

蜜枇杷花一两五钱　川贝母二两　　冬瓜子三两　　　扁豆子皮四两

炙冬花一两五钱　糯稻根须十四两

上药用河水熬取原汁，二汁去渣，共熬浓，加杜阿胶溶化，白蜂蜜各一两五钱收膏，每晚服四钱，炖温开水和服。

又方。

南沙参三钱　　　云茯苓三钱　　　太原甘草三分　　制半夏一钱五

野于术二钱　　　北五味子五粒　　福橘皮络各五钱　胡桃肉二钱

紫石英二钱　　　炮姜四分　　　　大蛤蚧八分　　　煅青铅二钱

炙枇杷叶三片　银杏叶七片

35. 素有湿痰，水饮干肺，则咳逆冲胃，则秽吐困脾，则面色萎黄，神昏食减，且土虚则木旺，势所必然，脉象弦细而滑，拟丸方徐图可也。

太子参二两　　　北五味子五钱　　冬瓜子二两　　　云茯苓二两

于术一两五钱　　淡干姜三钱　　　薏苡仁一两五钱　橘皮一两五钱

制半夏二两　　　苦杏仁一两五钱　淮山药二两　　　川贝母二两

乌饭子一两五钱　芫花五分　　　　省头草一两五钱

上药共碾细末，用南枣三两生姜一两，煮烂如泥为丸，每服三钱。

36. 邪遏太阴，咳逆咽痛，寒而不热，脉象虚数，拟方先冀达表以展气化。

苦桔梗一钱五　　赤茯苓三钱　　　粉甘草三分　　　牛蒡子三钱

鲜枇杷叶二片　　广霍梗一钱　　　黄郁金一钱五　　新会皮一钱五

法半夏一钱五　　鲜土牛膝根五钱　信前胡一钱五　　炙僵蚕一钱

杏仁一钱五　　　净蝉衣七只

十、痰热

1. 肝旺胆虚，郁痰内困，神思恍惚，言语不一，惊悸时行，脉象弦滑，拟方缓图可也。

云茯神三钱　　珍珠母三具　　黄玉金一钱五　苏茎六分

瓜蒌霜一钱五　制南星八分　　煅礞石二钱　　白薇五分

福橘红六分　　川贝母一钱五　粉丹皮一钱五　川石斛三钱

天竺黄八分　　竹茹三分　　　灯心草二分　　秫秫米一勺

牛黄化痰丸一钱五，开水送下

2. 郁痰。

云茯神三钱　　珍珠母三具　　瓜蒌霜一钱五　冬桑叶三钱

制南星八分　　煅礞石二钱　　川石斛三钱　　粉丹皮一钱五

福橘红六分　　川贝母一钱五　黄玉金一钱五　苏茎五分

侯氏黑散三分　竹茹三分　　　灯心草三分

二诊加秫秫米一勺、汉防己八分、白薇五分。

3. 肝郁不舒，痰热内扰。

霜桑叶三钱　　丹皮一钱五　　生山栀子五枚打碎　川石斛三钱

瓜蒌霜六分　　乌扇五分　　　黄玉金一钱五　茯苓三钱

橘红六分　　　川贝母一钱五　竹茹三分　　　秫秫米一勺

灯心草三分

二诊　加谷芽一钱五、苏茎八分、省头草一钱五。

4. 湿痰蒙蔽，清阳不升，神识不灵，舌謇难言，络脉不和，四肢软弱，脉象细濡，再延有类中之虞。

云茯苓三钱	制于术五分	汉防己八分	制半夏一钱五
川萆薢一钱五	晚蚕沙一钱五	风化硝四分	福橘红六分
川贝母一钱五	络石藤五分	乌扇五分	丝瓜络四分
干荷叶三钱			

5. 郁痰蒙蔽，清阳不升，神识模糊，不省人事，脉象弦滑，再延虑其肝风鼓动致变。

鸡心胞三具	黄玉金一钱五	煅礞石二钱	苏茎八分
瓜蒌霜一钱	制南星八分	川贝母一钱五	汉防己八分
云茯苓神各三钱	福橘红六分	乌扇五分	川石斛三钱
灯心草三分	竹二青三分	秫秫米一勺	

6. 山垛人，抑郁动肝，肝旺胆虚，每发时神识模糊，语言错乱，寤不成寐，脉象弦细而滑，根蒂已深，拟方缓图可也。

云茯苓神各三钱	珍珠母三具	制南星一钱	白薇五分
瓜蒌霜一钱	苏茎六分	汉防己八分	黄玉金一钱五
福橘红六分	川贝母一钱五	乌扇五分	制于术四分
灯心草三分	竹茹三分	秫秫米一勺	丝瓜络四分

二诊　加川石斛三钱、络石藤五分、温胆丸二钱、十枣丸五分合作一付。

案载前方。

霜桑叶三钱	粉丹皮一钱五	瓜蒌霜一钱五	煅礞石二钱
制南星一钱	珍珠母三具	黄玉金一钱五	川石斛三钱
云茯苓神各三钱	福橘红六分	川贝母一钱五	炒山栀一钱五
竹二青三分	秫秫米一勺	灯心草三分	荷叶筋三钱

二诊　加乌扇八分、苏茎八分、生山栀子七枚打碎，去霜桑叶、珍珠母、炒山栀，牛黄化痰丸一钱五，开水送下。

7. 肝胆蕴痰，致成痫症，已延年余，治难骤效。

云茯苓三钱　　制于术四分　　汉防己八分　　瓜蒌霜八分

炙僵蚕八分　　白附子七分　　炙全蝎三分　　福橘红六分

川贝母一钱五　络石藤五分　　丝瓜络四分　　竹二青三分

荷叶筋三钱　　秫秫米一勺

8. 山垛人，根蒂不和，郁痰内扰，神思错乱，言语不一，头眩心悸，内扰时行，症势已深，治难骤效。

鸡心胞三具　　黄玉金一钱五　瓜蒌霜一钱五　煅礞石二钱

霜桑叶三钱　　粉丹皮一钱五　川石斛三钱　　珍珠母三具

苏茎八分　　　竹茹三分　　　灯心炭三分

9. 痰热蒙蔽，不省人事，深虑厥逆致变。

侯氏黑散四分、风引汤一钱五，合作一付，用井水煎成去渣饮之

10. 症由惊恐而起，胆经受伤，痰热内蓄于经络隧道之间，故脘中有形，牵引脐上，善怯多疑，想入非非，症情多幻，速当打破疑团，佐以药饵乃克有济。

枳实七分　　　制于术七分　　云茯神三钱　　制半夏一钱五

福橘皮络各一钱五　汉防己二钱　白蔻衣一钱　　砂仁壳一钱

川贝母二钱　　风化硝一钱　　竹二青一钱五　丝瓜络一钱五

11. 素有肝胆痰热，两胁作痛，肝脉循乎于两胁也，谷食懒进，新岁湿邪困脾也，舌中舌边绛色，心火上炎也，脉象弦细且沉，肝郁不舒也，拟方兼图之。

白蒺藜三钱　　宣木瓜一钱五　川贝母三钱　　制半夏一钱五

福橘络皮各七分　云茯神各三钱　秫秫米一勺　　白蔻衣一钱

竹二青一钱　　防己二钱　　　首乌藤四钱　　省头草一钱五

仓米露二两　　佛手露二两

12. 小产后抑郁惊吓而起，痰热凝于肝胆，水火不交于心

肾，多疑善怯，噩梦纷纭，心悸头眩，懊侬难名，身热肢冷，状类阴阳两虚，实由痰凝隧道，气血不得流通故也，脉象细数而滑，速当打破疑团，佐以药饵，自可渐入佳境，毋庸过虑也。

海蛤粉四钱	干地黄四钱	南沙参三钱	酸枣仁三钱
合欢皮三钱	夜交藤五钱	白茯苓三钱	化橘红一钱
川贝母三钱	瓜蒌霜二钱	石决明三具	射干一钱二分
青果核五分磨汁冲服	苦竹根一钱五	荸荠五元	白海蜇一两

13. 水不制火，湿热上攻，遂令咽喉烂痛，愈而后作，脉象弦细而滑，此症虚实夹杂，补泻殊难，惟紫金丹尚合病机，用之以观进退。

元武板八钱	石决明三具	元参心一钱五	麦冬二钱
甘草一钱	桔梗一钱	牡蛎四钱	川贝母三钱
乌扇一钱五	石斛三钱	茯神三钱	青果核一枚打碎
仙遗粮三钱			

14. 肝旺胆虚，痰热内扰，遂致神思恍惚，语言舛错，哭笑无常，甚则发狂，脉象沉细且滑，已延九月有余，书云癫症是也，病久根深，非徐图不可。

制南星三钱	瓜蒌霜一钱	茯苓、神各三钱	苏茎六分
汉防己一钱	灵磁石二钱	川贝母三钱	橘红六分
桑叶三钱	鸡心胞三具	半夏粉二钱	黄玉金一钱五
涤饮散四分	丹皮二钱	竹二青三分	灯心炭五分

末药方。

西牛黄二钱	鸡心胞二十具	黄玉金一两	明矾六钱

灯心炭三钱，每晚服八分开水和服。

膏方。

忘忧草三两	灵磁石三两	霜桑叶三两	茯苓神各一两五钱

夜交藤一两　　汉防己一两五钱　滁饮散八钱　　丹皮一两五钱

橘红橘络各六钱 苏茎八钱　　　制南星二两　　半夏粉一两五

瓜蒌霜一两五　川贝母二两　　黄玉金二两五　右用竹茹三两

秫秫米三两

河水熬汁加真熊胆三钱服膏，每至时节发甚服之。

又方。

柴胡一钱五　　　川桂枝一钱五　左牡蛎六钱　　川贝母三钱

铅丹三钱　　　　半夏三钱　　　沙参三钱　　　黄芩三钱

生龙齿三钱　　　箱黄五分

15. 骤然惊恐，肝胆受伤，言语无伦，神思恍惚。

瓜蒌霜一钱五　霜桑叶三钱　　青礞石二钱　　明矾六分

枳实一钱　　　川贝母三钱　　丹皮二钱　　　风化硝六分

玉金一钱五　　灯心炭三分

后丸方照前方加汉防己、半夏粉、逐饮散、夜交藤、苏茎、秫秫米。

16. 肝旺胆虚，郁痰扰乱神明，前经调治，渐次而愈，惜未能接手调理，刻冬发作尤剧，脉象弦细而滑，拟方再为缓图，以冀渐解乃妙。

鸡心胞三具　　制南星一钱　　抱木茯神各三钱 天竺黄八分

瓜蒌霜一钱五　珍珠母三具　　福橘红一钱　　黄郁金一钱五

煅礞石二钱　　白薇五分　　　川贝母二钱　　丹皮一钱五

川石斛三钱　　灯心炭五分　　竹二青三分

17. 烦闷动肝，惊恐伤胆，痰热内蕴，脘中嘈杂刺痛，头目眩晕，神思恍惚，甚则神识模糊，脉象弦细而滑，拟方缓图可也。

制南星一钱　　鸡心胞三具　　茯神三钱　　　苏茎八分

煅礞石二钱　　粉丹皮一钱五　福橘红六分　　黄郁金一钱五

霜桑叶三钱　　瓜蒌霜一钱五　　川贝母二钱　　乌扇五分

灯心炭三分　　秫秫米一勺

18. 肝胆蕴痰，蒙蔽清阳，神识模糊，语言舛错，脉象弦滑根蒂已深，拟方缓图可也。

青礞石二钱　　鸡心胞三具　　云茯神三钱　　黄玉金一钱五

瓜蒌霜一钱五　川石斛四钱　　福橘红六分　　乌扇五分

陈胆星一钱　　天竺黄一钱　　川贝母三钱　　灯心炭五分

竹荪六分

19. 气滞痰凝，神识模糊，谨防厥逆致变。

制半夏三钱　　川草薢三钱　　云茯苓三钱　　黄玉金一钱五

苏茎一钱　　　晚蚕沙二钱　　福橘红六分　　丝瓜络三分

乌扇五分　　　木防己八分　　川贝母二钱

20. 痰热郁化如火，飞墙越壁，言语胡乱，哭笑无常，喜怒不一，脉象洪大，谨防意外别端。

锦庄黄二钱　　金钗石斛四钱　朱衣茯神三钱　礞石三钱

细生地三钱　　白龙粉一钱　　橘红六分　　　鸡心胞五具

淡黄芩一钱五　天竺黄一钱五　川贝母三钱　　灯心炭三钱

礞石滚痰丸三钱　牛黄化痰丸二钱五

十一、肺痿

1. 嗽久金伤，咽痛音嘎，脉象细数，有肺痿之势。

生诃子皮三钱　射干八分　　　百药煎五分　　川贝母一钱五

霜桑叶三钱　杏仁二钱　　　净蝉衣七只　　福橘红六分

甘草三分　桔梗一钱五　　　茯苓三钱　　　紫菀茸一钱五

鲜枇杷叶二片　青果核一粒打碎

2. 肺虚火旺，咳逆已延四载，津液不能上承，音嘎咽痛，谷食减少，大便不实，脉象细数，有肺痿之势。

生诃子皮三钱　百药煎五分　　南沙参三钱　　冬瓜子三钱

净蝉衣七只　射干八分　　　川贝母一钱五　福橘红六分

甘草五分　桔梗二钱　　　　茯苓三钱　　　鲜枇杷叶二片

白粳米三钱　青果核一粒打碎

二诊　加扁豆子皮三钱、薯蓣子二钱、紫菀茸一钱五。案载前方。

南北沙参各三钱　生诃子皮三钱　射干八分　　　冬瓜子三钱

净蝉衣七只　百药煎五分　　　紫菀茸一钱五　法半夏一钱五

炙甘草五分　桔梗二钱　　　　扁豆子皮三钱　川贝母一钱五

蜜枇杷叶二片　花一钱五　　　青果核一粒打碎　秫秫米一勺

糯稻根须四钱

3. 中堡庄人，肝火灼肺，咳逆失血，肺气受伤，声音不扬，谷食懒进，脉象细数，再延有肺痿之势。

南沙参三钱　　生诃子皮三钱　　射干八分　　川贝母一钱五

霜桑叶三钱　　杏仁泥二钱　　净蝉衣七只　　紫苑茸一钱五

炙甘草五分　　桔梗二钱　　茯苓三钱　　福橘红六分

鲜枇杷叶二片　糯稻根须五钱

4. 临泽人，素本肝旺肺虚，刻因急躁动肝，肝火灼肺，清气不能上升，致咳逆音嘎，已延两月有奇，脉象细濡，有肺痿之势。

霜桑叶三钱　　杏仁二钱　　川石斛三钱　　射干八分

黄玉金一钱五　净蝉衣七只　　紫苑茸一钱五　川贝一钱

鲜枇杷叶二片

5. 秦南仓人，木火凌金，咳逆失血已延二载之久，加以肺气大伤，咽痛音嘎，营卫两亏，寒热互见，脉象细濡而滑，再延有肺痿之虑。

生诃子皮三钱　百药煎五分　　射干八分　　瓜蒌霜六分

霜桑叶三钱　　杏仁一钱五　　川贝母一钱　净蝉衣七只

炙甘草四分　　云茯苓三钱　　桔梗一钱五　福橘红六分

蜜枇杷叶二片　花一钱五　　秫秫米一勺　　竹二青三分

青果核一粒打碎

二诊　加紫苑茸一钱五、川石斛三钱。

6. 素有哮症，刻因急行，肝木化火，不特下侮土位，并上不畏金，遂令咳血作哕，脉象弦细而数，久延防成损怯，然不可作损怯治也，慎之。

川石斛三钱　　苦竹根一钱二分　鲜枇杷叶五片　连心麦冬二钱

福橘皮一钱　　杏仁二钱　　甘草五分　　法半夏一钱

桑叶一钱五　　炙冬花一钱五　藕节三枚打碎　白茅根一两五钱

7. 脾阳不足，肺阴已亏，萎黄咳逆，失血鼻衄，谷食减少，脉象弦数，久虚不复，防成损怯，书云脾喜燥而恶润，肺喜润而恶燥，喜恶况有不同，润燥亦有所异，惟麦门冬汤尚合。

麦门冬三钱	霜桑叶三钱	粉甘草五分	蜜冬花一钱五
法半夏一钱五	南沙参三钱	杏仁二钱	冬瓜子三钱
云茯苓三钱	川石斛三钱	白粳米一勺	鲜枇杷叶三片

8. 肾虚中虚，肺气亦虚，水泛为痰，痰饮化热，曾经失血，动则气促，书云吸入肾与肝，呼出心与肺，劳则呼多而吸少，故喻形气短也，脉象弦细，病已有年，虽无性命之虞，却有终身之累，拟方致就轻可也。

| 南沙参三钱 | 紫石英二钱 | 蛤蚧二钱 | 云茯苓三钱 |
| 甘草一钱 | 川石斛三钱 | 甜杏仁二钱 | 青铅三钱 |

9. 素本命火不足，脾阳不运，痰饮凝聚于中，加以肝木侮土，胸次痞塞，多食不消，痰升则咳，肢冷，动则气急，脉象弦滑无神，症属支饮，治之不易，拟方缓图可也。

云茯苓三钱	桂枝木五分	南沙参三钱	川贝母二钱
汉防己三钱	福橘皮络各一钱	风化硝七分	制半夏一钱五
白蒺藜二钱	苏梗一钱	苦杏仁二钱	佩兰叶一钱五
苦竹根七分			

10. 肺痿已著，延经两月有奇，咽痛颇甚，食纳维艰，脉象弦细且数，拟方以尽人力。

南沙参三钱	半夏一钱五	射干一钱	云茯苓三钱
甘草五分	麦冬二钱	百合三钱	款冬花一钱五
冬虫夏草五分	桔梗二钱	橄榄核一粒	糯稻根一两

案载前方，刻下咽痛较轻，拟方再力图之。

苏梗一钱	百药煎五分	沙参三钱	甘草五分
赤苓三钱	半夏二钱	败叫子一个	杏仁二钱
橘皮一钱五	蝉衣十只	白前一钱	桔梗二钱

鲜笋衣四钱　　炙枇杷叶三钱

11. 前曾吐血，止后，咳逆咽痛音哑，寒热并形，已延年余，肺痿之根萌已立，拟方炙甘草治之。

炙甘草一钱　　生地三钱　　麻仁三钱　　东西洋参各一钱

童便一杯　　麦冬三钱　　阿胶一钱五　　满伸桂一钱

桔梗二钱　　大枣三枚

12. 肺痿之情形已确，难以挽回，拟方尽力图之。

麦冬三钱　　冬虫夏草五分　　甘草五分　　茯苓三钱

青果核一粒　　南北沙参各三钱　　半夏一钱五　　桔梗二钱

橘皮一钱五　　糯稻根五钱

13. 症由今春急躁动肝，肝火灼肺，肺气阻遏，声音不扬，间或咽痛，脉象细数，有肺痿之势，拟方获效乃吉。

南沙参三钱　　净蝉衣七只　　甘草四分　　福橘红六分

生诃子皮三钱　　百药煎五分　　桔梗二钱　　川贝母二钱

蜜苏梗五分　　射干八分　　茯苓三钱　　杏仁泥二钱

枇杷叶二片　　笋衣四钱

14. 嗽久金伤，咳逆音嘎，咽痛烧热时行，脉象细数，有肺痿之虑，拟方速进图之。

水炒柴胡七分　　西射干八分　　甘草三分　　生诃子皮三钱

法半夏一钱五　　净蝉衣七只　　桔梗二钱　　川贝母二钱

南沙参三钱　　百药煎五分　　茯苓三钱　　蜜炙枇杷叶二片

笋衣四钱　　青果核打碎一粒　　枇杷叶二片　　枇杷花一钱五

15. 咳延日久，火灼金伤，咽痛音嘎，谷食不思，脉象细数，再延防成肺痿。

南北沙参三钱　　净蝉衣七只　　粉甘草三分　　福橘红六分

生诃子皮三钱　　百药煎五分　　苦桔梗二钱　　川贝母二钱

蜜苏茎八分　　苏梗八分　　块茯苓三钱　　杏仁泥二钱

蜜枇杷叶二片　笋衣四钱

16. 肺萎已著，拟方多酌明哲。

生诃子皮三钱	射干八分	甘草三分	参贝陈皮五分
百药煎五分	杏仁二钱	桔梗二钱	川贝母二钱
净蝉衣七只	冬虫夏草五分	茯苓三钱	炙冬花一钱五
笋衣四钱	鲜枇杷叶二片		

十二、肺痈

1. 劳伤咳逆，又加外邪，身热不清，痰带腥味，脉象滑数，有肺痈之势。

柴胡七分	黄玉金一钱五	葛根三钱	射干八分
杏仁二钱	生冬瓜子仁五钱	薏苡仁三钱	川贝母一钱五
甘草三分	桔梗二钱	茯苓三钱	橘红六分
芦根四钱	鲜枇杷叶二片		

2. 风邪遏肺，咳逆多痰，痰味腥臭，脉象滑数，再延防成肺痈大症。

杏仁二钱	生冬瓜仁五钱	薏苡仁三钱	橘红六分
射干八分	川贝母一钱五	汉防己八分	甘草三分
桔梗二钱	茯苓三钱	芦根五钱	鲜枇杷叶二片

3. 安徽人，风热遏肺，咳逆不已，痰味腥臭，脉象滑数，酿成肺痈大症。

杏仁二钱	生冬瓜仁五钱	薏苡仁三钱	橘红六分
射干八分	川贝母一钱五	汉防己六分	香附子三钱
甘草三分	桔梗二钱	茯苓三钱	鲜枇杷叶二片
芦根四钱			

二诊案载前方，复感外邪，寒热不清，脉象浮数，速解为要。

苏荷一钱五	牛蒡子二钱	葛根三钱	射干八分

杏仁二钱　　　生冬瓜仁四钱　　薏苡仁三钱　　　川贝母一钱五

甘草四分　　　桔梗二钱　　　　茯苓三钱　　　　橘红六分

鲜枇杷叶二片　降香屑四分

4. 肺痈已著，咳逆痰味腥臭，阳络受戕，又加失血，脉象数大，深虑喘汗致变。

海浮石二钱　　生诃子三钱　　　瓜蒌霜八分　　　薏苡仁三钱

炙桑皮八分　　杏仁二钱　　　　生冬瓜仁五钱　　川贝母一钱五

甘草三分　　　茯苓三钱　　　　橘皮一钱五　　　射干八分

藕节三枚　　　鲜枇杷叶二片　　白茅根一两五钱，煎汤代水

5. 燥邪侵肺，咳逆失血，痰味腥臭，脉象浮数，有肺痈之虑。

霜桑叶三钱　　杏仁二钱　　　　射干八分　　　　海浮石二钱

生冬瓜仁四钱　薏苡仁三钱　　　川贝母一钱五　　橘红六分

甘草三分　　　桔梗二钱　　　　茯苓三钱　　　　鲜枇杷叶二片

白茅花八分　　芦根四钱

6. 向有劳伤胁痛，刻因外邪内郁，始则身热，继则咳逆不已，痰味腥臭胁痛尤剧，脉象滑数，再延有肺痈之势。

杏仁二钱　　　薏苡仁三钱　　　生冬瓜仁五钱　　黄玉金一钱五

射干八分　　　川贝母一钱五　　福橘红六分　　　甘草三分

桔梗二钱　　　云茯苓三钱　　　鲜枇杷叶二片　　芦根四钱

7. 已溃肺痈，延及月余，寒热时来，胃气亦弱，谷食减少，形气消索，脉象数实，拟方先冀胃苏，纳谷方有转机。

苦杏仁二钱　　桃仁一钱五　　　薏苡仁五钱　　　冬瓜子八钱

川贝母三钱　　炒柴胡五分　　　赤苓三钱　　　　丹皮一钱五

霜桑叶三钱　　射干一钱二分　　佩兰叶一钱五　　鲜枇杷叶五片

芦根八钱　　　鱼腥草叶五片

另

芦根一两　　　　梨皮三钱　　　　金银花三钱　　　　鱼腥草七片

鲜枇杷叶五片　薏苡八钱　　　　冬瓜子三钱，用河水煎成代茶饮之

8. 素本劳伤失红，已属旧恙，刻下新交暑邪搏肺，咳逆腥痰带血，为寒为热频作，肺痈一症。

参须一钱　　　　香茹一钱五　　　杏仁二钱　　　　石膏三钱

郁金一钱五　　　桃仁二钱　　　　甘草五分　　　　冬瓜子三钱

羚羊角一钱五　　薏苡仁三钱　　　丹皮二钱　　　　芦根八钱

枇杷叶五片

9. 风伤皮毛，热伤血脉，身热咳逆，痰带腥味，脉象数大，是属肺痈，拟用麻杏石甘法以冀热退为要。

麻黄一钱　　　　杏仁二钱　　　　石膏四钱　　　　甘草一钱

表证已解，唯痰中臭味未清，拟千金苇茎汤治之。

桃仁三钱　　　　杏仁二钱　　　　川贝母二钱　　　射干八分

甘草五分　　　　冬瓜仁三钱　　　紫苑一钱五　　　鱼腥草一钱五

郁金一钱五　　　桔梗二钱　　　　薏苡根四钱　　　茯苓三千

鲜杷叶三片　　　苇根五钱

10. 风伤皮毛，热伤血脉，渐积成脓，酿成肺痈，已延五候，阳络受戕，近又失血，血来颇多，症俱阴候，拟方应手为佳。

冬桑叶三钱　　　薏苡根三钱　　　甘草五分　　　　云茯苓三钱

鲜杷叶三片　　　炒丹皮二钱　　　冬瓜仁三钱　　　桔梗二钱

川贝母二钱　　　芦芽四钱　　　　人参三七三分　　桃仁二钱

乌扇五分　　　　藕片一钱五　　　白茅根五钱

11. 温邪犯肺，身热咳逆，痰味腥臭，脉象浮滑，拟方速解为妙。

春柴胡七分　　　杏仁二钱　　　　甘草三分　　　　川贝母一钱五

黄郁金一钱五　　冬瓜子四钱　　桔梗二钱　　乌扇五分

粉葛根三钱　　薏苡仁三钱　　茯苓三钱　　汉防己八分

鲜枇杷叶二片　　活水芦根三钱

12. 风邪遏肺，咳逆不已，痰味腥臭，有肺痈之势。

杏仁二钱　　桃仁一钱五　　粉甘草五分　　福橘红六分

冬瓜仁五钱　　射干八分　　苦桔梗二钱　　鲜芦根四钱

薏苡仁三钱　　川贝母一钱五　　云茯苓三钱　　枇杷叶二片

13. 风热内蕴，咳逆气喘，痰味腥臭 再延虑成肺痈。

苦杏仁一钱五　　金银花三钱　　甘草三分　　汉防己八分

冬瓜仁四钱　　射干八分　　茯苓三钱　　福橘红六分

薏苡仁三钱　　川贝母一钱五　　桔梗二钱　　炙桑皮一钱五

鲜枇杷叶二片　　活芦根五钱　　鱼腥草叶五片

14. 肺痈之根萌已著，势难骤效，拟方再进图之。

蜜麻黄四分　　粉甘草五分　　鲜枇杷叶三片　　苦杏仁泥二钱

石膏五钱　　芦根五钱

又泡茶法。

金银花三钱　　冬瓜仁五钱　　鱼腥草叶七片　　芦根五钱

薏苡根三钱　　梨皮五钱　　鲜枇杷叶三片，用河水煎成代茶饮之

十三、虚劳

1. 戴东台人，肝旺肺虚，火灼金伤，咳逆已延日久，阳络受戕，叠经失血，脾胃交虚，谷食懒进，大便不实，脉象细数，延久有损怯之虞。

紫苑茸一钱五　百部八分　　　白前八分　　　川石斛三钱

霜桑叶三钱　　杏仁泥一钱五　乌扇五分　　　川贝母一钱五

炙甘草四分　　桔梗二钱　　　云茯苓三钱　　橘络六分

鲜枇杷叶二片　白茅根四钱

2. 三垛吴老，肺虚咳逆已延日久，加以抑郁动肝，肝火灼肺，阳络受戕，血来甚涌，谷食懒进，心悸头眩，脉象弦芤，仍防涌吐致变　拟方渐解乃吉。

紫苑茸一钱五　霜桑叶三钱　　川石斛三钱　　藕汁白芍二钱

杏仁二钱　　　丹皮一钱五　　乌扇六分　　　川贝母一钱五

甘草四分　　　桔梗二钱　　　茯苓神各三钱　瓜蒌霜四分

鲜枇杷叶二片　降香屑五分　　白茅根五钱　　秫秫米一勺

二诊　去瓜蒌霜、白茅根，加黄玉金一钱五、橘红六分。

紫苑茸一钱五　百部八分　　　白前八分　　　南沙参三钱

霜桑叶三钱　　杏仁泥二钱　　川石斛三钱　　橘红六分

炙甘草四分　　桔梗二钱　　　茯苓神各三钱　秫秫米一勺

蜜枇杷叶二片　花一钱五　　　糯稻根须一两五钱，煎汤代水

3. 劳伤咳逆已延数月之久，阳络受戕，曾经失血，营卫

不和，寒热互见，脉象细濡，延久防成虚劳。

炒柴胡五分　　法半夏一钱五　　乌扇六分　　须谷芽一钱五

霜桑叶三钱　　杏仁泥二钱　　川贝母一钱五　　紫苑茸一钱五

甘草三分　　桔梗二钱　　茯苓三钱　　川石斛三钱

鲜枇杷叶二片　糯稻根须四钱

4. 竹泓港肖左，抑郁动肝，肝火灼肺，阳络受戕，客秋叠经失血之后，呛咳至今未解，所幸脾胃如常，脉象弦细而滑，拟方缓图，尚无损怯之虞。

紫苑茸一钱五　　百部八分　　白前八分　　乌扇五分

霜桑叶三钱　　杏仁泥二钱　　川石斛三钱　　瓜蒌霜六分

甘草三分　　桔梗二钱　　茯苓神各二钱　　川贝母一钱五

秫秫米一勺　　竹茹三分　　鲜枇杷叶二片

5. 向有劳伤，曾经失血，咳逆至今未解，谷食减少，脉象细数有虚损之势。

净归身一钱五　　东白芍二钱　　炒柴胡六分　　炙冬花一钱五

霜桑叶三钱　　苦杏仁二钱　　乌扇五分　　橘红六分

甘草五分　　苦桔梗二钱　　云茯苓三钱　　香附子三钱

降香屑三分　　鲜枇杷叶二片

二诊　加黄玉金一钱五、紫苑茸一钱五、糯稻根须四钱，去香附、降香。

6. 赵小妹，肝旺肺虚，咳逆已延数月，营卫不和，寒热互见，头眩心悸，脉象细濡，再延防成虚劳，拟方缓图可也。

紫苑茸一钱五　　百部八分　　白前八分　　川贝母一钱五

霜桑叶三钱　　杏仁二钱　　乌扇五分　　橘红六分

甘草三分　　桔梗二钱　　云茯苓神各三钱　　秫秫米一勺

鲜枇杷叶二片

二诊　去百部、白前，加炒柴胡五分、法半夏一钱五、北五味子五粒。

案载前方。

炒柴胡五分	制半夏一钱五	乌扇五分	苏茎六分
北五味子五粒	杏仁二钱	川贝母一钱五	冬瓜子三钱
甘草三分	茯苓三钱	橘红六分	南沙参三钱
鲜枇杷叶二片	糯稻根须五钱	省头草一钱五	

膏方。

紫苑茸一两五钱	南北沙参各二两	炒柴胡五钱	乌扇五钱
冬瓜子四两	北五味子二钱	杏仁一两五钱	橘红一两
枇杷叶三十片	枇杷花一两五钱	制半夏二钱	甘草五钱
桔梗一两五钱	茯苓二两	川贝母一两五钱	苏茎四钱

用河水熬取原汁，去渣共熬浓 加白蜂蜜二两收膏，每晚服四钱，炖温开水和服。

7. 东台人，素本先后天不足，肝火灼肺，阳络受戗，叠经失血，两肋时胀，胸中懊恼，脉象弦细而数，拟方缓调，静养勿烦为要。

云茯苓神各三钱	乌扇六分	川石斛三钱	瓜蒌霜六分
旋覆花三钱	霜桑叶三钱	丹皮一钱五	蜜苏茎八分
鲜枇杷叶二片	秫秫米一勺		

8. 肺虚咳逆，曾经失血，已属旧恙，目下咳逆后痰沫甚多，脉象细濡，再延防成虚劳。

霜桑叶三钱	细辛二钱	乌扇五分	橘红六分
黄玉金一钱五	川贝母一钱五	法半夏一钱五	甘草三分
桔梗二钱	茯苓三钱	鲜枇杷叶二片	榧子仁三枚打碎

二诊 加冬瓜子三钱。

三诊 加川石斛三钱、省头草一钱五，去半夏。

9. 劳伤咳逆已延日久，营卫不和，寒热互见，脉象细濡而滑，再延防成劳损。

炒柴胡五分　法半夏一钱五　南沙参三钱　川贝母一钱五

霜桑叶三钱　杏仁二钱　乌扇五分　橘红六分

甘草三分　桔梗一钱五　茯苓三钱　鲜枇杷叶二片

二诊　加紫苑茸一钱五、糯稻根须五钱。

三诊　加川石斛三钱、冬瓜子三钱，去乌扇。

10. 三垛吴老，案载前方，咳血已解，惟肺气大伤，咳逆天明甚剧，脉象细濡，务宜澄心静养，佐以药饵，乃克有济。

紫苑茸一钱五　百部八分　白前八分　南沙参三钱

霜桑叶三钱　杏仁二钱　金钗石斛三钱　川贝母一钱五

甘草三分　桔梗二钱　茯苓神各三钱　橘红六分

鲜枇杷叶二片　秫秫米一勺

二诊　去百部、白前，加净归身一钱五、白芍二钱、炒柴胡五分、糯稻根须五钱、琼玉膏三钱开水和服。

11. 劳伤咳逆，痰中带血，脉象濡滑，速解为要。

紫苑茸一钱五　乌扇五分　苏子二钱　苏茎七分

霜桑叶三钱　黄玉金一钱五　法半夏一钱五　杏仁二钱

橘红六分　甘草四分　桔梗二钱　茯苓三钱

海浮石二钱　鲜枇杷叶二片　降香屑五分

12. 体质素弱，加以烦劳过度，脾肺交虚，湿痰内困，咳逆已延日久，阳络受戕，曾经带血，书云脾喜燥而恶润，肺喜润而恶燥，润燥不同，寒温皆碍，脉象细濡而滑，拟方缓图可也。

南沙参三钱　百合心三钱　乌扇五分　川贝母一钱五

细辛二钱　法半夏一钱五　冬瓜子三钱　扁豆子皮二钱

炙甘草五分　云茯苓三钱　留白橘皮八分　鲜枇杷叶二片

糯稻根须一两五钱

二诊　加紫苑茸一钱五、桔梗二钱、秫秫米一勺。

膏方。

南北沙参三两	百合心二两	法半夏一两五钱	紫苑茸二两
乌扇五钱	霜桑叶二两	杏仁泥二两	蜜枇杷叶三十片
枇杷花一两五钱	冬瓜子四两	扁豆子皮三两	秫秫米三勺
薯蓣子二两	炙甘草四钱	桔梗一两五钱	云茯苓神各二两
福橘红六钱	川贝母一两五钱	糯稻根须十四两	

用河水熬取原汁，去渣，共熬浓，加白冰糖四两收膏，每晚服四钱，炖温开水和服。

13. 劳伤咳逆，已延日久，营卫交虚，寒热互见，脉象细濡，再延防成虚劳。

炒柴胡六分	制半夏一钱五	南沙参三钱	川贝母一钱五
霜桑叶三钱	细濡二钱	乌扇五分	紫苑茸一钱五
甘草三分	茯苓三钱	橘红六分	桔梗一钱五
鲜枇杷叶二片	省头草一钱五		

14. 产后劳伤，咳逆气喘作哕，营卫交虚，寒热互见，脉象细濡，有虚劳之势。

炒柴胡六分	法半夏一钱五	南沙参三钱	乌扇五分
北五味子五粒	淡干姜四分	杏仁二钱	川贝母一钱五
甘草四分	茯苓三钱	橘红六分	鲜枇杷叶二片

15. 盐城人，素本肝旺肺虚，头眩心悸，胸中懊侬，呛咳叠作，延久脾胃气血交伤，大便不实，谷食懒进，寒热时行，脉象细数，有虚损之虞。

炒柴胡六分	法半夏一钱五	乌扇五分	冬瓜子三钱
东白芍二钱	珍珠母三具	川贝母一钱五	白薇五分
云茯苓神各三钱	福橘红六分	秫秫米一勺	生龙齿三钱
煨姜一片	红枣三枚	鳖甲煎丸三分	陈皮三分

泡开水送下。

案载前方。

紫苑茸一钱五	柴胡四分	法半夏一钱五	冬瓜子三钱
煨白芍三钱	乌扇五分	川贝母一钱五	煨葛根四分
甘草三分	桔梗二钱	云茯苓神各二钱	福橘红六分
煨姜一片	红枣三枚	鲜枇杷叶二片	秫秫米一勺

16. 肺虚咳逆已延多年，刻因外邪身热，又延月余，谷食不进，脉象细数，谨防正不敌邪，昏呃致变。

炒柴胡五分	法半夏一钱五	冬瓜子三钱	白蔻衣八分
黄玉金一钱五	川贝母一钱五	乌扇五分	六和曲三钱
甘草三分	桔梗一钱五	茯苓三钱	橘红六分
鲜枇杷叶二片			

17. 肝木横逆，痰瘀内困，两胁作痛，左胁尤甚，阳络受戕，叠经失血，延久脾肺交虚，咳逆多痰，甚则气喘作哕，脉象弦细而滑，症势已深，拟方缓图可也。

茯苓神各三钱	乌扇五分	法半夏一钱五	珍珠母一具
瓜蒌霜六分	杏仁泥二钱	旋覆花三钱	北五味子五粒
福橘红六分	川贝母一钱五	香附子三钱	鲜枇杷叶二片
降香屑五分	秫秫米一勺		

18. 刘六舍人，脾肺交虚，湿痰内困，咳逆不已，曾经失血，营卫交虚，寒热互见，谷食懒进，脉象细濡而滑，延久防成虚劳。

南北沙参各三钱	法半夏一钱五	炒柴胡五分	冬瓜子三钱
杏仁泥二钱	乌扇五分	川贝母一钱五	橘红六分
炙甘草三分	云茯苓神各三钱	桔梗三钱	鲜枇杷叶二片
秫秫米一勺			

19. 秦南仓人，抑郁动肝，肝火灼肺，咳逆已延一载有

余，阳络受戕，叠经失血，脉象细数，拟方善调，尚非损怯。

紫苑茸一钱五　百部七分　　　白前八分　　　乌扇五分

霜桑叶三钱　　杏仁二钱　　　川石斛三钱　　粉丹皮一钱五

炙甘草三分　　桔梗二钱　　　云茯苓三钱　　橘红六分

鲜枇杷叶二片　白茅根一两五钱，煎汤代水

案载前方。

南北沙参各二钱　蜜苏茎八分　　紫苑茸一钱五　川石斛三钱

霜桑叶三钱　　杏仁泥二钱　　乌扇五分　　　橘红六分

炙甘草四分　　桔梗二钱　　　茯苓神各三钱　川贝母一钱五

蜜枇杷叶二片　花一钱五　　　糯稻根须一钱五，煎汤代水

20. 秦南仓人，客秋，病后失调，阳络受戕，鼻衄曾经大作，刻下肺气不和，脘闷呛咳，时发时愈，脉象弦滑，拟方缓图可也。

乌扇五分　　　霜桑叶三钱　　杏仁二钱　　　川贝母一钱五

蜜苏茎五分　　川石斛三钱　　黄玉金一钱五　福橘红六分

粉甘草三分　　桔梗二钱　　　云茯苓三钱　　紫苑茸一钱五

鲜枇杷叶二片　榧子仁五枚打碎

21. 鱼行人，秋间燥邪侵肺，呛咳无痰，饮食减少，精神困倦，脉象细濡，拟方缓图可也。

紫苑茸一钱五　净归身一钱五　东白芍二钱　　炒柴胡七分

霜桑叶、杏仁泥各二钱　　　乌扇五分　　　川贝母一钱五

炙甘草五分　　苦桔梗二钱　　云茯苓三钱　　福橘红六分

蜜炙枇杷叶三片

22. 三垛人，肝旺肺虚，呛咳已延二载有余，阳络受戕，曾经失血，脉象弦细而滑，所幸脾胃如常，尚非损怯，拟方缓调，静养为宜。

紫苑茸一钱五　百部八分　　　白前八分　　　川贝母一钱五

霜桑叶三钱	杏仁泥二钱	乌扇五分	川石斛三钱
炙甘草四分	桔梗二钱	茯苓三钱	橘红六分
鲜枇杷叶二片			

23. 虚劳已著，拟方以尽人力。

太子参三钱	紫苑茸一钱五	法半夏一钱五	杏仁泥二钱
东白芍二钱	冬瓜子三钱	扁豆子皮二钱	川贝母一钱五
霜桑叶二钱	蜜枇杷叶二片	花一钱五	秫秫米一勺
煨姜一片	红枣三枚		

24. 吴右，涌血后，咳逆未解，左胁作痛，气郁不舒，脉象细濡无神。

净归身一钱五	东白芍二钱	炒柴胡七分	冬瓜子三钱
参三七三分	乌扇五分	黄玉金一钱五	杏仁二钱
云茯苓神各二钱	福橘红六分	川贝母一钱五	香附子三钱
降香屑四分	秫秫米一勺	竹二青三分	佛手露一两

案载前方。

紫苑茸一钱五	净归身一钱五	东白芍二钱	炒柴胡五分
霜桑叶三钱	杏仁二钱	川贝母一钱五	炙甘草三分
云茯苓三钱	福橘红六分	鲜枇杷叶二片	

25. 嗽久金伤，曾经失血，营卫两亏，寒热互见，脾土亦伤，大便不实，脉象细数，有虚劳之势。

炒柴胡五分	冬瓜子三钱	炙甘草五分	法半夏一钱五
南沙参三钱	紫苑茸一钱五	扁豆子皮二钱	乌扇五分
川贝母一钱五	桔梗二钱	云茯苓三钱	福橘红六分
蜜枇杷叶二片	花一钱五	白粳米三钱	

26. 盐城，肝旺脾虚，宿饮内聚，咳逆已延日久，阳络受戕，曾经失血，胸中懊憹，烦热叠作，脉象细濡而滑，有虚劳之势。

紫苑茸一钱五　　乌扇五分　　　霜桑叶三钱　　　炙冬花一钱五

杏仁泥二钱　　　瓜蒌霜六分　　川石斛三钱　　　法半夏二钱

云茯苓神各三钱　福橘红六分　　川贝母一钱五　　秫秫米一勺

竹茹三分　　　　鲜枇杷叶二片

二诊　加炒柴胡五分、北五味子五粒、淡干姜四分，去炙冬花。

27. 急躁伤络，络动血溢，叠经三次，又加肺虚咳逆，已延两旬，脉象细数，再延防成损怯。

紫苑茸一钱五　　百部八分　　　白前八分　　　　乌扇五分

法半夏二钱　　　川贝母一钱五　杏仁二钱　　　　福橘红六分

炙甘草三分　　　云茯苓三钱　　桔梗二钱　　　　鲜枇杷叶二片

二诊　加霜桑叶二钱、冬瓜子三钱、糯稻根须四钱。

28. 盐城人，嗽久金伤，曾经失血，声音不扬，身热叠作，脉象细数，有损怯之虞。

炒柴胡五分　　　法半夏一钱五　南沙参三钱　　　川贝母一钱五

霜桑叶三钱　　　杏仁二钱　　　乌扇八分　　　　净蝉衣七只

甘草四分　　　　桔梗二钱　　　云茯苓三钱　　　福橘红六分

鲜枇杷叶二片

二诊　加省头草一钱五、糯稻根须四钱、琼玉膏二钱五，二陈丸二钱开水和薄送下。

案载前方。

炒柴胡五分　　　法半夏二钱　　南沙参三钱　　　紫苑茸一钱五

霜桑叶三钱　　　杏仁二钱　　　川石斛三钱　　　乌扇五分

炙甘草三分　　　桔梗二钱　　　茯苓三钱　　　　橘红六分

蜜枇杷叶二片

29. 秦南仓，素本肝旺肺虚，阳络受戗，曾经失血，肺脏蕴热，咳逆至今未已，喉中干燥作哕，痰少食多，脉象弦细而滑，拟方善调，尚非损怯之虞。

紫苑茸一钱五	百部一钱	白前一钱	川石斛三钱
霜桑叶三钱	粉丹皮一钱五	杏仁二钱	福橘红六分
粉甘草四分	桔梗一钱五	云茯苓三钱	川贝母二钱
蜜枇杷叶三片			

二诊　加旋覆花四分、黄玉金一钱五、香附子三钱、白茅根四钱、降香屑四分。

30. 气血两亏，上劳下漏，咳逆音嘎，咽痛便溏，诸症悉现，脉息细数，病势已深，难以挽回，姑拟一方以尽人力。

南沙参三钱	野于术一钱	参贝陈皮七分	麦冬二钱
五味子六分	冬瓜子三钱	粉甘草五分	云茯苓三钱
杭白芍二钱	白粳米一勺	鲜枇杷叶三片	

31. 经频带下，寒热往来，气血早觉双亏，加以木火凌金，咳逆不已，肝气上逆，喉间不利，状如梅核，噫气频来，脉象沉弦，声音不扬，症势多歧，难图速效，拟方图之，远烦戒怒为要。

柴胡七分	制半夏一钱五	黑苏子二钱	云茯苓三钱
苦杏仁二钱	蜜冬花一钱五	橘皮一钱二分	阿胶一钱五冲服
川石斛三钱	川贝母二钱	南沙参三钱	旋覆花八分
粉甘草五分	霜桑叶三钱	竹茹七分	鲜枇杷叶三片
降香屑三分	新绛五分	苏茎一钱	

服前方寒热渐减，梅核亦减，咳逆亦轻，惟早间咳哕一次，调治诸症悉减，唯气血未能恢复，仍宜小心静养，庶免虚劳之虞。

南沙参三钱	霜桑叶三钱	福橘红络各七分	云茯苓神各二钱
粉甘草五分	乌扇一钱五	制半夏一钱五	杏仁二钱
海浮石二钱	粉丹皮一钱五	川贝母三钱	蜜冬花一钱五

川石斛三钱　　鲜枇杷叶三片　　竹茹七分

32. 久嗽金伤，子虚累母，胃气亦伤，阴虚内热，阳虚自汗，皆由嗜酒伤中，肺气亦伤，脉象弦数，速当戒酒，远烦庶可与药饵兼功。

南北沙参各三钱　法半夏二钱　　　野于术七分　　炙冬花一钱五

霜桑叶三钱　　杏仁二钱　　　甘草五分　　　云茯苓三钱

福橘皮一钱五　川石斛三钱　　葛花二钱　　　竹茹一钱

33. 湿温延及十余日，误下成痞，咳逆频来，是由外而成内伤，行气消索，脉象细如丝，侧眠于左，种种情形，损怯已著，势难恢复，姑拟一方以尽人力。

南沙参三钱　　川贝母三钱　　黄玉金一钱五　云茯苓三钱

留白橘皮一钱　杏仁二钱　　　蜜桑叶三钱　　蜜苏梗一钱

省头草一钱　　制半夏一钱五　鲜枇杷叶三片　糯稻根须五钱

煎汤代水。

34. 命火久衰不能生土，木来侮土，脘痛时行，甚则胁痛，间或咳逆多痰，行气消索，傍午寒热往来，腹中沥沥有声，脉象弦滑，久虚不复，防成损怯慎之。

太子参三钱　　制半夏一钱五　肉桂一分五　　杏仁泥二钱

云茯苓三钱　　福橘络皮各七分　汉防己一钱五　苦竹根一钱五

野于术四分　　川贝母三钱　　首乌藤四钱　　秫秫米一勺

35. 劳伤咳逆日久，曾经失血，营卫两亏，寒热交作，脾胃交伤，呕吐不已，大便不实，侧眠于右，脉象细数，种种见症，损怯已著，姑拟一方以尽人力。

南北沙参三钱　制半夏一钱五　煨白芍四钱　　左牡蛎五钱

川贝母三钱　　枇杷花一钱五　粉甘草一钱　　云茯苓三钱

白蜂蜜二钱

36. 木扣金鸣，络伤血溢，营卫两亏，寒热往来，脾土受饿，大便时泻，腹亦时痛，况天癸一月二三至，色淡而少，行气消索，谷食减少，脉象细数，刻下火令肺金益伤，所吐血液交融之物，姑拟养阴清暑育络法，先冀血止，余症再议。

西洋参一钱五	米炒麦冬二钱	五味子五粒	绿豆衣一钱五
扁豆花三钱	白茅根一两	云茯神三钱	丝瓜藤三钱
丝瓜叶七片	藕皮二钱	鲜侧柏叶四钱	荷叶一片
苦竹根七分	枸杞根露二两，煅温过口		

37. 曲直太过，不特下侮土位，并上不畏金，土不制水，水饮上干于肺，遂令咳逆不已，声音不扬，饮邪入于孙络，故有四肢串痛，腹中沥沥有声，甚则膨胀，久虚不复，营卫两亏，时寒时热，太过不一而少，侧眠颜赤，似有似无，心悸头旋，诸虚毕集，脉象细数无神，种种久病，虚之已甚，亦不可以去冬失血，即作损怯治也，甘寒滋阴之品当禁。

沙苑子三钱	紫菀茸三钱	南沙参三钱	苦杏仁二钱
制半夏一钱五	净蝉衣一钱五	生诃子皮三钱	金钗石斛三钱
川贝母二钱	粉甘草五分	蜜桔梗一钱二	云茯苓三钱

38. 素本木乘土位，加以饮邪上干于肺，且向嗜饮冷，肺气早伤，故咳有起止，胸闷不舒，时行作哕，营卫不和，寒少热多自汗，脉象沉弦，久延防成虚劳，然不可作损怯治也，慎之。

南沙参四钱	制半夏一钱五	柴胡五分	淡干姜三分
五味子三粒，打碎	苦杏仁二钱	川贝母三钱	甘草七分
云茯苓三钱	苦竹根八分	杜仲胶二钱，融化和服	
福橘皮一钱五	秫秫米一勺	鲜枇杷叶三片	

服前方咳减其七八，惟寒热往来，不能遂去，气血不能遂复故也，所幸脉已静细，统观大局，寒饮聚于肺胃，热痰凝于肝胆，气血双亏，人虚证实，用药殊难，用汤药逐寒饮则酿

痰，用阴药清热痰又酿饮，加以善烦善怒，多怯多疑，反复无常，症情多幻，凡遇此症，必先立一定之方，而应不定之症，尚可为力，如朝更夕改，不难成损怯也。

南北沙参各三钱　　鲜枇杷叶五片　花一钱五　　　云茯苓神各三钱

五味子五粒　　　　干姜三分打碎　　炙甘草七分　　化橘红八分

蜜桑叶三钱　　　　苦竹根七分　　　春柴胡七分　　制半夏一钱五

川贝母三钱　　　　地骨皮露二两，炖温过口

如寒热甚，服此方。

南沙参四钱　　青蒿叶三钱　　制半夏一钱五　　云茯苓三钱

地骨皮三钱　　福橘红七分　　川贝母三钱　　　生鳖甲八钱

杏仁二钱　　　荷叶一角

39. 积湿成饮，积饮成痰，痰饮上泛，遂令咳逆，动则气喘，面色萎黄，谷食懒进，脾肺肾三脏皆伤，脉象弦细而滑，再延防成虚劳，姑拟一方获效乃吉。

南沙参三钱　　百合心三钱　　制半夏一钱五　　淡干姜三分

五味子五粒打碎　杏仁二钱　　福橘皮一钱五　　云茯苓三钱

川贝母三钱　　炙冬花一钱五　银杏叶七片

40. 湿痰流于经络以致两臂全痿，膺胸痹痛，两腿亦软弱无力，久延防成痿躄。

杏仁二钱　　　　大豆黄卷二钱　　白蔻衣五分　　半夏一钱五

福橘红络各一钱　薏苡仁五钱　　宣木瓜一钱五　　汉防己二钱

川通草一钱　　　川贝母三钱　　冬瓜子三钱　　　云茯苓三钱

鲜枇杷叶三片　　丝瓜络三钱

41. 嗽久金伤，虚劳已著，近受风邪，故咳逆较增，拟逍遥加桔梗。

当归二钱　　　茯苓三钱　　白芍二钱　　　甘草五分

桔梗二钱　　　柴胡八分　　款冬花一钱五　枇杷叶三片

枇杷花一钱五　　黄玉金一钱五　　紫苑一钱五　　　川贝母二钱

42. 木火凌金，咳逆不已，已历半年，营卫两虚，声音不扬，又经两月，书云金空则鸣，金破则哑，此之谓也。

当归二钱　　　　诃子肉三钱　　　柴胡八分　　　　款冬一钱

沙参三钱　　　　白芍二钱　　　　百合心三钱　　　桔梗二钱

蝉衣七只　　　　笋衣四钱　　　　百药煎五钱　　　苏茎六分

枇杷叶三片

二诊　腹中痛，去沙参、百药煎、百合，加大腹皮、鸡内金、冬瓜子。

43. 抑郁动肝，肝火灼肺，咳逆不已，叠次见红，精神疲惫，谷食减少，脉象弦细而数，损怯已著，当此，火令司权，仍防血溢。

南北沙参各三钱　款冬花一钱五　　桑叶三钱　　　　茯苓 三钱

川贝母二钱　　　百合三钱　　　　丹皮一钱五　　　扁豆衣二钱

甘草五分　　　　糯稻根四钱　　　新藕节三枚

44. 先天禀赋不充，后天脾土不振，加以木火凌金，咳逆不已，声音不扬，喉间作痛已延两载有奇，损怯已成之象，姑拟一方，尽人力而邀天相。

南北沙参三钱　　百合三钱　　　　扁豆衣二钱　　　乌扇六分

紫苑一钱五　　　银蝴蝶五分　　　甘草五分　　　　桔梗二钱

炙枇杷叶三片　　款冬花一钱五　　糯稻根一两　　　冬虫夏草五分

45. 素本先后天不足，加以木火刑金，故咳逆不已，脾土不健，故大便泄泻，音嘎咽痛，脉象细濡，已延一载有奇，损怯已著，拟方补土生津法，以冀改重就轻耳。

百合心三钱　　　南沙参三钱　　　款冬花一钱　　　冬瓜子三钱

甘草五分　　　　于白术二钱　　　淮山药二钱　　　野黄芪一钱五

扁豆衣二钱　　　桔梗二钱　　　　茯苓三钱　　　　陈皮五分

炙枇杷花一钱五　糯稻根五钱

46. 曲直太过不特，下侮土位，并上不畏肺金，于是咳逆时行，曾经失血，应节而作，甚则作哕，子累母也，脉象细数，久防入怯。

南沙参二钱	半夏一钱五	茯苓三钱	石斛三钱
甘草五分	阿胶一钱五	款冬花一钱五	陈皮一钱五
杏仁二钱	桑叶三钱	炙枇杷叶二片	竹二青三分

47. 久虚不缓谓之损，久损不复谓之劳，损而劳矣，将谓之何，拟方尽人力耳。

紫菀一钱五	百合三钱	冬术二钱	半夏二钱
川贝母二钱	甘草五分	沙参二钱	款冬花一钱五
茯苓三钱	陈皮一钱五	薯蓣子一钱五	枇杷叶三片

48. 火灼金伤，咳逆不已，阳络受戕，血从火溢，形气消索，脉象细数，延久防入怯途。

生诃子皮三钱	瓜蒌霜一钱	生山栀七粒	桑叶三钱
旱莲草三钱	茅根四钱	海浮石二钱	青黛五分
石斛三钱	丹皮一钱五	侧柏叶四钱	藕节三枚

二诊　加茶花、云茯苓、白芍。

49. 水亏于下，火发于上，咳逆失血，侧眠音哑，骨中蒸热，脉象细数，劳怯之基已著，拟方尽人力以图之。

鳖甲四钱	沙参三钱	半夏一钱五	桑叶三钱
杏仁二钱	青蒿二钱	麦冬二钱	川贝母一钱五
石斛三钱	女贞子一钱五	枇杷叶三片	鸡子青一枚
旱莲草三钱			

50. 木叩金鸣，络伤血溢，阴分受伤，烧热频仍，肾不纳气，动则气短，脉象细数而弦，左胁间时隐痛，须防涌泛。

诃子三钱	炒山栀一钱五	青黛五分	紫菀一钱

海浮石二钱　　藕节三枚　　　瓜蒌霜一钱　　石斛三钱

丹皮一钱五　　杏仁二钱　　　甘草五分　　　茅根四钱

旱莲草三钱

二诊　去青黛，加款冬花、旋覆花、新绛。

51. 肺为娇脏，不耐邪侵，侵则必咳，咳经五月有奇，不独肺虚，胃亦不降，每咳则哕吐痰涎，咳热渐作，脉象虚弦而数，正值秋燥司权，宜小心自重，庶免增剧成怯。

鳖甲四钱　　　沙参三钱　　　石斛二钱　　　杏仁二钱

橘皮一钱五　　甘草五分　　　知母二钱　　　麦冬二钱

半夏一钱五　　贝母三钱　　　丹皮二钱　　　苦竹根五分

枇杷叶三钱

52. 肺主气而属金，肾主水而恶燥，金水两亏，木无所畏，夹心火上炎，是以咳逆失血，精神疲而不振，脉象弦细且数，仲圣云，男子脉火为劳极，细亦为劳，其理然也，从此静养勿劳为要。

南北沙参各三钱 百合三钱　　　扁豆衣二钱　　冬瓜子三钱

川贝母二钱　　阿胶一钱五　　桑叶三钱　　　薯蓣子一钱

薏苡仁二钱　　款冬花二钱　　麦门冬三钱　　茯苓三钱

杏仁泥二钱　　梨皮一钱五　　枇杷叶三片

53. 先后天不足，木叩金鸣，入暮烧热，清晨盗汗，脾阳不振，便溏月余，再延防怯。

南沙参三钱　　淮山药三钱　　川贝母二钱　　茯苓三钱

甘草五分　　　于术二钱　　　黄芪二钱　　　牡蛎三钱

橘皮一钱五　　桔梗二钱　　　紫菀一钱五　　炙枇杷叶三钱

54. 阳络受伤，血从火溢，血后咳逆，肺气受戗，症延三年，应节而发，时有滑泄梦遗，所幸脉象细软与症相合，近值夏至欲临，不可不防。

南沙参三钱	百合三钱	石斛三钱	生地三钱
旱莲草三钱	款冬花一钱五	秋石五分	甘草一钱五
白芍二钱	藕节三枚	云茯苓三钱	白茅根五钱

55. 天下无逆流之水，人身无倒流之血，逆流者因乎风，壮水以制火，倒行者因乎气，气逆则血溢也，酌拟育阴以潜阳，壮水以制火。

大红宝珠茶花三钱　侧柏叶五分　　藕节三枚　　石斛三钱

干地黄五分，又服十灰散三钱，开水和服

又方。

| 沙参三钱 | 白芍三钱 | 川贝母二钱 | 侧柏叶一两五钱 |
| 藕节三枚 | 红枣三枚 | | |

肝火上腾，叠经咯血，寤不成寐，拟清热安神之剂。

桑叶三钱	瓜蒌霜一钱	酸枣仁一钱五	首乌藤三钱
茯神三钱	丹皮二钱	生地三钱	茅花八分
白芍二钱	百合二钱	莲子心三分	藕节三枚

56. 肝火灼肺，大吐大衄，势难骤已，用生地大黄汤。

生地黄四钱　　箱大黄二钱　　大红茶花三钱　白童便一小杯

气素郁滞，血必瘀凝，近加暑湿伤络，络动血溢，拟方治之。

生地三钱	旋覆花五分	杏仁二钱	桑叶三钱
橘络八分	丹皮一钱五	茶花二钱	降香屑四分
黄玉金一钱五	川贝母二钱	白茅根五分	侧柏叶一两
藕节三枚	新绛四分		

57. 暑瘵重症，速解乃妙。

丝瓜藤四钱	丹皮二钱	麦冬四钱	白芍二钱
侧柏叶一两	生地四钱	桑叶四钱	元参二钱
山栀七粒打碎	扁豆花三串	白茅根二两	藕片一两

58. 暑湿犯肺吐血，甚涌，名曰暑瘵，拟方速解为宜。

丝瓜皮三钱　　西瓜皮四钱　　桑叶三钱　　　　葛根三钱

川贝母二钱　　丹皮二钱　　　鲜金银花一钱五　杏仁二钱

橘络皮各一钱　五鲜荷叶一角　扁豆花三串

二诊　去丝瓜皮、西瓜皮、金银花，加红花、降香屑、旋覆花、通草、藕节。

59. 宿饮射肺，咳逆气喘作哕，已延二载有余，营卫交虚，寒热互见，脾土受戕，大便不实，脉象细濡而滑，有虚劳之势。

水炒柴胡六分　白五味子五粒　炙甘草五分　　苏茎六分

法半夏一钱五　淡干姜五分　　云茯苓三钱　　川贝母二钱

南沙参三钱　　乌扇五分　　　福橘皮八分　　煨白芍三钱

鲜枇杷叶两片　白粳米三钱

60. 饮邪伏肺，咳逆作哕，阳络受戕，曾经失血，脾阳不振，大便不实，谷食减少，营卫交虚，寒热互见，脉象细濡而滑，再延防成虚损。

水炒柴胡六分　霜桑叶三钱　　炙甘草四分　　冬瓜子三钱

南沙参三钱　　杏仁泥二钱　　茯苓三钱　　　苏梗一钱

法半夏一钱五　乌扇五分　　　广橘皮一钱五　川贝母二钱

鲜枇杷叶二片　糯稻根须五钱

61. 素本先后天不足，肝木横逆，不特下侮土位，而上不畏肺金，于是呛咳叠作，右肋时痛，已延二载有奇，脉象细数，延久防怯。

紫菀茸一钱五　乌扇五分　　　粉甘草三分　　川贝母二钱

杷叶二片　　　杷花一钱五　　净归身一钱五　杏仁泥二钱

苦桔梗二钱　　水炒柴胡五分　糯稻根四钱　　东白芍二钱

炙霜桑叶三钱　茯苓三钱　　　南沙参三钱

62. 产后正阴未复，肝旺肺虚，咳逆作哕，甚则食入反出，阳络受戕，曾经失血，营卫交伤，寒热互见，谷食减少，形气消索，脉象细滑而数，再延有损怯之虞，拟方渐解乃吉。

水炒柴胡六分　　杏仁泥二钱　　　粉甘草三分　　　苏茎七分

法半夏一钱五　　乌扇五分　　　　苦桔梗二钱　　　川贝母二钱

南沙参三钱　　　炙霜桑叶三钱　　云茯苓三钱　　　福橘皮六分

鲜枇杷叶二片　　糯稻根须五钱

63. 宿饮射肺，咳逆多痰，甚则气喘作哕，营卫两亏，寒热互见，谷食减少，形气消索，脉象细濡，有虚损之势。

南沙参三钱　　　北五味子五粒　　甘草三分　　　　苏茎六分

法半夏二钱　　　杏仁泥二钱　　　块茯苓三钱　　　川贝母二钱

炒柴胡六分　　　乌扇片五分　　　留白橘皮一钱五　炙冬花一钱五

鲜枇杷叶二片　　冬瓜子四钱

64. 素本先后天不足，肺为娇脏，不耐邪侵，侵则必咳，咳延日久则三焦受之，症延四载，干咳无痰，脉象细弱，延久防怯。

藏当归一钱五　　苦杏仁二钱　　　甘草三分　　　　炙冬花一钱五

东白芍二钱　　　霜桑叶三钱　　　苦桔梗二钱　　　川贝母二钱

水炒柴胡五分　　乌扇片五分　　　云茯苓三钱　　　福橘红六分

鲜枇杷叶二片　　琼玉膏三钱　　　二陈丸一钱五，和开水送下

65. 肺气久虚，水饮内聚，咳逆多痰，痰有腥味，气短似喘，形气消索，脉象细濡而数，有虚损之势。

南沙参三钱　　　制半夏一钱五　　粉甘草五分　　　川贝母二钱

紫石英二钱　　　杏仁泥二钱　　　云茯苓三钱　　　冬瓜子三钱

乌扇五分　　　　炙冬花一钱五　　福橘红六分　　　鲜枇杷叶二片

66. 数年前急躁伤络，曾经失血，延久脾肺交虚，咳逆不已，营卫两亏，寒热互作，谷食减少，大便不实，脉象细数，

有损怯之虞，拟方缓调静养为要。

南北沙参各三钱	冬瓜子三钱	炙甘草三分	煨白芍三钱
乌扇五分	扁豆子皮三钱	云茯苓三钱	糯稻根须二两
法半夏二钱	炙冬花一钱五	参贝陈皮五分	

67. 木火凌金，咳逆叠作，阳络受戗，曾经带血，脉象细数，再延防成虚损，拟方渐解为妙。

净归身一钱五	霜桑叶三钱	甘草三钱	福橘红六分
杭白芍二钱	牡丹皮一钱五	苦桔梗二钱	川贝母二钱
春柴胡六分	杏仁泥二钱	块茯苓三钱	乌扇五分
鲜枇杷叶二片	白茅花一钱五		

68. 嗽久金伤，曾经失血，脉象细濡，有虚损之势。

紫苑茸一钱五	杏仁泥二钱	粉甘草三分	苏茎八分
百部一钱	霜桑叶三钱	苦桔梗二钱	黄玉金一钱五
白前一钱	乌扇片五分	块茯苓三钱	福橘红六分
蜜枇杷叶二片	枇杷花一钱五	白茅根五钱	

十四、劳伤

1. 劳伤胁痛，速解为妙。

净归身一钱五　　延胡索一钱五　　茯苓三钱　　　　丹参三钱
杭白芍二钱　　　五灵脂一钱五　　橘皮一钱五　　　伽南香屑三分
炒柴胡五分　　　苏茎一钱　　　　乌药一钱

2. 劳伤脘痛，速解为妙。

姜半夏三钱　　　延胡索一钱五　　茯苓三钱　　　　汉防己六分
荷茎一钱　　　　五灵脂一钱五　　橘皮一钱五　　　白蔻衣一钱五
降香屑四钱　　　乌扇五分　　　　黄玉金一钱五　　香附子三钱
络石藤五分

3. 劳伤日久，脘胁作痛，脉象弦滑，徐图可也。

旋覆花五分　　　延胡索一钱五　　橘络六分　　　　海浮石二钱
玉金一钱五　　　五灵脂一钱五　　川贝母一钱五　　十大功劳一钱
乌扇五分　　　　荷茎一钱　　　　香附子三钱　　　降香屑五分

4. 劳伤脘痛，已延两月有余，拟方缓图。

当归一钱五　　　延胡索一钱五　　茯苓三钱　　　　代赭石三钱
杭白芍二钱　　　五灵脂一钱五　　橘皮一钱五　　　黄玉金一钱五
炒柴胡六分　　　荷茎一钱　　　　香附子三钱　　　台乌药一钱
伽南香屑三分

5. 努力伤络，脘中作痛，脉象弦滑，拟方缓图可也。

净归身一钱五　　延胡索一钱五　　怀牛膝三钱　　　十大功劳一钱
东白芍二钱　　　五灵脂一钱五　　紫丹参三钱　　　伽南香屑三分
炒柴胡七分　　　荷茎一钱　　　　香附子三钱

十五、哕吐（附反胃）

1. 肝郁乘胃，水饮停中，脘痛不已，哕吐涎沫酸水，脉象沉弦，缓图可也。

姜半夏四钱	开口吴茱萸四分	苏茎八分	汉防己八分
云茯苓三钱	淡干姜四分	络石藤五分	制于术五分
福橘皮一钱五	川贝母一钱五	香附子三钱	黄玉金一钱五
降香屑五分	丝瓜络四分	梭罗子一粒打碎	

二诊　加代赭石二钱、乌扇五分、伏龙肝五钱，去黄玉金。

2. 肝郁乘胃，脘中嘈杂胀痛，哕吐并见，脉象沉弦，速解为要。

姜半夏四钱	霜桑叶三钱	丹皮一钱五	川雅连三分
云茯苓三钱	苏茎八分	炒山栀一钱五	川石斛三钱
福橘红六分	乌扇五分	黄玉金一钱五	降香屑五分
灯心草三分	伏龙肝一两五钱，煎汤代水		

3. 胃肠不运，水饮停中，哕吐涎沫清水，脉象沉弦，拟方缓图可也。

姜半夏三钱	开口吴茱萸四分	云茯苓三钱	苏茎八分
福橘皮一钱五	须麦芽三钱	汉防己八分	紫朴六分
鸡谷袋三具	络石藤五分	白蔻衣一钱五	黄玉金一钱五
降香屑四分	丝瓜络四分	淡姜渣三分	

4. 肝胃不和，哕吐并见。

制半夏二钱	苏茎八分	西砂仁五分	紫朴六分
云茯苓三钱	须麦芽三钱	乌扇五分	鸡谷袋三具
橘皮一钱五	香附子三钱	汉防己八分	开口吴茱萸三分
降香屑四分	丝瓜络四分	省头草一钱五	淡姜渣三分

5. 肝脾不和，脘痞作胀，胸中嘈杂，哕吐涎沫酸水，脉象沉弦，拟方缓图可也。

姜半夏四钱	苏茎六分	汉防己八分	麦芽三钱
云茯苓三钱	瓜蒌霜六分	白蔻衣一钱五	络石藤五分
福橘皮一钱五	香附子三钱	鸡谷袋三具	紫朴六分
丝瓜络四分	降香屑五分	干蟾蜍皮一只	

6. 肝脾不和，脘痞胀痛，谷食不运，甚则哕吐涎沫酸水，脉象沉弦而滑，拟方缓图可也。

姜半夏三钱	川雅连四分	淡干姜四分	乌扇五分
云茯苓三钱	苏茎八分	白蔻衣一钱五	黄玉金一钱五
福橘皮一钱五	鸡谷袋三具	香附子三钱	川朴七分
淡姜渣三分	丝瓜络四分	干蟾蜍皮一只	

二诊　加须谷芽一钱五、汉防己八分、珍珠母三具、秫秫米一勺。

7. 肝脾不和，哕吐涎沫。

姜半夏四钱	川雅连三分	淡干姜三分	汉防己八分
云茯苓神各三钱	代赭石二钱	瓜蒌霜六分	制于术四分
福橘红六分	川贝母一钱五	络石藤五分	苏茎六分
丝瓜络四分	降香屑四分	灯心草三分	伏龙肝一两五钱

煎汤代水。

二诊　加益智子一钱五、黄玉金一钱五，去瓜蒌霜。

8. 脾阳不振，湿邪困中，脘腹作胀，甚则哕吐涎沫酸水，脉象沉弦，哕吐可也。

姜半夏四钱	开口吴茱萸四分	制于术四分	络石藤五分
乌扇五分	福橘皮一钱五	香附子三钱	川朴七分
砂仁壳一钱五	淡姜渣三分	降香屑四分	丝瓜络四分

9. 天癸不调，过期而至，少腹胀痛，加以肝阳上升，头眩心悸，内热时行，胸中嘈杂，脉象沉弦，拟方次第图之。

乌扇五分	珍珠母三具	白薇五分	霜桑叶三钱
苏茎八分	瓜蒌霜六分	川贝母一钱五	金钗石斛三钱
福橘红六分	香附子三钱	黄玉金一钱五	荷叶筋三钱
秫秫米一勺

10. 沙官庄人，胃阳不运，水饮停中，每发时脘痛甚剧，哕吐涎沫，痛则入络，牵连满腹，脉象弦细而滑，拟方缓图可也。

姜半夏三钱	开口吴茱萸四分	制于术四分	乌扇五分
云茯苓三钱	汉防己八分	川贝母一钱五	白蔻衣八分
福橘红六分	络石藤五分	苏茎八分	黄玉金一钱五
丝瓜络四分	降香屑五分	淡姜渣三分

二诊　加须谷芽一钱五、甜瓜子三钱、十枣丸五分、四七丸二钱，合作一付。

11. 忆隆油坊人，肝郁乘胃，胃失下行之顺，哕吐涎沫酸水，胸中嘈杂不安，脉象沉弦而滑，拟方缓图可也。

姜半夏四钱	淡干姜五分	制于术四分	开口吴茱萸三分
云茯苓三钱	汉防己八分	苏茎八分	络石藤五分
福橘红六分	川贝母一钱五	秫秫米一勺	荷叶筋一钱五
络石藤四分	伏龙肝二两，煎汤代水

二诊　加白蔻衣一钱五、益智子一钱五、白蒺藜二钱，去络石藤、秫秫米、半夏、干姜、制于术。

12. 肝郁乘胃，哕吐涎沫酸水，甚则食入反出，脉象沉弦，再延有反胃之虞。

姜半夏四钱　霜桑叶三钱　　粉丹皮一钱五　川石斛三钱

云茯苓三钱　炒山栀一钱五　乌扇五分　　香附子三钱

福橘红六分　川贝母一钱五　苏茎八分　　秫秫米一勺

灯心草三分　伏龙肝二两，煎汤代水

13. 西门外人，素本肝旺不和，刻因霍乱后，余气未尽，脘痛嘈杂，哕吐涎沫，脉象沉弦，拟方缓图可也。

姜半夏三钱　霜桑叶三钱　　粉丹皮一钱五　乌扇五分

云茯苓三钱　苏茎八分　　　黄玉金一钱五　瓜蒌霜六分

福橘红六分　川贝母一钱五　香附子三钱　　川石斛三钱

降香屑五分　秫秫米一勺　　灯心草三分

案载前方。

云茯苓三钱　制于术五分　　汉防己八分　　白蔻衣一钱五

开口吴萸四分　姜半夏三分　乌扇五分　　　络石藤五分

福橘络八分　川贝母一钱五　香附子二钱　　苏茎八分

降香屑四分　丝瓜络四分　　淡姜渣三分　　省头草一钱五

14. 天癸不调，过期而至，加以肝郁乘胃，脘痛哕吐，每遇经期尤甚，脉象弦滑，拟方缓图可也。

姜半夏三钱　川雅连四分　　云茯苓三钱　　苏茎八分

福橘皮一钱五　香附子三钱　淡干姜四分　　元胡索一钱五

黄玉金一钱五　五灵脂一钱五　须麦芽三钱　鸡谷袋三具

降香屑四分　泽兰叶一钱

局方四七丸四制香附丸各一钱五，每服一付，开水送下。

15. 沙沟人，肝郁乘胃，湿痰困中，脘闷时痛，哕吐涎沫清水，甚则食入反出，脉象沉弦，缓图可也。

姜半夏三钱　　川雅连四分　　淡干姜四分　　乌扇五分

制于术五分	云茯苓三钱	苏茎八分	汉防己八分
制半夏一钱五	福橘红六分	川贝母一钱五	络石藤五钱
开口吴茱萸四分	降香屑三分	淡姜渣三分	伏龙肝五钱

案载前方。

姜半夏四钱	霜桑叶三钱	粉丹皮一钱五	黄玉金一钱五
云茯苓三钱	苏子二钱	苏茎八分	炒山栀一钱五
川石斛三钱	福橘红六分	川贝母一钱五	乌扇五分
香附子三钱	秫秫米一勺	竹茹三钱	伏龙肝四钱
降香屑四分			

二诊　加川雅连三分。

丸方。

姜半夏三两	紫苏茎四钱	霜桑叶一两	粉丹皮一两
黄玉金一两	川雅连四钱	炒山栀一两五钱	香附子二两
云茯苓一两五钱	福橘红六钱	川贝母一两五钱	降香屑四钱

各药共研极细末，用川石斛四两、竹茹三钱、伏龙肝十八两煎汤澄清泛丸，如川椒子大，每晚服三钱，开水送下。

16. 肝阳扰胃，水饮停中，胸中嘈杂，哕吐涎沫酸水，阳络受戕，曾经带血，头目眩晕，小溲频数，脉象弦细而滑，拟方缓图可也。

姜半夏三钱	旋覆花三分	黄玉金一钱五	苏茎八分
霜桑叶三钱	粉丹皮一钱五	瓜蒌霜六分	乌扇五分
云茯苓神各三钱	福橘红六分	川贝母一钱五	秫秫米一勺
降香屑竹二青各三分		伏龙肝五钱	

17. 肝木侮土，胃阳不运，脘腹胀痛，哕吐涎沫，甚则食入反出，脉象沉弦，延久防成胀满。

姜半夏四钱	汉防己八分	苏茎六分	川朴七分
砂仁壳一钱五	白蔻衣一钱五	黄玉金一钱五	炒麦芽三钱

云茯苓三钱　　福橘皮一钱五　　香附子三钱　　降香屑四分

省头草一钱五　伏龙肝二两，煎汤代水

18. 肝胃不和，胀痛哕吐痰沫酸水，甚则食入反出，脐左按之有形，名之曰聚，已延八载，命火渐衰，胃阴愈弱，日甚一日，脉象沉弦且滑，久则防成反胃，速当远烦静养，庶得与药饵兼功。

姜半夏三钱　　太子参三钱　　川石斛三钱　　云茯苓五钱

川雅连三分　　淡干姜三钱　　乌梅三枚　　　益智仁三钱

枳实七分　　　福橘皮一钱五　白蜜三钱

有声有物谓之呕，服此方。

制半夏三钱　　云茯苓五钱　　南沙参五钱　　白蜜三钱

有声无物谓之哕，服此方。

福橘皮一钱五　川石斛三钱　　蜜桑叶二钱　　南沙参三钱

制半夏一钱五　竹茹一钱　　　甘草三分　　　云茯苓三钱

连心连翘一钱五　杏仁泥二钱　鲜枇杷叶三片

如胸中懊侬，莫名其状，似嘈似饿，坐卧不宁，心中如火，服此方。

生山栀子二两打碎，用天水煎成，去渣加生姜汁和入，服之。

19. 起于肝气乘胃，脘胁串痛作胀，甚则哕吐，吐至红水而至，此乃痛久入络，气血皆瘀故也，拟方徐图之。

姜半夏三钱　　太子参三钱　　川贝母二钱　　福橘络皮各七分

白蒺藜三钱　　汉防己二钱　　云茯苓三钱　　制于术四分

白蔻衣一钱　　风化硝五分　　旋覆花八分　　苏茎一钱

新绛五分　　　降香屑三分　　竹茹一钱

服药后精神较好，哕吐亦稀，惟即届小雪，诸症复剧，是命火脾阳大伤，遽难恢复，欲求旦夕之功，不得也，此后天寒风劲，尤难登舟，且贵恙，得热畏寒，冬令日寒一日，不如多拟方剂，早回调治，明春天暖，再为复诊可耳。

高丽参一钱五　姜半夏二钱　　川雅连三分　　淡干姜三分

肉桂二分　　乌梅三枚　　云茯苓五钱　　白蜜三钱

20. 肝木横逆，克脾犯胃，兼之阳虚水饮停中，胸次结痞，其冷如冰，脘痛哕吐，食入反出，完谷不化，釜底无薪，阳虚之极，胆虚不寐，多疑善怯，脉象弦滑，再延有朝食暮吐之症，速当移情易志，佐以药饵乃克有济。

益智子三钱　　首乌藤五钱　　制半夏三钱　　酸枣仁三钱

枳实五分　　桂心五分　　云茯苓四钱　　留白橘皮一钱五

苦竹根一钱五　白蜜三钱，以长流水扬三百四十遍，煎服

21. 素本命火脾阳即衰，留饮有年，刻因抑郁动肝，肝木侮土，兼为湿邪所困，脾胃乃后天之本，既乏火化之来源，复多湿郁之外侮。年将耄耋，其何以堪，故症见哕吐泄泻，非迷睡即嘈杂，左脉弦滑无根，右脉弦细无神，谨防痉厥致变，勿轻视也，勉拟一方，以尽人力。

姜半夏三钱　　野于术一钱五　乌饭子一钱五　云茯苓三钱

益智子三钱　　甘菊炭一钱五　福橘皮一钱五　川贝母三钱

珍珠母三具　　童便制附片一钱　苦竹根七分　　荷叶一角

陈米一勺

22. 命火不足，不能生土，又加木来侮土，水饮停中，弥漫三焦，阳气愈难运化，胃气愈难下降，哕吐并见，入暮则吐，食入反出，脉象沉弦而滑，大便秘结，久则气结于上，津枯于下，有反胃之虑。

姜半夏四钱　　云茯苓五钱　　省头草六分　　苦竹根五分

益智子三钱　　太子参三钱　　乌梅二枚　　淡干姜三分

花椒二分　　须谷芽一钱五　白蜜三钱，以长流水扬二百四十遍，煎服

23. 肝气犯胃，胃中伏饮，脘腹胀痛。嘈杂哕吐，甚则食入反出，脉象弦滑，延久恐成反胃。

云茯苓二钱	附片八分	吴茱萸四分	白蔻衣一钱五
川朴一钱	汉防己八分	干姜六分	郁金一钱五
银蝴蝶五分	苏茎八分	制于术五分	橘皮一钱五
鸡内金三具	香橼皮一钱五	伏龙肝一两五钱，煎汤代水	

24. 肝气串络上至巅顶，下至足跟，木旺乘土，哕吐涎沫酸水，已历一月之久，拟方渐解为宜，否则有反胃之虞。

香苏茎一钱	宣木瓜二钱	橘皮络各一钱五	云茯苓三钱
络石藤五分	法半夏二钱	白蒺藜二钱	防己二钱
逐饮散六分	川贝母二钱	苦竹根五分	丝瓜络四分

25. 肝气犯胃，胃失下行之顺，哕吐涎沫，脉象弦滑，再延有反胃之虞。

雅连六分	桑叶三钱	乌梅三枚	西洋参一钱
茯苓三钱	干姜六分	丹皮一钱五	花椒二分
姜半夏三钱	竹苏三分	白蜂蜜二两，和长流水扬二百四十遍，煎服	

26. 肝气逆行，胃气失降，遂致叠次哕吐，甚则常食冷饮为多，其属胃寒可知唉，已经二年，近加肝火灼肺，干咳无痰，又经半载，拟方兼顾为佳，勿可顾此而失彼，治此而碍彼也。

参须一钱五	柴胡七分	紫苑一钱五	茯苓三钱
花椒二分	伏龙肝一两五	木瓜二钱	白芍二钱
款冬花一钱五	橘络皮各一钱五	乌梅二枚	半夏四钱
当归二钱	赭石二钱		

后丸方加百合、川贝母、枇杷叶。

27. 肝胃不和，胀痛哕吐，甚则食入反出，若不速调致，有反胃之症，拟用不换金正气散合左金丸为法。

制苍术一钱	云茯苓三钱	甘草三分	藿香二钱
雅连一分	乌梅三枚	紫油朴二钱	香苏梗八分
陈皮二钱	半夏三钱	吴茱萸六分	淡干姜三分
降香屑五分	伏龙肝五钱		

28. 肝气逆行犯胃，胃气不克下降，反而上逆，遂令食纳不存，先吐水谷，后吐哕痰涎，已经五载，拟半夏干姜汤为治。

姜半夏三钱	茯苓三钱	郁金一钱五	伏龙肝五钱
淡干姜六分	苏茎八分	紫石英三钱	牛转草四钱

白蜂蜜二两四钱，和长流水扬二百四十遍煎服。

29. 肝气犯胃，哕吐并见，拟用进退黄连汤为治。

黄连一钱	南沙参三钱	白芍三钱	干姜四分
半夏三钱	茯苓三钱	苏梗一钱	川桂枝六分
乌梅三枚	花椒二分	甘草三分	伏龙肝四钱

30. 肝气横行，克脾反胃，哕吐并行，甚则食入反出，延久防成反胃，大半夏汤主之。

高丽参一钱五	姜半夏四钱	茯苓三钱	川雅连一钱
淡干姜一钱	乌扇六分	白蜂蜜一两，和长流水扬二百四十遍煎服。	

31. 朝食暮吐，胃无火也，拟用小半夏汤为法。

生姜一两、半夏一两、陈皮三钱，煎汤缓缓服之兼服安忧乌梅丸，先用乌梅丸后服附子理中汤，得食则吐，胃有火也，拟用大黄甘草汤为法，锦庄黄三钱、甘草一钱五，肝气犯肺，水饮停中，哕吐不已

32. 烦闷频仍，气短似喘，脉象沉细而滑，久则有反胃之虞。

高丽参二钱、茯苓三钱、制半夏四钱、千捶木五钱，长流水扬二百四十遍煎服，牛乳、韭汁各半杯加温和服，兼服黑锡丹

六分

33. 胃寒已经六月，拟用赤丸为法。

制半夏四两　　云茯苓四两　　川乌头一两　　细辛一两

用蜜泛丸朱砂为衣。

34. 反胃大症，治难骤效。

紫石英三钱　　云茯苓三钱　　花椒二分　　制半夏三钱

宣木瓜三钱　　参须二钱　　乌梅二枚　　白芍三钱

福橘皮一钱五　白蜂蜜五钱，和长流水扬二百四十遍，煎服

35. 反胃夹寒，法当饮之。

荜茇一两　　鲫鱼一两，煅存性，研末　　　川朴一两

霞天糯一两　　花椒三钱　　生姜二两，煎汤泛丸

36. 肝阳绕胃，胃失下行之顺，秽吐不已，脉象弦滑，渐解乃妙。

姜半夏三钱　　云茯苓三钱　　福橘红六分　　乌扇五分

霜桑叶三钱　　姜炒山栀一钱五　川贝母二钱　　降香屑五分

粉丹皮一钱五　苏茎八分　　黄郁金一钱五　竹二青三分

37. 胃失冲和之气，饮邪内聚，秽吐涎沫酸水，甚则食入反出，头目眩晕，脉象细滑，缓图可也。

姜半夏四钱　　木防己八分　　云茯苓三钱　　黄玉金一钱五

开口吴萸四分　络石藤五分　　福橘红六分　　苏茎八分

石决明三具　　软白薇五分　　川贝母二钱　　旋覆花三分

38. 胃阳不运，水饮停中。

开口吴萸五分　黄郁金一钱五　云茯苓三钱　　乌扇五分水泡

干姜五分　　白蔻衣一钱五　香附子三钱　　姜汁炒半夏三钱

四制于术四分　苏茎一钱　　福橘皮一钱五　珍珠母二具

降香屑五分　　伏龙肝一两五钱，煎汤代水

39. 命火不充，不克生土，土虚不能制水，水饮盘聚中

宫，于是脘闷作胀，甚则秽吐涎沫酸水，谷食懒进，精神疲倦，脉象弦细而滑，根蒂已深，拟方缓图可也。

益智子二钱　　云茯苓三钱　　福橘皮一钱五　　白蔻衣一钱五
开口吴萸四分　　四制于术五分　　川贝母二钱　　苏茎一钱
姜半夏四钱　　熟附片六分　　黄玉金一钱五　　络石藤五分
淡姜渣三分　　丝瓜络五分　　半夏干姜散二钱　　四制于术散一钱
用河水煎成去渣饮之。

40. 客秋病后失调，肝木侮土，胃阳不运，失转输之职，于是胸中懊侬，秽吐涎沫酸水，甚则食入反出，脘腹作胀，脉象弦细而滑，根蒂已深，拟方缓图可也。

姜半夏三钱　　云茯苓三钱　　福橘皮一钱五　　苏茎八分
冬桑叶三钱　　姜炒山栀一钱五　　川贝母二钱　　乌扇五分
粉丹皮一钱五　　瓜蒌霜六分　　秫秫米一勺　　香附子三钱
伏龙肝一两五钱，煎汤代水

41. 脾胃不和，脘胀秽吐，谷食不运，两腿浮肿，脉象濡滑，缓图可也。

四制于术五分　　白蔻衣一钱五　　云茯苓三钱　　苏茎一钱
开口吴萸四分　　砂仁壳一钱五　　福橘皮一钱五　　腹皮绒一钱五
姜半夏四钱　　汉防己八分　　川朴头一钱　　五加皮一钱五
煨姜一片　　丝瓜络四分　　冬瓜皮五钱

42. 肝木侮土，水饮停中，脘闷作痛，秽吐涎沫清水，脉象弦滑，拟方徐图可也。

姜半夏四钱　　开口吴萸五分　　福橘皮一钱五　　云茯苓三钱
川雅连四分　　砂仁壳一钱五　　淡干姜四分　　白蔻衣一钱五
苏梗一钱　　乌扇五分　　淡姜渣三分
伏龙肝一两五钱，煎汤代水

43. 抑郁动肝，肝木侮土，胃阳不运，水饮停中，脘间阻痛，秽吐涎沫，甚则食入不容，头目眩晕，每至午后则剧，大便微溏，脉象弦细而滑，症势过深，拟方缓图可也。

云茯苓三钱　　汉防己八分　　福橘皮一钱五　　姜半夏三钱

元胡索一钱五　络石藤五分　　川贝母二钱　　　苏茎八分

五灵脂一钱五　四制于术四分　肉桂子五分　　　乌扇五分

降香屑五分　　丝瓜络三钱　　伏龙肝一两五钱，煎汤代水

44. 阴不潜阳，肝阳内震，火不生土，胃阳不振，稀饮丛集，每发时秽吐涎沫酸水，胸中懊憹，头眩不定，心悸时行，谷食减少，精神不爽，脉象弦滑，症势已深，拟方徐图，静养勿烦为至要。

姜半夏四钱　　云茯神三钱　　福橘皮络各六分　珍珠母三具

益智子一钱五　汉防己八分　　川贝母二钱　　　白薇五分

四制于术四分　白蔻衣一钱五　络石藤五分　　　苏茎一钱

秫秫米一勺　　苦竹根五分　　伏龙肝一两五钱，煎汤代水

45. 肝旺胃虚，湿痰内困，脘肋胀痛，秽吐涎沫酸水，脉象细濡而滑，拟方缓图可也。

姜汁半夏三钱　熟附片六分　　云茯苓三钱　　　苏茎八分

开口吴萸四分　汉防己八分　　福橘皮一钱五　　络石藤四分

四制于术五分　白蔻衣一钱五　川贝母二钱　　　煨姜一片

46. 幼年因服甘露过多，以致脾胃受累，始患脘痛，继患秽吐，迁延至今，秽吐时发时愈，每发脘腹作胀，谷食不运，脉象细濡而滑，拟方缓图可也。

白茯苓三钱　　四制于术五分　肉桂子六分　　　冬瓜子三钱

熟附片六分　　开口吴萸四分　络石藤五分　　　白蒺藜二钱

汉防己八分　　白蔻衣一钱五　川贝母二钱　　　福橘皮一钱五

生熟谷芽各一钱五　姜汁半夏五钱　　伏龙肝二两，煎汤代水

十六、噎膈

1. 肝肺气结，防入神思间病。

姜半夏四钱　　川雅连四分　　淡干姜四分　　黄玉金一钱五
云茯苓三钱　　代赭石二钱　　射干八分　　　香附子三钱
鲜枇杷叶二片　降香屑五分　　伏龙肝一两五钱，煎汤代水

二诊　加汉防己七分、降香屑五分。

2. 肝气不降，肺气不升，食入时阻，脘中作痛，脉象沉弦延久，防成逆患。

云茯苓三钱　　苏子二钱　　　苏茎八分　　　制半夏一钱五
乌扇五分　　　代赭石二钱　　元胡索一钱五　五灵脂一钱五
川贝母一钱五　福橘皮一钱五　香附子三钱　　玉金一钱五
鲜枇杷叶二片　降香屑五分

二诊　加络石藤五分、快气饼，每服一付，开水送下。

又方。

鸡谷袋三具　　制半夏一钱五　苏茎八分　　　川贝母一钱五
煨木香七分　　西砂仁五分　　黄玉金一钱五　须麦芽三钱
云茯苓三钱　　福橘皮一钱五　香附子三钱　　代赭石二钱
降香屑五分　　佛手柑七分　　局方四七丸越鞠二陈丸各一钱五

3. 肝郁乘胃，脘痛哕吐，谷食难进，脉象沉弦，再延防成逆患。

姜半夏四钱　　川雅连四分　　淡干姜四分　　黄玉金一钱五

云茯苓三钱	苏茎八分	射干八分	代赭石二钱
福橘皮六分	川贝母一钱五	香附子三钱	降香屑四分
丝瓜络四分	络石藤五分	伏龙肝一两五钱，煎汤代水	

乌梅丸二钱，每服一付，开水送下。

二诊　加元胡索一钱五、五灵脂一钱五，去玉金。

4. 米行老板，气郁不舒，食入不适，脉象沉弦，速解为要。

乌扇五分	黄玉金一钱五	苏子二钱	苏茎八分
香附子三钱	制半夏二钱	代赭石二钱	杏仁一钱五
川石斛三钱	云茯苓三钱	福橘红六分	川贝母一钱五
鲜枇杷叶二片	降香屑五分		

二诊　加制于术三分、汉防己八分、金橘叶七片，去石斛。

又方。

苏子二钱	苏茎八分	制半夏一钱五	射干八分
炒山栀一钱五	淡昆布一钱	黄玉金一钱五	川石斛三钱
云茯苓三钱	福橘红六分	川贝母一钱五	鲜枇杷叶二片
青果核一粒，打碎			

三诊　用四磨饮。

东洋参五分	台乌药五分	海南子五分	伽南香三分

四味用白酒磨汁，用代赭石二钱、旋覆花五分煎汤，和四味饮之。

又方。

云茯苓三钱	汉防己八分	制于术四分	鸡谷袋三具
砂仁壳一钱五	白蔻衣一钱五	苏茎八分	代赭石二钱
福橘皮八分	川贝母一钱五	谷芽麦芽各一钱五	香附子三钱
丝瓜络四分	降香屑四分	省头草一钱五	干蟾蜍皮一只

橘半枳术丸三钱，开水送下。

5. 肝肺气结，防入神思间病。

苏子二钱	苏茎八分	乌扇五分	代赭石二钱
杏仁一钱五	瓜蒌霜六分	霜桑叶三钱	粉丹皮一钱五
川贝母一钱五	云茯苓神各三钱	福橘红六分	香附子三钱
黄玉金一钱五	降香屑五分	竹二青三分	灯心草三分
秫秫米一勺			

6. 邹妇。

淡昆布一钱	当归一钱五	东白芍二钱	炒柴胡七分
射干八分	苏子二钱	苏茎七分	黄玉金一钱五
川贝母一钱五	云茯苓三钱	福橘红六分	香附子三钱
石决明三具	金萱花一钱五	青果核一粒，打碎	

7. 火不生土，水饮停中，脘痛上阻，哕吐涎沫酸水，甚则食入反出，脉象沉弦 再延有气结津枯之势。

姜半夏四钱	云茯苓三钱	福橘红六分	益智子一钱五
制于术五分	淡干姜五分	代赭石二钱	汉防己八分
络石藤五分	川贝母一钱五	乌扇五分	香附子三钱
降香屑五分	丝瓜络四分	伏龙肝一两五钱，煎汤代水	

8. 劳伤日久，痰瘀内困，脘痛哕吐，脉象细濡，防成逆患。

旋覆花五分	黄玉金一钱五	姜半夏三钱	苏茎八分
元胡索一钱五	五灵脂一钱五	汉防己八分	络石藤五分
云茯苓一钱五	福橘皮一钱五	香附子三钱	十大功劳一钱五
降香屑五分	丝瓜络四分		

9. 肝气不降，肺气不升，升降失常，气与饮搏，脘中阻痛，谷食难进，腹中沥沥有声，脉象弦细而滑，有气结津枯之势。

云茯苓三钱	制于术五分	香苏梗八分	乌扇五分
代赭石二钱	汉防己八分	川贝母一钱五	制半夏一钱五
福橘红六分	络石藤五分	黄玉金一钱五	香附子三钱
丝瓜络四分	降香屑五分		

二诊　加北五味子五粒、北细辛一分、陈大麦仁四钱。

10. 肝肺气结，防入神思间病。

姜半夏三钱	制于术四分	苏子二钱	苏茎八分
络石藤五分	代赭石二钱	汉防己八分	射干八分
香附子三钱	云茯苓三钱	福橘皮一钱五	川贝母一钱五
黄玉金一钱五	丝瓜络四分	降香屑五分	鲜枇杷叶二片

11. 气机不畅，喉间不利，状如物阻，升降失常，饮食难进，脉象沉弦，拟方缓调渐解乃吉，延久防成噎症。

苏子二钱	苏茎八分	黄玉金一钱五	射干八分
川贝母一钱五	淡昆布一钱	杏仁二钱	制半夏一钱五
薤白头一钱五	云茯苓三钱	福橘皮一钱五	香附子三钱
瓜蒌皮一钱五	降香屑四分	青果核一粒打碎	金橘叶七片

12. 肺气不升，肝气不降，升降失常，痰瘀互结，食入作阻，攻冲胀痛，吐瘀便瘀，阴络阳络皆伤，胸次触手而痛，脉象沉弦，久则津枯，防成膈症，速当自开怀抱，庶得与药饵兼功。

旋覆花八分	鹿角尖六分磨汁冲	半夏一钱五	代赭石二钱
苏子二钱	五灵脂一钱五	川贝母三钱	云茯苓三钱
福橘络皮各一钱	射干一钱五	川石斛三钱	降香屑三分
青葱管五寸	新绛五分		

13. 操持过度，抑郁伤肝，肝胆厥阳之气，由胃系上升于喉，喉间不利，状如物阻，咯之不出，咽之不下，书云梅核气是也，速当扫尽尘氛，自开怀抱，庶可与药饵兼济。

苏子霜一钱五	昆布一钱	瓜蒌霜一钱	茯苓三钱
丹皮二钱	杏仁二钱	海粉一钱五	川贝母二钱
橘红六分	射干一钱	橄榄核一粒	海蛤粉三钱

14. 肝肺之气不舒，升降之机紊乱，上逆于会厌之间，致咽嗌为之不利，状如物阻咽咯不出，此即梅核气之说也，拟方调之。

海蛤粉三钱	海粉一钱五	半夏粉一钱五	丹皮二钱
茯苓三钱	昆布一钱	射干八分	苏子霜一钱五
川贝母二钱	桑叶三钱	竹荪三分	青果核二粒打碎
松萝茶一钱五			

15. 急躁伤肝，肝气不舒，食入则噎，噎甚且呕，昔张鸡峰谓之神思间病是也。

茯苓三钱	木瓜二钱	赭石二钱	参须八分
杏仁泥三钱	郁金一钱五	射干八分	白芍三钱
福橘红六分	苏茎八分	苏子二钱	川贝母二钱
姜半夏三钱			

16. 情怀欠爽，气郁痰生，生则塞而不通，气亦升而不降，于是道路不宽，食入不适，年越七旬，防入神思间病。

法半夏三钱	旋覆花四分	茯苓三钱	川贝母三钱
瓜蒌霜一钱	薤白头二钱	杏仁泥二钱	橘红六分
赭石二钱	黄玉金一钱五	苏茎八分	苏子二钱
鲜枇杷叶三片	陈大麦仁五钱		

17. 肝属东方乙木，脾属中央己土，木旺横行，土虚受制中焦，气道不舒，时行胀痛，胸次懊恼难状，呕呃频仍，饮食不甘，纳而少运，延及数月有奇，脉息虚弦且滑，速当拭破愁城，佐以药饵，庶无土愈败而木愈贼之患唉。

| 旋覆花五分 | 瓜蒌霜一钱 | 石决明四钱 | 雅连五分 |

茯苓三钱	赭石三钱	山栀子三钱	法半夏三钱
白芍三钱	橘络皮各一钱五	京川贝三钱	地栗子三钱五
千捶木四钱	苦竹根五分		

18. 肝气犯胃，脘中作痛，痛久入络，气血皆瘀，脉象沉弦且滑，久则液枯气结，防成关格。

西洋参一钱	法半夏三钱	云茯苓三钱	白蜂蜜四钱

和长流水扬二百四十遍煎服。

19. 书云气结于上，津枯于下，而关格成哕，症势若此，结枯并见，势难恢复，拟方尽其人力。

苏茎八分	苏子二钱	法半夏三钱	茯苓三钱
干姜五分	赭石二钱	百合三钱	杏仁二钱
明天冬三钱	橘红六分	五味子五粒	木蝴蝶五分
细辛一分	杜阿胶一钱五	千捶木五钱	伏龙肝一两

复诊 加石斛、海粉。

20. 肝气不舒，肺气不宣，以致道路妨碍，食入则阻，已延四月有奇，噎膈之根基已著，拟方缓图，静养勿怒为最妥。

薤白头二钱	旋覆花五分	根基五分	阿胶一钱五
细辛一分	瓜蒌霜一钱	赭石三钱	五味子五粒
百合三钱	射干八分	川贝母三钱	苏茎八分
苏子二钱	明天冬三钱	半夏粉一钱五	黄玉金一钱五
鲜枇杷叶三片	杏仁三钱	陈大麦仁五钱	

21. 烦劳伤气，忿怒伤肝，肝气不降，肺气不升，升降失常，致喉间不利，食纳维艰，哕吐涎沫，年越古稀，脉息沉弦，症情是属膈象，拟方尽人力以图之。

明天冬三钱	五味子五粒	云茯苓三钱	杜阿胶二钱
陈大麦仁二两	百合心三钱	淡干姜五分	橘络皮各一钱五
细辛一分	鲜枇杷叶三片	半夏粉二钱	苏茎一钱

川贝母三钱　　　杏仁泥二钱　　　快气饼三枚

22. 肝气不降，肺气不升，升降失常，气与痰搏，膺胸痹痛，喉间不利，食入不顺，脉象弦细而滑，速当怡情适性，不难与药饵兼功。

鲜薤白头一钱五　汉防己八分　　　云茯苓三钱　　　淡昆布一钱

炒姜皮一钱五　　杏仁二钱　　　　福橘皮络各八分　乌扇五分

苏子二钱　　　　苏茎一钱　　　　黄玉金一钱五　　川贝母二钱

降香屑四分　　　鲜枇杷叶二片　　青果核一粒打碎

23. 宿饮袭肺，咳逆气喘，已属旧恙，刻下膺胸痹闷，呃逆频仍，上阻时行，脉象弦滑，拟方次弟图之。

制半夏二钱　　　煅赭石二钱　　　福橘皮一钱五　　乌扇五分

苏子二钱　　　　苏茎一钱　　　　薤白头一钱五　　白茯苓三钱

川贝母一钱五　　黄玉金一钱五　　炒蒌皮一钱五　　香附子三钱

降香屑四分　　　枇杷叶二片

24. 肝脾不和，脘闷作胀，肝气上升，喉间不爽，似有一物欲出不出，欲下不下，脉象弦滑，拟方缓图可也。

淡昆布一钱　　　制半夏二钱　　　云茯苓三钱　　　瓜蒌霜六分

苏子二钱　　　　苏茎一钱　　　　乌扇五分　　　　福橘红六分

白蔻衣八分　　　黄玉金一钱五　　杏仁泥二钱　　　川贝母二钱

绿海粉二钱　　　青果核一粒打碎　降香屑五分

25. 急躁动肝，肝胆厥阳之气，由胃系上升于喉，状如物阻，脘肋胀闷，谷食不运，拟方徐图可也。

淡昆布一钱　　　云茯苓三钱　　　醋炒香附子三钱　苏子二钱

苏茎一钱　　　　汉防己八分　　　福橘皮一钱五　　苦杏仁一钱五

射干片八分　　　制半夏一钱五　　黄玉金一钱五　　川贝母二钱

降香屑五分　　　枇杷叶二片　　　青果核打碎一枚

26. 肝旺胆虚，郁痰内扰，神思恍惚，头眩心悸，喉间痹痛，症情不一，变幻无常，脉象弦细而滑，拟方徐图可也。

淡昆布一钱	苏茎一钱	甘草三分	福橘红六分
霜桑叶三钱	射干八分	苦桔梗一钱五	瓜蒌霜六分
粉丹皮一钱五	川贝母二钱	云茯苓三钱	秫秫米一勺
降香屑五分	灯心炭三分		

27. 肝胆厥阳之气，由胃系上升于喉，状如物阻，食入不适，加以肝热乘胃，胸中懊忱，莫名其状，根蒂已深，缓图可也。

煅赭石二钱	霜桑叶三钱	云茯苓三钱	瓜蒌霜六分
苏子二钱	苏茎一钱	粉丹皮一钱五	福橘红六分
川石斛三钱	射干八分	生山栀子五枚,打碎	川贝母二钱
淡昆布一钱	青果核打碎一枚	苦竹根五分	

28. 肝气不降，肺气不升，升降失常，食入则阻噎，根蒂已深，非缓图不克。

煅赭石二钱	制半夏一钱五	云茯苓三钱	杏仁二钱
旋覆花四分	苏茎八分	福橘红六分	香附子三钱
黄郁金一钱五	宣木瓜一钱五	川贝母二钱	乌扇五分
陈大麦仁五钱			

29. 肝肺气结，脘中阻痛，防入神思间病。

煅赭石二钱	白蔻衣八分	北五味子五粒	云茯苓三钱
黄郁金一钱五	杏仁二钱	苏子二钱	苏茎一钱
福橘皮一钱五	旋覆花四分	南沙参三钱	川贝母二钱
制半夏一钱五	千捶木四钱	鲜枇杷叶二片	

30. 肝肺气结，喉间不利，状如物阻，肝热乘胃，脘中嘈杂刺痛，食入不适，脉象弦细而滑，拟方缓图可也。

金银花三钱	射干八分	云茯苓三钱	瓜蒌霜六分
霜桑叶三钱	煅赭石二钱	福橘红六分	香附子三钱

粉丹皮一钱五　　苏子二钱　　　　苏茎七分　　　　川贝母二钱

竹二青姜炒三分　青果核打碎一粒　灯心草三分，米泔水煎

31. 肝气不降，肺气不升，升降失常，道路妨碍，食入则阻，呃逆不止，脉象弦滑，再延有气结津枯之虑。

姜炒半夏三钱　　北五味子五粒　　云茯苓三钱　　　苏子二钱

苏茎八分　　　　四制于术五分　　淡干姜五分　　　福橘皮一钱五

黄玉金一钱五　　煅赭石二钱　　　杏仁泥二钱　　　川贝母二钱

鲜枇杷叶二片　　千捶木五钱

32. 肝肺不和，气结于上，津枯于下，大便秘燥，谷食难进，脉象沉弦，延久防成逆患。

云茯苓三钱　　　北五味子五粒　　福橘皮一钱五　　四制于术四分

制半夏一钱五　　煅赭石二钱　　　川贝母二钱　　　络石藤六分

汉防己八分　　　香附子三钱　　　苏茎八分　　　　乌扇五分

丝瓜络四分　　　千捶木四钱　　　降香屑五分

伏龙肝一两五钱，煎汤代水

又方。

姜炒半夏四钱　　云茯苓三钱　　　福橘皮一钱五　　乌扇六分

益智子一钱五　　煅赭石二钱　　　川贝母二钱　　　苦竹根五分

四制于术五分　　水泡淡干姜五分　苏茎一钱

白蜂蜜三钱，用长流水和匀扬二百四十遍，煎服

33. 脘中气阻，食入反出，甚则随食随吐，脉象沉弦，缓图可也。

制半夏四钱　　　云茯苓四钱　　　西洋参一钱五　　煅赭石二钱五分

白蜜四钱，用长流水扬三百四十遍，煎服

34. 肝气上逆，喉中阻隔，异乎寻常，脉象沉滑，先拟磨药治之。

东洋参五分　　　海南子五分　　　台乌药五分　　　迦南香屑三分

上味用白酒磨汁，加煅赭石二钱、旋覆花五分，煎汤和四汁饮之。如阻痛用延胡索一钱五、金铃子一钱五煎汤和服。

35. 关格已著，势难挽回，姑拟一方以尽人力。

明天冬二钱　　北五味子五粒　　云茯苓三钱　　煅赭石二钱

川百合心二钱　射干一钱　　　　福橘皮一钱五　黄玉金一钱五

制半夏一钱五　细辛二分　　　　杜阿胶一钱五　苏子二钱

苏茎一钱　　　千捶木六钱　　　枇杷叶三片

十七、胃寒

1. 肝郁乘胃，水饮停中，脘痛不已，食热则少止，脉象沉弦，此胃寒蓄饮。

制于术三分　　汉防己八分　　　云茯苓三钱　　香附子三钱

川贝母一钱五　高良姜一钱　　　苏茎一钱　　　福橘络八分

络石藤五分　　丝瓜络四分　　　荜澄茄一钱　　乌扇五分

制半夏一钱五　梭罗子一粒，打碎　降香屑五分

2. 肝失条达，水饮入络，左胁下痹痛，甚则牵连脘腹，脉象沉弦而滑，拟方缓图可也。

旋覆花五分　　制半夏一钱五　络石藤五分　　乌扇五分

丝瓜络四分　　黄玉金一钱五　香附子三钱　　苏茎八分

汉防己一钱　　降香屑六分　　川贝母二钱　　制于术三分

福橘皮一钱五　云茯苓三钱

3. 胃阳不运，水饮停中，脘痛时发时愈，已延四载有奇，得食则安，按之亦解，此虚象也，脉象弦细而滑，根蒂已深，拟方缓图之。

南沙参二钱　　炒柴胡五分　　粉干草五分　高良姜一钱五

梭罗子一粒，打碎　甜冬术一钱五　炙升麻七分　茯苓三钱

荜澄茄一钱五　大岚菁一钱五　净归身一钱五　橘皮络各八分

络石藤五分　　厚朴温中丸一钱五　外台茯苓丸三分

合作一付，开水送下。

十八、便结

1. 热结大肠，津液不足，以致大便结燥，便时艰难异常，是属热之明证也，拟以活血润燥生津法主之。

天门冬、桃仁、郁李子、红花、麻仁、熟地、当归、杏仁、瓜蒌霜、白芍、麦门冬

2. 津液不充，大便秘结，乃无水停舟也，用更衣丸或五仁丸。

3. 肛门疼痛，大便带血。

金银花三钱	霜桑叶三钱	生甘草一钱	瓜蒌霜一钱五
炒山栀一钱五	连翘壳一钱五	粉丹皮一钱五	云茯苓三钱
竹二青三分	川石斛三钱	瓜蒌霜六分	福橘红八分
灯心草三分			

4. 湿热下注，大便秘结而痛，脉象弦数，速解为妙。

金银花三钱	郁李仁三钱	霜桑叶三钱	瓜蒌霜八分
连翘壳一钱五	火麻仁三钱	粉丹皮一钱五	生甘草八分
炒山栀一钱五	杏仁二钱	竹荪三分	陈皮一钱五

搜风顺气丸三钱，和药汤送下。

5. 肝肾不足，痰热内蕴，大便秘结，甚则带血，两目昏暗多年，脉象弦数，症势已深，拟方缓图可也。

| 霜桑叶三钱 | 杏仁二钱 | 云茯苓神各三钱 | 珍珠母三具 |
| 荷叶筋三钱 | 粉丹皮一钱五 | 火麻仁三钱 | 福橘红六分 |

白薇一钱五　　　竹荪三分　　　川石斛三钱　　　郁李仁三钱

川贝母一钱五　　瓜蒌霜八分　　白蜂蜜三钱

6. 湿热下注，小溲便浊，大便秘结，痔痛，已延两月有余，拟方缓图。

槐角一钱　　　　净归身一钱五　　甘草梢五分　　　福橘红八分

灯心草三分　　　炒山栀一钱五　　杭白芍二钱　　　滑石三钱

鲜侧柏叶四钱　　赤小豆三钱　　　川草薢一钱五　　粉丹皮一钱五

赤苓三钱　　　　连翘壳一钱五　　搜风顺气丸二钱，开水送下

7. 痔疮日久，治难霍然。

制茅术七分　　　苏茎八分　　　　生甘草八分　　　薏苡仁三钱

煨葛根一钱　　　贯仲一钱五　　　赤苓三钱　　　　糯稻根须五钱

炒山栀一钱五　　炒冬瓜子三钱　　福橘皮一钱五

熏方。

山苦参一两、鱼腥草叶四钱，煎汤熏洗

8. 便秘八日已解，下血肛坠难堪。

槐角一钱　　　　酒炒大黄一钱　　火麻仁三钱　　　炒荆芥一钱

侧柏叶四钱　　　连翘壳一钱五　　陈皮一钱五　　　郁李仁三钱

粉丹皮一钱五　　白蜂蜜三钱　　　炒山栀一钱五　　江枳壳一钱五

川石斛三钱　　　生地三钱

二诊　去石斛，加当归尾一钱五、赤小豆三钱、搜风顺气丸二钱。

案载前方。

川独活五分　　　火麻仁三钱　　　粉干草一钱五　　菟丝子三钱

赤小豆三钱　　　青防风一钱　　　山吴萸二钱　　　陈皮三钱

油当归二钱　　　郁李仁三钱　　　淮山药三钱　　　酒炒大黄八分

枳壳一钱五

9. 肛门后有核，肿痛恐成痔疮。

南沙参三钱　　　炙升麻一分　　　甘草四分　　　煨木香五分

制茅术六分　　　水炒柴胡一钱　　茯苓三钱　　　糯稻根须五钱

苦岚芪一钱五　　冬瓜仁三钱　　　陈皮一钱五

10. 命火不足，寒结下焦，正气不能传送，遂令大便秘结，数日一次，便后带溏，是属寒之明证也，拟润下法加味治之。

新会皮三钱　　　甘草一钱　　　　熟附片八分　　　蜂蜜四钱

十九、肿胀

1. 气滞湿郁，脘肋作胀，谷食减少，腹中沥沥有声，脉象弦滑，拟方缓图之。

云茯苓三钱	汉防己八分	制半夏一钱五	川朴七分
苏茎八分	白蔻衣一钱五	砂仁壳一钱五	鸡谷袋三具
福橘皮一钱五	麦芽三钱	香附子二钱	省头草一钱五
淡姜渣三分	降香屑五分		

2. 肝木侮土，饮停中脘腹胀，沥沥有声，谷食不思，大便不实，脉象细濡，延久防成胀满。

云茯苓三钱	汉防己八分	熟附片六分	制半夏一钱五
苏茎一钱	白蔻衣一钱五	砂仁壳一钱五	乌扇四分
福橘皮一钱五	谷芽一钱五	川朴八分	丝瓜络四分
淡姜渣四分			

二诊 加制于术四分、鸡谷袋三具、络石藤五分，去附片。

案载前方。

鸡谷袋三具	制于术四分	汉防己八分	紫朴七分
白蔻衣一钱五	络石藤五分	苏茎八分	乌扇五分
云茯苓三钱	福橘红六分	香附子三钱	须谷麦芽各一钱五
淡姜渣三分	丝瓜络四分	降香屑五分	

二诊 去淡姜渣、川朴，加川贝母一钱五、黄玉金一钱

五、制半夏一钱五、秫秫米一勺。

3. 病后失调，脾阳不振，谷食减少，脘腹作胀，脉象细濡，再延防成土败。

云茯苓三钱	苏茎八分	鸡谷袋三具	黄玉金一钱五
煨木香七分	西砂仁五分	须麦芽三钱	乌扇五分
福橘皮一钱五	制半夏一钱五	川朴七分	杏仁一钱五
省头草一钱五	干蟾蜍皮一只	冬瓜子三钱	

4. 肝脾不和，胁痛脘闷，脉象沉弦，缓图可也。

云茯苓三钱	汉防己八分	制半夏一钱五	鸡谷袋三具
苏茎八分	络石藤五分	黄玉金一钱五	白蔻衣一钱五
福橘皮一钱五	川贝母一钱五	香附子三钱	乌扇五分
丝瓜络四分	降香屑四分	鲜枇杷叶二片	

5. 肝脾不和，脘胁胀痛，谷食减少，脉象弦细，延久防成胀满。

云茯苓三钱	汉防己八分	制半夏一钱五	川朴七分
苏茎八分	砂仁壳一钱五	白蔻衣一钱五	鸡谷袋三具
福橘皮一钱五	须麦芽三钱	香附子三钱	乌扇五分
降香屑五分	丝瓜络四分	省头草一钱五	秫秫米一勺

局方四七丸越菊二陈丸各一钱五开水送下。

6. 劳力伤脾。

茯苓三钱	制半夏一钱五	苏茎八分	须麦芽二钱
煨木香七分	西砂仁五分	黄玉金一钱五	川朴七分
福橘皮一钱五	鸡内金三具	香附子三钱	枳壳一钱五
降香屑五分	丝瓜络四分		

二诊　加干蟾蜍皮一只、省头草一钱五。

三诊　去枳壳，加防己八分、局方四七丸、橘半枳术丸各一钱五。

开水送下。

7. 湿邪困脾，脘闷腹胀，面浮肢肿，脉象濡滑，深虑气喘致变。

云茯苓三钱	汉防己八分	熟附片七分	冬瓜子三钱
白蔻衣一钱五	苏茎八分	紫朴七分	川萆薢一钱五
福橘皮一钱五	制半夏一钱五	鸡谷袋三具	晚蚕沙一钱五
淡姜渣三分	丝瓜络四分		

二诊　去半夏，加五加皮一钱五、腹皮绒一钱五。

案载前方。

制于术七分	汉防己八分	苏茎八分	熟附片七分
煨木香五分	西砂仁五分	川朴七分	须谷芽一钱五
云茯苓三钱	福橘皮一钱五	五加皮一钱五	乌扇五分
淡姜渣三分	冬瓜皮一两五钱，煎汤代水		

二诊　去乌扇，加建泽泻一钱五、桂枝木三分、结猪苓七分。

8. 肝脾不和，脘痞胀痛，谷食不运，甚则哕吐涎沫酸水，脉象沉弦而滑，拟方缓图可也。

姜半夏三钱	川雅连三分	淡干姜三分	黄玉金一钱五
云茯苓三钱	苏茎八分	白蔻衣一钱五	乌扇五分
福橘皮一钱五	鸡内金三具	香附子三钱	降香屑四分
丝瓜络四分	干蟾蜍皮一只		

9. 湿邪困脾。

制半夏一钱五	苏茎八分	紫朴六分	制茅术七分
煨木香七分	西砂仁五分	五加皮一钱五	鸡谷袋三具
云茯苓三钱	福橘皮一钱五	汉防己八分	淡姜渣三分
冬瓜皮五钱			

10. 脾阳不振，湿邪困中，精神疲倦，谷食不运，大便不

实，足跗浮肿，脉象濡滑，延久防成土败。

甜冬术一钱五　　制半夏一钱五　　熟附片五分　　五加皮一钱五

白蔻衣一钱五　　苏茎六分　　　　汉防己八分　　须谷芽一钱五

云茯苓三钱　　　福橘皮一钱五　　川朴七分　　　络石藤五分

厚朴温中丸　橘半枳术丸各一钱五

11. 脾阳不振，水饮停中，脘腹胀痛，精神痿倦，面色萎黄，脉象细濡而滑，症势已深，拟方缓图可也。

云茯苓三钱　　　制于术四分　　　汉防己八分　　须谷芽一钱五

熟附片四分　　　苏茎八分　　　　白蔻衣一钱五　鸡谷袋三具

福橘皮一钱五　　川贝母一钱五　　络石藤五分　　丝瓜络四分

降香屑四分

二诊　加元胡索一钱五、五灵脂一钱五、风化硝四分、于术四分、淡姜渣二分。

12. 疟后失调，脾阳不振，面色萎黄，精神困疲，两腿浮肿，谷食不甘，脉象细濡，拟方缓图可也。

南沙参三钱　　　甜冬术一钱五　　制半夏一钱五　冬瓜子三钱

煨木香七分　　　西砂仁五分　　　苏茎八分　　　云茯苓三钱

福橘皮一钱五　　须谷芽一钱五　　淡姜渣三分　　省头草一钱五

13. 抑郁动肝，肝木侮土，脘腹胀痛，脉象弦滑，根蒂已深，拟方缓图可也。

云茯苓三钱　　　汉防己八分　　　制半夏一钱五　紫朴七分

煨木香七分　　　西砂仁五分　　　苏茎八分　　　络石藤五分

福橘皮一钱五　　香附子三钱　　　鸡谷袋三具　　乌扇五分

丝瓜络四分　　　秣秣米一勺　　　降香屑四分　　佛手柑七分

14. 气与饮搏，脘腹胀痛，沥沥有声，饮食不运，脉象沉弦而滑，缓图可也。

云茯苓三钱　　　制于术五分　　　汉防己八分　　鸡谷袋三具

元胡索一钱五	五灵脂一钱五	苏茎六分	白蔻衣八分
橘红六分	川贝母一钱五	络石藤五分	须麦芽谷芽各一钱五
丝瓜络四分	降香屑五分	省头草一钱五	干蟾蜍皮一只

15. 气痞日久，脘肋胀痛，郁而不舒，胸中嘈杂，脉象沉弦，缓图可也。

云茯苓三钱	制半夏一钱五	苏茎八分	黄玉金一钱五
瓜蒌霜五分	鸡谷袋三具	山栀五枚打碎	麦芽三钱
福橘红六分	川贝母一钱五	乌扇五分	降香屑五分
灯心草三分			

二诊　加海桐皮三钱、甜瓜子三钱、络石藤五分，去麦芽。

16. 脾虚失健，浊阴内聚，清阳不升，于是内热叠作，已延一载有余，少腹胀痛，谷食不甘，行气消索，脉象细濡而滑，再延有土败之虞。

云茯苓三钱	汉防己八分	苏茎六分	制于术三分
白芍二钱	川草薢一钱五	晚蚕沙一钱五	制半夏一钱五
橘皮络各八分	川贝母一钱五	络石藤五分	谷麦芽各一钱五
生姜一片	红枣三枚		

17. 抑郁动肝，肝木侮土，气机不克运行，于是脘肋作胀，甚则哕吐，食入反出，头目眩晕，寐不成寐，脉象弦细而滑，拟方缓调，静养勿烦为要。

姜半夏三钱	苏茎八分	乌扇六分	制于术三分
茯苓神各三钱	黄玉金一钱五	汉防己八分	络石藤五分
福橘红六分	川贝母一钱五	香附子三钱	须谷芽一钱五
秫秫米一勺	丝瓜络四分	降香屑四分	

18. 湿气内伏，面浮肢肿，脘腹膨胀，脉象细濡，再延有水溢高原之势。

川羌活七分	青防风一钱五	桂枝五分	泽泻一钱五
制茅术七分	川朴八分	猪苓一钱	福橘皮八分
赤苓三钱	苏茎一钱五	冬瓜皮二两, 煎汤代水	

19. 戴女，脾肺交伤，脘腹膨胀，面浮肢肿，脉象细濡，再延防成肺胀致变。

云茯苓三钱	汉防己八分	制半夏一钱五	苏茎八分
白蔻衣一钱五	泽泻一钱五	五加皮一钱五	川贝母一钱五
福橘皮一钱五	腹皮绒一钱五	乌扇五分	冬瓜皮五分

20. 脾阳不振，水饮停中，脘腹胀闷，谷食不运，甚则呕吐，食入反出，腹中沥沥有声，精神疲倦，脉象弦细而滑，症势已深，拟方可也。

姜半夏三钱	制于术五分	汉防己八分	开口吴茱萸四分
云茯苓三钱	苏茎八分	白蔻衣一钱五	须谷芽一钱五
福橘皮一钱五	川贝母一钱五	络石藤五分	丝瓜络四分
淡姜渣三分			

21. 脾虚湿困，两腿浮肿。

甜冬术一钱五	制半夏一钱五	川朴七分	熟附片五分
白蔻衣一钱五	苏茎八分	五加皮一钱五	乌扇五分
云茯苓三钱	福橘皮一钱五	汉防己八分	淡姜渣三分
冬瓜皮四钱			

22. 劳力伤脾，脾阳不振，脘腹作胀，谷食不思，面色萎黄，脉象细濡，拟方缓图之。

云茯苓三钱	制于术三分	汉防己八分	乌扇五分
砂仁壳一钱五	白蔻衣一钱五	苏茎八分	络石藤五分
福橘皮八分	川贝母一钱五	香附子三钱	麦芽三钱
丝瓜络四分	降香屑四分	干蟾蜍皮一只	

二诊　加甜冬术一钱五、枳实七分，去于术、络石藤，橘

半枳术丸三钱开水送下。

23. 食积四载，脾阳受伤，每发时胀痛，并见谷食减少，脉象细濡，拟方缓图可也。

甜冬术一钱五	枳实七分	制半夏一钱五	鸡谷袋三具
白蔻衣一钱五	苏茎七分	川朴八分	须麦芽三钱
茯苓三钱	橘皮一钱五	香附子三钱	降香屑四分
丝瓜络四分			

24. 气痞日久，治难霍然。

细枳实七分	野于术一钱五	制半夏一钱五	鸡谷袋三具
砂仁壳一钱五	白蔻衣一钱五	黄玉金一钱五	苏茎八分
云茯苓三钱	福橘皮一钱五	香附子三钱	干蟾蜍皮一只
丝瓜络四分	橘半枳术丸三钱，开水送下		

二诊　加省头草一钱五、白饭团一枚荷叶包。

案载前方，又加暑湿，胀痛较甚，谷食不思，脉象濡滑，拟方先治其标。

制半夏二钱	川朴七分	西砂仁五分	麦芽三钱
煨木香七分	制茅术七分	六和曲三钱	鸡谷袋三具
赤苓三钱	橘皮一钱五	香附子三钱	淡姜渣三分
省头草一钱五			

25. 肝脾失职，天癸月余未至，少腹胀痛，加以抑郁动肝，气机不运，脘闷作胀，谷食不运，甚则哕吐涎沫，心悸头眩，内热时行，脉象弦细而滑，拟方缓图之。

云茯神苓各三钱	苏茎八分	姜半夏三钱	汉防己六分
乌扇五分	白蔻衣一钱五	川贝母一钱五	鸡谷袋三具
橘络皮各六分	麦芽谷芽各一钱五	香附子三钱	郁金一钱五
降香屑四分	秫秫米一勺	省头草一钱五	

案载前方，刻下天癸顿止，惟哕吐涎沫时行，脘中胀痛，

气机仍为畅达，头晕口干如常不减，拟方进步图之，方可获效。

云茯苓神各三钱	珍珠母一具	紫苏茎七分	姜半夏四钱
瓜蒌霜五分	须谷麦芽各一钱五	橘红络各六分	香附子三钱
白蔻衣一钱五	川石斛三钱	川贝母一钱五	鸡谷袋三具
荷叶筋三钱	降香屑五分	丝瓜络四分	侯氏黑散四分

26. 湿邪困脾，面浮肢肿，脘腹膨大，谷食减少 少腹作胀，沥沥有声，脉象濡滑，再延虑其气喘致变。

杏仁二钱	白蔻仁五分	制苍术七分	川草薢一钱五
汉防己八分	苏茎八分	紫朴七分	晚蚕沙一钱五
通草三分	赤苓三钱	橘皮一钱五	五加皮一钱五
甘露散四钱	冬瓜皮二两，煎汤代水		

27. 抑郁动肝，肝木侮土，脘闷作胀，谷食懒进，甚则哕吐涎沫，脉象沉弦，延久防成胀满。

姜半夏三钱	川雅连三分	淡干姜三分	鸡谷袋三具
云茯苓三钱	苏茎八分	白蔻衣一钱五	黄玉金一钱五
橘皮一钱五	川贝母一钱五	香附子三钱	须谷麦芽各一钱五
丝瓜络四分	降香屑五分	省头草一钱五	

28. 脾虚蕴湿，脘腹膨胀，面浮肢肿，谷食懒进，脉象细濡，再延虑其气喘致变。

甜冬术一钱五	枳实七分	制半夏一钱五	川朴七分
砂仁壳一钱五	白蔻衣一钱五	苏茎八分	汉防己八分
云茯苓三钱	福橘红六分	五加皮一钱五	鸡谷袋三具
炒麦芽三钱	冬瓜皮二两，煎汤代水		

案列前方。

| 甜冬术一钱五 | 细枳实七分 | 制半夏一钱五 | 鸡谷袋三具 |
| 煨木香七分 | 西砂仁五分 | 川朴七分 | 三具八分 |

云茯苓三钱　　福橘皮一钱五　　香附子三钱　　炒麦芽三钱

降香屑五分　　干蟾蜍皮一只　　省头草一钱五　　白饭团一枚，荷叶包好

29. 肝木横逆，肺气不宣，脘闷作胀，已延数月有余，刻下暑湿内困，头昏身困食减，脉象濡滑，速解为要。

广藿香一钱五　　制半夏二钱　　川朴七分　　苏茎八分

西砂仁五分　　六和曲三钱　　杏仁二钱　　炒麦芽三钱

橘皮一钱五　　香附子三钱　　乌扇五分　　荷叶一角

降香屑五分

30. 脾阳不振，湿邪困中，少腹胀痛，谷食不甘，精神疲倦，脉象濡滑，速解为妙。

川草薢一钱五　　晚蚕沙一钱五　　苏茎八分　　杏仁二钱

白蔻仁五分　　川朴七分　　通草三分　　赤苓三钱

橘皮一钱五　　炒麦芽三钱　　省头草一钱五　　淡姜渣三分

31. 脾阳不振，湿邪困中，面浮肢肿，脘腹膨胀，谷食不思，精神疲倦，脉象濡滑，再延有土败之虞。

云茯苓三钱　　制茅术七分　　苏茎八分　　川朴七分

砂仁壳一钱五　　白蔻衣一钱五　　汉防己八分　　络石藤五分

橘皮一钱五　　腹皮绒一钱五　　五加皮一钱五　　谷麦芽各一钱五

淡姜渣三分　　冬瓜皮一两五钱，煎汤代水

32. 脾阳受伤，湿邪内困，脘腹作胀，谷食不运，脉象濡滑，再延防成胀满。

川草薢一钱五　　晚蚕沙一钱五　　苏茎八分　　制于术七分

杏仁二钱　　白蔻仁五分　　川朴七分　　福橘皮一钱五

云茯苓三钱　　通草三分　　六和曲三钱　　淡姜渣五分

省头草一钱五

案载前方，刻因感受外邪，身热不清，肿胀尤剧，脉象滑数，拟方先治其标，速解为要。

柴胡八分	黄玉金一钱五	葛根三钱	六和曲三钱
杏仁二钱	白蔻衣五分	川朴七分	制半夏一钱五
白通草三分	赤苓三钱	橘皮一钱五	苏茎八分
甘露散三钱	降香屑五分		

33. 脾阳不振，水饮停中，脘痛时行，凉汗频仍，精神疲倦，谷食不甘，脉象细濡而滑，再延防成胀满。

云茯苓三钱	汉防己八分	熟附片五分	制于术四分
乌扇五分	苏茎八分	络石藤五分	开口吴茱萸四分
福橘皮八分	川贝母一钱五	制半夏一钱五	秫秫米一勺
丝瓜络四分	降香屑四分	梭罗子一粒，打碎	

34. 溱潼人，素本肝旺脾虚，气滞湿郁，脘腹作胀，已延年余，刻下又加暑湿，腹膨而大，胀闷尤剧，口干溺赤，脉象细濡而滑，症势若此，深虑气喘致变，拟方以尽人力。

福橘皮一钱五	制茅术七分	苏茎六分	川桂枝三分
煨木香七分	川朴六分	结猪苓一钱五	汉防己八分
六一散三钱	赤苓三钱	泽泻一钱五	冬瓜皮二两，煎汤代水

二诊　加砂仁壳一钱、白蔻衣一钱、大腹皮一钱五、香附子三钱、陈香橼皮八分，去木香、六一散。

35. 山垛人，抑郁动肝，肝旺脾虚，气机不克运行，于是脘腹作胀，甚则上阻于喉，头眩心悸，寤寐不安，脉象沉弦。再延防成胀满。

制半夏二钱	苏茎八分	苏子二钱	黄玉金一钱五
络石藤五分	砂仁壳一钱五	白蔻衣一钱五	乌扇五分
汉防己八分	玫瑰花一朵	云茯苓三钱	福橘红六分
川贝母一钱五	香附子三钱	丝瓜络四分	佛手柑七分
淡姜渣三分			

二诊　加鸡谷袋三具、焦麦芽三钱，去乌扇五分。

36. 卞姑娘，丸方。

云茯苓一两　　苏茎五钱　　　汉防己六钱　　鸡谷袋十五具

白蔻衣一两　　乌扇五钱　　　黄玉金一两　　络石藤四钱

福橘皮一两　　香附子一两五钱　川贝母二两　　干蟾蜍皮十七只

共研极细末，用金橘叶五十片、须谷芽十二两、丝瓜络一条、秫秫米三合煎汤泛丸。

37. 素本阳虚，寒湿内困，气与湿搏，少腹有形，攻冲作痛延久，命阳脾阳均伤，面浮肢肿，腹中沥沥有声，精神疲倦，谷食不甘，脉象细濡，再延有土败之势。

云茯苓三钱　　制于术五分　　汉防己八分　　熟附片四分

苏茎八分　　　白蔻衣一钱五　络石藤五分　　乌扇五分

橘皮络各一钱五　川贝母一钱五　小茴香五分　　川楝子一钱五

丝瓜络四分　　降香屑五分

38. 气滞血瘀，少腹结症，胀痛并见，加以湿郁中焦，谷食不运，神疲无力，脉象濡滑，拟方缓图之，渐解乃吉。

川草薢一钱五　晚蚕沙一钱五　苏茎八分　　　炒麦芽三钱

砂仁壳一钱五　白蔻衣一钱五　川朴一钱　　　香附子三钱

云茯苓三钱　　福橘皮一钱五　鸡谷袋三具　　黄玉金一钱五

降香屑四分　　省头草一钱五

39. 湿邪内困，清气不升，满腹胀痛，少腹尤甚，精神疲倦，已延数月，脉象濡滑，拟方缓图之。

川草薢一钱五　晚蚕沙一钱五　杏仁二钱　　　制半夏一钱五

白蔻仁五分　　六和曲三钱　　川朴八分　　　鸡谷袋三具

白通草三分　　赤苓三钱　　　橘皮一钱五　　肉桂子五分

甘露散三钱　　省头草一钱五

40. 安徽人，病后失调，脾阳不振，湿邪困中，脘腹作胀，沥沥有声，大便不实，脉象濡滑，延久防成土败。

云茯苓三钱　　制于术四分　　　汉防己八分　　砂仁壳一钱五

白蔻衣一钱五　苏茎八分　　　　福橘皮一钱五　川贝母一钱

络石藤五分　　须谷麦芽各一钱五　熟附片六分　黄玉金一钱五

淡姜渣三分　　丝瓜络四分　　　省头草一钱五

41. 孟左，阜宁人，火不生土，土不制水，水湿盘聚中宫，脘腹膨大，脐突筋露，谷食减少，脉象细濡无神，症势若此，难以挽回，拟方以尽人力。

云茯苓三钱　　熟附片八分　　制于术五钱　　紫朴头八分

汉防己八分　　白蔻衣一钱五　络石藤五分　　苏茎六分

福橘皮一钱　　川贝母一钱五　黄玉金一钱五　腹皮绒一钱五

淡姜渣五分　　丝瓜络四分

42. 抑郁动肝，肝木侮土，脘腹膨胀，沥沥有声，兼之肝气不降，肺气不升，喉间不利，状如物阻，脉象沉弦，拟方非缓图不克。

云茯苓三钱　　制于术四分　　汉防己八分　　乌扇五分

苏茎八分　　　苏子二钱　　　络石藤五分　　黄玉金一钱五

代赭石二钱　　白蔻衣一钱五　降香屑四分　　丝瓜络四分

43. 虚湿困脘腹作胀，甚则两胁亦然，谷食不甘，气机不利，得嗳始畅，精神困疲，大便微溏，脉象弦滑，缓图可也。

云茯苓三钱　　通络散五分　　木防己八分　　苏茎一钱

砂仁壳一钱五　豆蔻花一钱五　紫根朴一钱　　冬瓜子三钱

福橘皮一钱五　须谷芽一钱五　络石藤五分　　鸡谷袋三具

淡姜渣一钱

44. 脾土大伤，水湿内聚，面浮肢肿萎黄，气喘不已，谷食不甘，精神疲倦，脉象弦滑，延久防成土败。

路党参四两　　于白术二两　　熟附片六钱　　薯蓣子二两

淡干姜四钱　　紫石英二两　　汉防己八钱　　白蔻衣一两五钱

络石藤五钱	须谷芽一两	五加皮一两五钱	秫秫米三合
云茯苓神各一两五钱	福橘皮一两	川贝母一两五钱	扁豆子皮二两
紫衣胡桃皮十五枚	冬瓜子四两	冬瓜皮五钱	

用河水熬取原汁，再熬取原汁去渣，共熬浓，加白冰糖四两收膏，每晚服四钱，炖温开水和服。

45. 肿本乎水，胀本乎气，水溢皮肤，气郁脘腹，于是肿胀，日增小便不利，法当之气，化则水道通调，肿胀自可渐减也，区区管见，谨陈一二，倘化膀胱值同志者，庶有依归，而高明者，尚望细加斧削耳。

桂枝八分	茯苓皮三钱	苏叶一钱	砂蔻仁各六分
鸡内金三具	茅术一钱	大腹皮二钱	防风一钱五
木瓜二钱	橘皮一钱五	蟾蜍皮一只	冬瓜皮一两

46. 湿为阴邪，本属无形之气，脾为湿困，竟无运化之权，是以腹大而胀，脐突肠鸣，谷食不思，小便甚少，即冀渐退为佳，否则恐成腹胀。

茯苓三钱	附片二钱	砂蔻仁六分	鸡内金三具
泽泻一钱五	防己一钱	干姜一钱五	桂枝八分
茅术一钱五	巴豆皮一钱	香橼皮一钱五	冬瓜皮二两
煎汤代水			

47. 土被木乘，脾为湿困，阳气不能运行，阴霾得以四布，是以运纳失和，腹渐胀大，足跗浮肿，小便不利，速宜乐志安闲，权停商贾，俾肝得调达，使脾无克制之灾，庶可渐入佳境。

厚朴根一钱	木香一钱	陈皮一钱五	防己八分
木瓜络二钱	蔻仁一钱五	干姜六分	赤苓三钱
泽泻一钱五	鸡内金三具		

48. 太阴不主转轮，阳明不能宣达，升降之机失常，水谷

之湿内蓄，清浊由此混淆，肿胀是以日甚，阳气式微少腹，小便甚少，每食后则胀不可耐，再延有单腹之虞。

福橘皮一钱五	枳实一钱	熟附片八分	茯苓皮三钱
制半夏一钱五	于白术二钱	淡干姜六分	大腹皮一钱五
砂蔻衣一钱五	汉防己八分	川桂枝一钱	泽泻一钱五
鸡内金三具	败鼓皮二钱		

49. 肝木侮土，支饮入络，脘腹膨胀，左胁痹痛，面色萎黄，谷食减少，多虑善思，脉象弦细，再延有土败木贼之虞。

茯苓神络各三钱	川朴一钱	砂仁壳一钱	橘络皮各一钱五
川贝母二钱	宣木瓜二钱	防己一钱	白蒺藜二钱
竹茹四分	白蔻衣一钱五	制于术五分	制半夏一钱五
佩兰叶一钱五	丝瓜络四分		

50. 气滞寒凝，痰瘀内蓄，少腹有形，时胀时痛，时寒时热，谷食不运，面色萎黄，再延有土败木贼之虞。

涤饮散四分	川朴一钱	茯苓三钱	制半夏一钱五
红花一钱五	佩兰叶一钱五	木防己八分	附片一钱五
橘络皮各一钱五	旋覆花三分	肉桂五分	竹茹三分

伏梁丸，心之积名曰伏梁。

西洋参一两	于白术二两	半夏一两五	茯苓二两三钱
枳壳一两五			

用醋泛丸。

肥气丸，肝之积名曰肥气。

柴胡一两	雅连五钱	甘草一两五	洋参一两
皂角三两	巴豆霜五钱	川乌一钱	干姜一两
茯苓二两	昆布一两五	花椒二两	川朴一两

痞气丸，脾之积名曰痞气。

川乌一钱	花椒二两	肉桂五钱	附片五钱

干姜一两　　　　赤石脂三两术

泛丸朱砂为衣。

息贲丸，肺之积名曰息贲。

西洋参一两五　　炙桑皮一两五　　肉桂一两五　　　甘草一两五

葶苈子一两五　　吴茱萸二两五　　半夏二两五

用水泛丸。

贲豚丸，肾之积名曰贲豚。

干姜五钱　　　　白芍二两　　　　当归二两　　　　甘草一两五

川芎一两　　　　半夏四钱　　　　茯苓二两

用姜枣汤泛丸。

51. 素本木旺土虚，湿痰内困，气不运行，每发时咳逆多痰，刻下虐后脾胃未和，余氛未尽，谷食减半，脉象细濡无神而滑，拟方先治其标本症再议。

制半夏二钱　　　川贝母一钱五　　川通草三分　　　乌扇五分

白蔻衣一钱五　　黄玉金一钱五　　赤苓三钱　　　　省头草一钱五

苏茎八分　　　　生熟谷芽各一钱五　福橘皮一钱五　糯稻根须五钱

52. 内有阳虚，湿痰之患，前因外感引动内湿，大便滞下，刻间症虽解而余氛未净，身困脘闷，谷食不甘，脉象濡滑，拟方速图之。

云茯苓三钱　　　白蔻衣一钱五　　福橘皮一钱五　　川贝母一钱五

制半夏一钱五　　须谷芽一钱五　　鸡谷袋三具　　　省头草一钱五

苏茎八分　　　　冬瓜子三钱　　　乌扇四分　　　　荷梗尺许

53. 抑郁动肝，肝木侮土，土虚湿困，气机不克畅行，脘腹胀痛，胸中懊恼，寤不成寐，脉象弦细，再延有胀满之势。

紫苏茎八分　　　白蔻衣一钱五　　福橘皮络各六分　黄玉金一钱五

丝瓜络四分　　　姜半夏一钱五　　乌扇五分　　　　川贝母一钱五

秫秫米一勺　　　降香屑四分　　　瓜蒌霜五分　　　香附子三钱

鸡内金三具　　　云茯苓三钱　　　灯心草三分

54. 肝郁乘胃，脘闷作痛，谷食不运，脉象沉弦，拟方缓图可也。

香附子三钱　　　鸡谷袋三具　　　延胡索一钱五　　　制半夏一钱五

丝瓜络四分　　　炒麦芽三钱　　　福橘皮一钱五　　　五灵脂一钱五

黄玉金一钱五　　降香屑五分　　　川贝母一钱五　　　白蔻衣一钱五

云茯苓三钱　　　苏茎八分

55. 脾虚肝旺，气不运行，脘腹作痛，谷食不甘，自汗时形，脉象弦细，根蒂过深，拟方缓图之。

云茯苓神各三钱　乌扇五分　　　　川贝母一钱五　　　白蔻衣八分

丝瓜络四分　　　黄玉金一钱五　　冬瓜子三钱　　　　香附子三钱

福橘红六分　　　省头草一钱五　　苏茎八分　　　　　谷芽一钱五

秫秫米一勺　　　降香屑四分

56. 脾阳不振，湿痰内聚，脘腹胀闷，谷食不甘，营卫交虚，寒热叠见，脉象细濡而滑，拟方缓图可也。

东白芍二钱　　　汉防己七分　　　云茯苓三钱　　　　鸡谷袋三具

煨姜一片　　　　制半夏一钱五　　冬瓜子三钱　　　　福橘皮一钱五

络石藤五分　　　红枣三枚　　　　白蔻衣一钱五　　　苏茎八分

川贝母一钱五　　谷芽一钱五

57. 抑郁动肝，肝木侮土，湿邪盘聚中宫，脘腹膨胀，按之坚硬，谷食减少，形气消索，脉象细濡无神，已有腹胀之势，拟方以尽人力。

汉防己一钱　　　云茯苓三钱　　　乌扇五分　　　　　川贝母一钱五

淡姜渣四分　　　熟附片七分　　　白蔻衣一钱五　　　紫朴头八分

苏茎八分　　　　陈香橼皮七分　　腹皮绒一钱五　　　络石藤五分

炒麦芽三钱　　　福橘皮一钱五

二诊　加鸡谷袋三具、醋炒香附子三钱、厚朴温中丸、局方四七丸各一钱五。

58. 肝木侮土，湿痰入络，脘腹两胁串痛，时轻时重，已延两月有余，刻下脘胁作胀，甚则哕吐，谷食不进，精神疲倦，脉象细濡无神，再延虑其气喘致变。

姜半夏三钱	云茯苓三钱	川贝母一钱五	香附子三钱
丝瓜络四分	汉防己八分	苏茎八分	福橘皮一钱五
须谷芽一钱五	降香屑五分	络石藤五分	黄玉金一钱五
白蔻衣一钱五	乌扇五分		

59. 火不生土，木旺侮土，湿痰盘聚中宫，脘腹膨胀，沥沥有声，谷食减少，形气消索，脉象细濡无神，症势已深，有土败之势，拟方以尽人力。

熟附片六分	白蔻衣一钱五	制于术四分	福橘皮一钱五
淡姜渣三分	紫苏茎一钱	汉防己八分	络石藤五分
腹皮绒一钱五	冬瓜皮五钱	云茯苓三钱	川贝母一钱
五须谷芽 麦芽各一钱五		五加皮一钱五	

二诊　加姜汁半夏三钱、开口吴萸四分、伏龙肝五钱。

60. 脾肺交虚，湿痰内困，面浮肢肿，脘腹作胀，咳逆多痰，甚则气喘，脉象细濡，虑其水溢高原致生歧变。

茯苓二钱	五味子五粒，用干姜四分，同搞碎		橘皮络各八分
苏茎一钱	鲜枇杷叶三片	汉防己八分	川朴七分
腹皮绒一钱五	白蔻衣一钱五	冬瓜皮五钱	熟附片四分
乌扇五分	五加皮一钱五	制半夏一钱五	

二诊　去附片，加细濡一钱五、黄玉金一钱五。

61. 湿温弥漫三焦，延及月余，表邪甫解，刻下表虽解而内湿未化，至今脾胃大伤，面浮肢肿，脘腹膨大，谷食能容而不能运，脉象细濡而滑，再延虑其水溢高原，气喘致变，拟方获效乃吉。

甜冬术二钱　　煨木香七分　　云茯苓三钱　　鸡谷袋三具

淡姜渣四分　　姜半夏二钱　　西砂仁五分　　福橘皮一钱五

须谷芽一钱五　苏茎一钱　　　紫朴一钱　　　汉防己八分

五加皮一钱五　冬瓜皮一两，煎汤代水

二诊　加毛角片八分、乌扇五分、络石藤五分，去紫朴。案载前方。

毛角片六分　　砂仁壳一钱五　云茯苓三钱　　川贝母一钱五

丝瓜络四分　　甜冬术一钱五　白蔻衣一钱五　福橘皮一钱五

须谷芽一钱五　省头草一钱五　汉防己八分　　苏茎一钱

制半夏一钱五　络石藤五分　　五加皮一钱五　冬瓜皮一两

煎汤代水

62. 气喘不能卧，有肺胀之势。

云茯苓三钱　　煨木香七分　　福橘皮一钱五　南沙参三钱

姜汁麦冬一钱五　西砂仁五分　　建泽泻一钱五　炒白术一钱五

炙桑皮一钱五　生熟谷芽各一钱五　川桂枝八分　猪苓一钱

冬瓜皮一两，煎汤代水

63. 客夏小产后行血过多，血不养肝，肝旺脾虚，湿邪因而内聚，脘腹膨胀，按之坚硬，面浮肢肿，谷食减少，大便秘燥，两脉细弱无神，种种见症，有土败之势，拟方以尽人力。

制于术五分　　熟附片六分　　福橘皮络各八分　络石藤五分

丝瓜络四分　　汉防己八分　　白蔻衣一钱五　腹皮绒一钱五

乌扇五分　　　淡姜渣三分　　云茯苓三钱　　苏茎一钱

五加皮一钱五　川贝母一钱五　冬瓜皮一两，煎汤代水

64. 肝木侮土，气滞湿郁，脘腹膨胀，两腿浮肿，谷食不运，精神疲倦，脉象细濡无神，已有土败之势，拟方以尽人力，而邀天相。

云茯苓三钱　　熟附片六分　　福橘皮络各八分　乌扇五分

香橼皮五分　　　汉防己八分　　　白蔻衣一钱五　　腹皮绒一钱五

制半夏一钱五　　淡姜渣三分　　　苏茎八分　　　　砂仁壳一钱五

川朴一钱　　　　五加皮一钱五　　丝瓜络四分

65. 胎前咳逆，延及产后，脾肺交伤，气喘作哕，每喘甚不能安卧，面浮肢肿，脘腹膨胀，腹中沥沥有声，便溏溺少，又兼阴虚阳越，烧热时行，脉象细濡无神，深虑水溢高原，致生歧变。

云茯苓三钱　　　南沙参三钱　　　煨木香七分　　　福橘皮一钱五

鲜枇杷叶二片　　炙桑皮八分　　　于白术二钱　　　西砂仁五分

猪苓一钱　　　　姜麦冬二钱　　　川桂枝五分　　　泽泻一钱五

制半夏一钱五

66. 肝木侮土，脾阳大伤，脘腹膨胀，按之坚硬，面浮肢肿，谷食减少，脉象细濡，有土败之势。

紫油朴一钱　　　煨木香五分　　　云茯苓三钱　　　络石藤五分

陈香橼皮六分　　淡干姜七分　　　汉防己八分　　　福橘皮络各一钱五

腹皮绒一钱五　　鸡谷袋三具　　　草豆蔻五分　　　须谷芽一钱五

川椒目三分　　　苏茎八分

67. 鼻衄后，脾阳大伤，面浮肢肿，虑其气喘致变。

净归身一钱　　　南沙参三钱　　　云茯苓三钱　　　五加皮一钱五

杭白芍一钱　　　甜冬术一钱五　　福橘红六分　　　冬瓜皮二两

鸡谷袋三具　　　须谷芽一钱五　　苏茎八分

68. 客冬产后，肝脾两伤，气机不运，于是满腹串痛，少腹尤甚，已延数月之久，胃气亦伤，谷食懒进，精神疲倦，脉象细濡而滑，症势已深，拟方缓图可也。

川草薢一钱五　　制于术三分　　　元胡索一钱五　　云茯苓三钱

丝瓜络四分　　　晚蚕沙一钱五　　汉防己八分　　　五灵脂一钱五

福橘皮络各六分　降香屑三分　　　苏茎八分　　　　络石藤五分

黄玉金一钱五　　川贝母一钱五

69. 火不生土，木来侮土，土虚不能制水，水饮丛生，于是脘腹膨胀，谷食不运，气与饮搏，左胁下有形坚硬，足跗浮肿，睾丸下坠，脉象弦细而滑，症势已深，若此有土败之虞。

川萆薢一钱五	汉防己八分	苏茎一钱	络石藤五分
丝瓜络四分	晚蚕沙一钱五	白蔻衣一钱五	云茯苓三钱
川贝母二钱	降香屑五分	制于术三分	福橘皮一钱五
熟附片八分	腹皮绒一钱五		

70. 脾阳不振，清阳不升，湿邪盘聚，少腹胀痛，沥沥有声，大便不实，精神疲倦，脉象细濡而滑，延久防成胀满。

川萆薢一钱五	白蔻衣一钱五	云茯苓三钱	煨白芍三钱
炙荷蒂三枚	蚕沙一钱五	苏茎八分	福橘皮一钱五
制茅术六分	葛根六分	熟附片五分	砂仁壳一钱五
汉防己六分	老成米一勺		

71. 素本痰饮咳喘，旧恙阳络受戗，曾经失血，加以肝木侮土，湿邪困中。

川萆薢一钱五	杏仁二钱	通草三分	络石藤六分
乌扇五分	晚蚕沙一钱五	白蔻衣一钱五	云茯苓三钱
鸡谷袋三具	川贝母一钱五	苏茎八分	汉防己八分
福橘皮一钱五	黄玉金一钱五	丝瓜络三分	降香屑五分

72. 小产后，正阴未复，肝旺脾虚，水饮内聚，气机不克畅行，气与饮搏，脘中胀阻有形，沥沥有声，头目眩晕，胸中懊憹时行，脉象弦细而滑，拟方缓图可也。

云茯苓三钱	苏茎八分	福橘皮一钱五	珍珠母三具
荷叶筋三钱	汉防己八分	川贝母一钱五	鸡谷袋三具
白薇五分	丝瓜络五分	乌扇五分	白蒺藜二钱
络石藤五分	秫秫米一勺		

73. 火不生土，土虚不能制水，水湿丛生，气与饮搏，少腹有形作痛，沥沥有声，营卫不和，寒热互见，胃气不苏，谷食减少，四时以胃气为主，得谷者昌，脉象弦细，再延有土败之虞。

川萆薢一钱	云茯苓三钱	福橘皮络各八钱	汉防己八分
晚蚕沙一钱五	东白芍二钱	络石藤五分	川贝母一钱五
苏茎八分	法半夏一钱五	生熟谷芽各一钱五	白蔻衣一钱五
煨姜一片	红枣三枚		

74. 脾阳不振，水饮丛生，气与饮搏，腹右有形，攻冲胀痛，甚则哕吐涎沫酸水，腹中沥沥有声，脉象弦细而滑，已延数年之久，根蒂过深，治难杜患，拟方缓图，制重就轻可也。

姜半夏三钱	云茯苓三钱	福橘皮一钱五	乌扇一片
降香屑四分	汉防己八分	白蔻衣一钱五	川贝母一钱五
络石藤五分	制于术四分	苏茎八分	鸡内金三具
丝瓜络四分	局方四七丸二钱	外台茯苓丸一钱五开水送下	

75. 肝失条达，水饮入络，由脘腹串痛，牵及四肢，腹中沥沥有声，脉象细濡，是属溢饮重症，拟方缓图可也。

云茯苓三钱	制半夏一钱五	福橘皮一钱五	白蒺藜二钱
丝瓜络四分	汉防己八分	熟附片五分	乌扇五分
川贝母一钱五	甜瓜子三钱	制于术五分	苏茎八分
海桐皮三钱	丝瓜络五分		

案立前章。

制苍术七分	川朴一钱	福橘皮一钱五	威灵仙一钱五
香白芷五分	东白芍一钱	淡干姜七分	海桐皮三钱
净归身一钱五	川芎五分	桂枝六分	生姜一片
葱白三根			

76. 命火不充，不克生土，土虚不能制水，水饮丛生，于

是精神疲倦，脘腹胀闷，谷食减少，两腿浮肿至头眩耳鸣，土虚则木旺，势所必然，脉象弦细而滑，延久有土败之虞。

云茯苓三钱　　制半夏一钱五　　福橘皮络各八分　苏茎一钱

丝瓜络四分　　制于术三分　　　川贝母二钱　　　须谷芽一钱五

乌扇五分　　　汉防己八分　　　络石藤五分　　　白蔻衣一钱五

冬瓜皮二两，煎汤代水

案载前方。

太子参二钱　　制半夏一钱五　　云茯苓三钱　　　白蔻衣一钱五

丝瓜络四分　　野于术二钱　　　西砂仁五分　　　福橘皮络各一钱

苏茎八分　　　霞天曲三钱　　　煨葛根一钱　　　熟附片六分

川贝母二钱　　淡姜渣三分　　　糯稻根须五钱

膏方。

高丽参一两　　制半夏一两五钱　云茯苓三两　　　霞天曲四两

冬瓜子四两　　毛胶片一两　　　汉防己八钱　　　留白橘皮一两五钱

须谷芽二两　　苏茎一两　　　　野于术二两　　　白蔻衣一两五钱

川贝母二两　　糯稻根须十四两　煨葛根五钱

77. 命火不充，不克生土，肝失调达，木又侮土，土虚不能制水，水饮丛生，上干于头则眩，中凌于心则悸，留于脘腹也则胀，蕴于脾胃也则食减，水饮泛滥，阳气不能达于四末，则肢凉自汗，脉象细濡而滑，精神疲倦异常，根蒂已深，非一旦所能获效，拟方缓图，以冀渐解乃吉。

云茯苓二钱　　苏茎八分　　　　福橘皮络各八分　制半夏一钱五

淡姜渣四分　　汉防己八分　　　白蔻衣一钱五　　川贝母二钱

乌扇五分　　　丝瓜络五分　　　熟附片七分　　　络石藤五分

黄玉金一钱五　生熟谷芽各一钱五　秫秫米一勺

78. 脾虚生湿，血燥生风，疮痹已属旧恙，延久脾阳大伤，水饮内聚，脘腹膨胀，沥沥有声，面浮肢肿，大便不实，谷食不甘，精神疲倦，脉象细濡无神，虑其水溢高原气喘致变。

制于术三分	熟附片五分	云茯苓三钱	黄玉金一钱五
丝瓜络四分	汉防己八分	苏茎八分	福橘皮一钱五
乌扇五分	省头草一钱五	络石藤五分	川贝母二钱
腹皮绒一钱五	五加皮一钱五	冬瓜皮二两，煎汤代水	

79. 木旺土虚，水饮入络，气机不克畅行，于是脘肋胀痛，右肋尤甚，腹中沥沥有声，大便不实，谷食减少，精神疲倦，脉象弦细而滑，根蒂过深，拟方缓图可也。

汉防己八分	元胡索一钱五	络石藤五分	通草三分
丝瓜络四分	熟附片六分	五灵脂一钱五	白蔻衣一钱五
川贝母钱五	降香屑五分	云茯苓三钱	苏茎八分
乌扇五分	香附子三钱	梭罗子一粒，打碎	

二诊　去白蔻衣、通草，加制于术四分、风化硝五分、白蒺藜二钱。

80. 火不生土，水饮丛生，脘腹膨胀，面浮肢肿，谷食不甘，精神疲倦，脉象细濡而滑，再延有土败之虞。

云茯苓三钱	砂仁壳一钱五	福橘皮一钱五	须谷芽一钱五
淡姜渣三分	熟附片六分	白蔻衣一钱五	川贝母二钱
苏茎八分	丝瓜络四分	冬瓜皮四钱	

案载前方。

制于术五分	乌扇五分	云茯苓三钱	白蔻衣一钱五
须谷芽一钱五	汉防己八分	苏茎一钱	福橘皮一钱五
鸡谷袋三具	冬瓜皮四钱	风化硝五分	络石藤五分
川贝母二钱	熟附片六分	淡姜渣三分	鸡矢白半升

上方用夏布口袋包好，盛入瓷瓶内，用百花酒三斤浸，口以皮纸封，用阳水煮一炷香为度，每晚取出二两，澄清，另用

川朴头、煨木香、海南子各三分，共研细末和入酒中煅温饮之。

81. 抑郁动肝，肝木横逆，气机不畅 水饮停中，于是两肋作痛时发时愈，已延数年，痛久入络，痛则伤胃，胃气不升，谷食懒进，精神疲倦，脉象沉细无神，书云四时百病，以胃气为主，得谷者昌，拟方先冀胃苏纳谷，气运饮化乃克有济。

云茯苓三钱	黄玉金一钱五	须谷芽一钱五	川贝母一钱五
降香屑五分	汉防己八分	白蔻衣一钱五	乌扇五分
络石藤五分	省头草一钱五	制于术四分	苏茎八分
福橘络七分	丝瓜络四分	糯稻根须四钱	

82. 脾阳不振，湿邪内困，脘闷作胀，谷食不甘，精神疲倦，脉象细濡，拟方徐图之。

杏仁二钱	六和曲三钱	白通草三分	鸡内金三具
白蔻仁五分	大贝母三钱	赤苓三钱	须谷芽一钱五
制半夏一钱五	川朴一钱	橘皮一钱五	苏茎八分
省头草一钱五	降香屑五分	甘露散三钱	

83. 脾虚蕴湿，脘肋作胀，两腿浮肿，拟方缓图可也。

制茅术八分	煨木香七分块	茯苓三钱	汉防己八分
川朴一钱	西砂仁五分	福橘皮一钱五	黄玉金一钱五
苏茎八分	焦六曲三钱	五加皮一钱五	白蔻衣一钱五
冬瓜子三钱	冬瓜皮五钱		

84. 命火不充，不克生土，土虚不能制水，水饮泛滥中宫，兼之烦闷动肝，肝木又来侮土，于是脘中胀闷，谷食不运，头昏心悸，精神疲倦，足跗浮肿，脉象弦细而滑，症势已深，拟方善调，得寸则寸可也。

云茯苓三钱	白蔻衣一钱五	福橘皮络各六分	制半夏一钱五
四制于术四分	苏茎一钱	川贝母二钱	须谷芽一钱五

汉防己八分　　　乌扇五分　　　　络石藤五分　　　秣秣米一勺

省头草一钱五　　丝瓜络四分

85. 脾肺两伤，湿痰内困，咳逆多痰，脘胀气粗，面浮肢肿，甚则气急，拟方缓图可也。

乌扇片五分　　　熟附片五分　　　云茯苓三钱　　　制半夏一钱五

汉防己六分　　　白蔻衣一钱五　　福橘皮一钱五　　苏茎八分

四制于术五分　　北五味子五粒　　川贝母二钱　　　络石藤五分

丝瓜络四分　　　枇杷叶二片　　　冬瓜皮一两五钱，煎汤代水

案列前方，脘腹膨大，气急尤甚，拟方再进图之。

云茯苓三钱　　　煨木香七分　　　福橘皮一钱五　　鲜枇杷叶二片

姜炒麦冬二钱　　西砂仁五分　　　泽泻一钱五　　　炙桑皮八分

结猪苓一钱五　　汉防己六分　　　南沙参三钱　　　甜冬术一钱五

川桂枝五分　　　冬瓜皮二两，煎汤代水

86. 脾肺交虚，面浮肢肿，脘腹膨胀，脉象细濡，虑其水溢高原，致生歧变。

云茯苓三钱　　　五加皮一钱五　　福橘皮一钱五　　乌扇五分

汉防己六分　　　白蔻衣一钱五　　川贝母二钱　　　冬瓜皮五钱

制半夏一钱五　　苏茎八分　　　　杏仁泥二钱　　　鲜枇杷叶二片

87. 素本脾阳不振，湿邪盘聚中宫，加以拂郁动肝，肝木又来侮土，气滞湿郁，脘中结痞，胀闷气喘，延久面浮肢肿，肾囊亦肿，腹中沥沥有声，大便不实，脉象弦细而滑，若此有土败之势。

云茯苓三钱　　　白蔻衣一钱五　　福橘皮一钱五　　络石藤五分

四制于术三分　　熟附片八分　　　川贝母二钱　　　制半夏一钱五

汉防己八分　　　苏茎一钱　　　　五加皮一钱五　　乌扇五分

丝瓜络四分　　　冬瓜皮二两，煎汤代水

88. 湿热内伏，疟邪未透，满腹膨胀，溺赤苔腻，脉象细

濡，虑其气喘致变。

福橘皮一钱五　煨木香七分　六一散三钱　川桂枝五分
制茅术七分　海南子五分　赤苓三钱　冬瓜皮一两五钱
川朴八分　木猪苓一钱五　建泽泻一钱五　陈香缘皮七分
煎汤代水

89. 脾阳不振，水饮停中，冲胃则秽吐白沫，袭肺则咳逆气喘，脉象沉弦而滑，拟方缓图可也。

云茯苓三钱　北五味子五粒　福橘皮一钱五　白蒺藜二钱
四制于术五分　乌扇五分　川贝母二钱　苏茎八分
汉防己八分　细濡二钱　姜炒半夏三钱　鲜枇杷叶二片
伏龙肝一两五钱，煎汤代水

90. 湿邪内困，清阳不升，头昏溺赤，大便不实，少腹作胀，脉象濡滑，拟方缓图之。

川草薢一钱五　苏茎八分　白通草三分　制半夏一钱五
晚蚕沙一钱五　六和曲三钱　赤茯苓三钱　川贝母一钱五
白蔻衣五分　汉防己八分　福橘皮一钱五　甘露散三钱
丝瓜络四分　佩兰叶一钱五

91. 火不生土，土不制水，水饮丛生，每发时神色模糊，肢凉体倦，脘腹作胀，谷食不运，脉象细濡无神，拟方缓图可也。

川草薢一钱五　熟附片六分　云茯苓三钱　乌扇五分
晚蚕沙一钱五　白蔻衣一钱五　福橘皮络各六分　丝瓜络四分
汉防己六分　苏茎一钱　川贝母一钱五　省头草一钱五

92. 肝木侮土，脾阳大伤，湿痰内困，脘腹膨胀，谷食不运，足跗肢肿，根蒂已深，拟方得效乃吉。

川草薢一钱五　汉防己八分　云茯苓三钱　乌扇五分
晚蚕沙一钱五　砂仁壳一钱五　福橘皮一钱五　白蔻衣一钱五

四制于术四分　腹皮绒一钱五　　川玉金一钱五　　熟附片八分

丝瓜络四分　　淡干姜三分

93. 脾虚生湿，血燥生风，疮痍已属旧恙，刻因脾阳不振，湿邪蕴聚中宫，少腹膨胀，按之坚硬，脉象濡滑，延久非宜，拟方徐图之。

川草薢一钱五　白蔻仁五分　　通草三分　　　川贝母一钱五

晚蚕沙一钱五　汉防己八分　　赤苓三钱　　　甘露散三钱

制茅术七分　　苏梗一钱　　　橘皮一钱五

94. 命火不充，不克生土，土虚不能制水，水湿内聚，大便微溏，已延年余，腹中沥沥有声，精神疲倦，谷食减少，阳气不能达于四末，四肢时凉，阴分亦弱，虚火上交，口干舌赤，时烦时燥，脉象细弱无神，症势阴阳两虚，而阳虚尤甚，延久有土败肿胀之虞。

南北沙参各三钱　煨葛根一钱　　云茯苓三钱　　薯蓣子三钱

于白术一钱五　　煨白芍三钱　　留白橘皮一钱五　扁豆子皮三钱

制半夏一钱五　　冬瓜子三钱　　川贝母二钱　　须谷芽一钱五

糯稻根须二两，煎汤代水

95. 症由数年以来，疟后吐泻并作，脾胃受伤，阳气不充水湿不化，气与痰搏，脘中结痞，胀痛不已，谷食懒进，脉象细濡，拟方缓图可也。

野于术一钱五　熟附片四分　　云茯苓三钱　　汉防己八分

麸炒枳实七分　白蔻衣一钱五　福橘皮一钱五　苏梗一钱

制半夏一钱五　腹皮一钱五　　鸡内金三具　　谷芽生熟各一钱五

淡干姜三分　　丝瓜络三分　　白饭团一枚，荷叶包好，同煎

96. 脾阳不振，湿邪内困，脘腹作胀，谷食不运，脉象细濡而滑，拟方缓图可也。

甜冬术一钱五　砂仁壳一钱五　云茯苓三钱　　鸡内金三具

麸炒枳实七分　　白蔻衣一钱五　　福橘皮一钱五　　制半夏一钱五

苏茎一钱　　　　川贝母二钱　　　白饭团一枚，用荷叶包好，同煎

97. 脾阳不运，湿邪困中，精神疲倦，面色萎黄，脉象细濡，再延有胀满之虞，拟方获效乃吉。

于白术一钱五　　煨木香七分　　茯苓三钱　　　须谷芽生熟各一钱五

麸炒枳实六分　　西砂仁五分　　福橘皮一钱五　紫苏茎八分

鸡内金三具　　　紫朴头六分　　制半夏一钱五　省头草一钱五

98. 脾阳交伤，湿邪内困，脘腹膨胀，脐突筋露，脉象细濡，根蒂已深，拟方以尽人力。

云茯苓三钱　　　熟附片八分　　福橘皮一钱五　鸡谷袋三具

通络散四分　　　砂仁壳一钱五　川贝母二钱　　腹皮绒一钱五

防己八分　　　　白蔻衣一钱五　谷芽生熟各一钱五　制半夏一钱五

淡姜渣三分　　　冬瓜皮二两，煎汤代水

99. 肝阳上腾，前经调治渐愈，刻下脾阳不振，脘腹气闷，精神疲倦，论肝阳宜清宜凉，论脾阳宜温宜燥，顾此碍彼，温凉不同，脉象弦细而滑，拟方缓调静养勿烦为要。

云茯苓神各三钱　白蔻衣八分　　福橘皮络各六分　珍珠母三具

汉防己六分　　　苏茎八分　　　川贝母二钱　　软白薇五分

四制于术三分　　络石藤五分　　醋炒香附子三钱　乌扇五分

荷叶筋四钱　　　糯稻根须五钱

100. 抑郁动肝，思虑伤脾，肝旺脾虚，湿痰内困，每交春夏，湿痰困脾，则脘腹膨胀，每交秋冬，湿痰袭肺，则咳逆气喘，已延三载有奇，至心悸头眩，胸中懊侬，皆肝病也，脉象弦细而滑，再延有胀满之虞，能于息虑远烦，缓调静养，尚可渐愈，拟方以消息之。

云茯苓神各三钱　珍珠母三具　　橘皮络各八分　　白蔻衣一钱五

汉防己八分　　　软白薇五分　　川贝母二钱　　　苏茎一钱

四制于术四分　　秫秫米一勺　　谷芽生熟各一钱五　丝瓜络四分

荷叶筋四钱　　　竹二青三分　　灯心草三分

101. 脾阳不振，湿邪内困，精神疲倦，面色萎黄，脉象细濡，拟方速图之。

制苍术五分　　白蔻仁五分　　川通草三分　　　海金沙一钱五

川朴七分　　　苏茎八分　　　茯苓三钱　　　　陈大麦仁三钱

杏仁泥一钱五　鸡内金三具　　橘皮一钱五

二十、黄疸

1. 脾阳不振，湿邪困中，脘腹胀痛，面色萎黄，谷食不甘，精神疲倦，脉象濡滑，再延有黄疸之虞。

海金沙一钱五	杏仁二钱	方通草三分	福橘皮一钱五
鸡内金三具焙	白蔻仁五分	赤苓三钱	苏茎一钱五
制半夏一钱五	川朴七分	须谷芽一钱五	陈大麦仁三钱

2. 远血日久，脾阳交伤，精神疲倦，面色萎黄，脉象濡滑，拟方缓图之。

南沙参三钱	冬瓜子三钱	云茯苓神各三钱	白蔻衣八分
糯稻根须五钱	甜冬术一钱五	薏苡仁三钱	留白橘皮一钱五
秫秫米一勺	本事神仙丸三钱	制半夏一钱五	川贝母二钱
紫苏茎八分	省头草一钱五		

3. 谷疸。

制茅术七分	白蔻仁五分	白通草三分	海金沙一钱五
川朴一钱	西茵陈一钱五	赤苓三钱	木猪苓一钱五
鸡内金三具	川桂枝五分	泽泻一钱五	陈大麦仁三钱

又方。

杏仁二钱	西茵陈一钱五	白通草三分	熟附片一钱
白蔻仁五分	制茅术一钱	赤苓三钱	海金沙一钱五
薏苡仁三钱	川朴一钱	橘皮一钱五	鸡内金三具
陈大麦仁四钱			

二十一、气痞

1. 姜堰朱奶奶，血不养肝，肝失调达，气机不克畅行，饮邪入络，络脉不和，症见脘腹窜痛，甚则牵连腰胁，胸中懊恼，莫名其状，头眩心悸，两脉弦细而滑，症势过深，拟方缓图可也。

云茯苓神各三钱	制于术四钱	汉防己八分	珍珠母三具
瓜蒌霜六分	络石藤五分	苏茎八分	秫秫米一勺
福橘络红各八分	川贝母一钱五	乌扇五分	黄玉金一钱五
干荷叶三钱	降香屑四分	丝瓜络四分	

二诊　加白薇五分、灵磁石二钱、白蒺藜二钱。

案载前方。

灵磁石二钱	珍珠母三具	制于术三分	汉防己八分
瓜蒌霜六分	络石藤五分	白薇五分	白蒺藜二钱
云茯苓神各三钱	福橘红六分	川贝母一钱五	苏茎六分
秫秫米一勺	丝瓜络四分	干荷叶三钱	须谷芽一钱五

连服五帖，间三日服一贴。

丸方。

云茯苓神各一两	制于术四钱	珍珠母十具	苏茎四钱
炙僵蚕五钱	白附子五钱	炙全蝎二钱	瓜蒌霜四钱
福橘络皮各八钱	川贝母一两五钱	甜瓜子一两二五钱	降香屑三钱
汉防己七钱	络石藤五钱	白薇五钱	

各药共研极细末，用丝瓜络一条、秣秣米三合、干荷叶五两、糯稻根须十二两，熬汁泛丸如川椒子大。每晚服三钱，开水送下。

2. 白驹成，木旺土虚，水饮停中，气机不克畅行，腹左右有形，攻冲作痛，甚则满腹坚硬，间或沥沥有声，脉象弦细而滑，根蒂已深，拟方缓图可也。

云茯苓三钱	制于术四分	汉防己八分	开口吴茱萸四分
苏茎八分	络石藤五分	川贝母一钱五	煨木香四分
福橘红皮各八分	川楝子一钱五	小茴香四分	乌扇五分
丝瓜络四分	降香屑四分		

丸方。

云茯苓一两五钱	开口吴茱萸三钱	制于术四钱	汉防己八钱
紫苏茎五钱	乌扇五钱	黄玉金一两	鸡谷袋十五具
川楝子一两	小茴香四钱	福橘络皮各六钱	川贝母一两五钱
络石藤五钱	香附子一两五钱	白蔻衣八钱	

各药共研极细末，用丝瓜络一条、须谷芽麦芽各二两煎汤泛丸，如川椒子大。每服三钱，开水送下。

3. 向有劳伤，又加气郁，脘痛不已，脉象沉弦，虑其厥逆致变。

当归一钱五	东白芍二钱	炒柴胡七分	黄玉金一钱五
元胡索一钱五	五灵脂一钱五	苏茎八分	香附子三钱
怀牛膝三钱	紫丹参三钱	台乌药一钱	伽南香屑三分

4. 肺气不宣，膺胸痹痛，根蒂过深，缓图可也。

杏仁二钱	白蔻衣一钱五	射干八分	黄玉金一钱五
元胡索一钱五	五灵脂一钱五	苏茎六分	川贝母一钱五
通草三分	福橘皮一钱五	香附子三钱	鲜枇杷叶二片
丝瓜络四分	降香屑四分	梭罗子一粒，打碎	

5. 气郁不舒，膺胸痹闷。

鲜薤白头一钱五　瓜蒌皮一钱五　苏茎八分　　　乌扇五分

汉防己八分　　　丝瓜络五分　黄玉金一钱五　香附子三钱

云茯苓三钱　　　福橘皮一钱五　川贝母一钱五　杏仁二钱

丝瓜络四分

6. 向有寒湿，又加外邪触动，身热不清，四肢作痛，脉象滑数，速解为要。

柴胡六分　　　制半夏二钱　　川楝子七分　　小茴香五分

甘草五分　　　赤苓三钱　　　川桂枝四分　　黄玉金一钱五

苏茎八分　　　煨木香七分　　橘皮一钱五　　煨白芍三钱

生姜一片　　　降香屑五分

二诊　加姜半夏三钱、西砂仁五分、川草薢一钱五、晚蚕沙一钱五，去柴胡、桂枝、生姜。

7. 向有气瘤，刻因外邪触动，脘腹攻冲作痛，哕吐并见，甚则睾丸下坠，脉象沉弦，痛甚，虑其厥逆致变。

醋半夏二钱　　川雅连五分　　淡干姜五分　　川朴八分

煨木香七分　　川楝子一钱五　小茴香五分　　苏茎八分

赤苓三钱　　　橘皮核各八分　六和曲三钱　　荔枝核七粒

降香屑五分

8. 船户，向有劳伤，刻因急躁伤络，脘胁作胀，咳逆作哕，脉象弦芤，痛甚虑其失血。

净归身一钱五　东白芍二钱　　炒柴胡七分　　乌扇五分

元胡索一钱五　五灵脂一钱五　杏仁二钱　　　黄玉金一钱五

云茯苓三钱　　福橘红六分　　香附子三钱　　桔梗二钱

伽南香屑三分

9. 寒湿内聚，腹痛不已，又加暑湿内困，脘闷作哕，谷食不思，脉象濡滑，痛甚，虑其厥逆致变。

醋半夏二钱　　苏茎八分　　　川朴一钱　　　川楝子一钱五

煨木香七分　　西砂仁五分　　六和曲三钱　　小茴香五分

赤苓三钱　　　橘皮一钱五　　建泽泻一钱五　煨白芍三钱

降香屑五分

10. 肝旺脾虚，水饮内聚，脘痛时行，每遇劳碌，抑郁则发，腹中沥沥有声，脉象弦细而滑，拟方缓图可也。

云茯苓三钱　　制于术五分　　汉防己八分　　制半夏一钱五

络石藤五分　　苏茎八分　　　乌扇五分　　　福橘红六分

川贝母一钱五　白蒺藜二钱　　丝瓜络四分

11. 中堡庄，抑郁动肝，肝木横逆，饮邪入络，气机不克运行，左胁有形，攻冲作痛，甚则哕吐涎沫，痛甚牵连腰胁，懊侬不安，脉象弦细而滑，拟方缓图，静养勿烦为宜。

姜半夏三钱　　乌扇五分　　　云茯苓神各三钱　瓜蒌霜六分

福橘络红各八分　川贝母一钱五　川石斛三钱　　黄玉金一钱五

苏茎六分　　　汉防己八分　　络石藤五分　　香附子三钱

竹二青三分　　秫秫米一勺　　降香屑三分

二诊　加谷芽三钱、省头草一钱五、温胆丸二钱、十枣丸五分，合作一付，开水送下。

12. 沙沟人童，小产后，气血未复，肝旺脾虚，气机不克运行，满腹窜痛，沥沥有声，脉象弦滑，缓图可也。

云茯苓三钱　　制于术四分　　苏茎八分　　　乌扇五分

元胡索一钱五　五灵脂一钱五　汉防己八分　　黄玉金一钱五

福橘络八分　　川贝母一钱五　络石藤五分　　香附子三钱

降香屑五分　　丝瓜络四分　　秫秫米一勺　　省头草一钱五

二诊　加白蒺藜二钱、须谷芽一钱五。

13. 宝应人，肝失调达，胃失冲和，气机不克运行，饮邪留连，脘腹窜痛，甚则牵连两胁，作止无常，脉象弦细而滑，拟方和络行气化饮，缓缓图之。

云茯苓三钱	制于术四分	汉防己八分	乌扇五分
苏茎八分	络石藤五分	白蒺藜二钱	黄玉金一钱五
福橘络八分	川贝母一钱五	制半夏一钱五	丝瓜络四分
降香屑四分	秫秫米一勺		

丸方。

云茯苓二两	汉防己八分	制于术四钱	苏茎八分
制半夏一两	络石藤五钱	白蒺藜二两	黄玉金一两
元胡索一两	五灵脂一两	乌扇五分	福橘络皮各一两
川贝母一两五钱	香附子二两	降香屑四钱	

各药共研极细末，用丝瓜络一条、金橘叶五十片煎汤泛丸。每晚服三钱。

14. 阜宁谢大娘，胃阳不运，水饮停中，脘痛时发时至，腹中沥沥有声，痛时喜按，此虚象也，兼之气滞血瘀，每逢经期，少腹胀痛，脉象弦滑，症势两歧，拟方次第图之。

云茯苓神各三钱	制于术四分	开口吴茱萸三分	乌扇五分
络石藤五分	汉防己八分	福橘皮一钱五	川贝母一钱五
苏茎八分	黄玉金一钱五	白蒺藜二钱	制香附三钱
丝瓜络四分	降香屑五分	梭罗子一粒打碎	

二诊　加元胡索一钱五、五灵脂一钱五。

丸方。

云茯苓二两	开口吴茱萸四钱	于术散五钱	汉防己八钱
元胡索一两	五灵脂一两	苏茎五钱	络石藤四钱
白蒺藜二两	制香附三两	墨鱼骨四两	茜草一两
乌扇五钱	降香屑四钱		

各药共研极细末，用丝瓜络一条、梭罗子七粒打碎、佛手露八两、须谷芽四钱煎汤泛丸如川椒子大。每服三钱，开水

送下。

15. 王左，素本肺胃不和，膺胸痹痛，痛久入络，牵连两胁，谷食减少，气虚下陷，睾丸偏坠于左，脉象弦细而滑，拟方缓图可也。

云茯苓三钱　　开口吴茱萸四分　制于术五分　　小茴香五分

汉防己八分　　苏茎七分　　　川楝子一钱五　乌扇六分

福橘络皮各一钱五　川贝母二钱　　络石藤五分　香附子三钱

丝瓜络四分

16. 时邪后气血未复，加以急躁动肝，肝木横逆，脘胁膺胸痹痛，脉象弦细而滑，拟方缓图。

鲜薤白一钱五　延胡索一钱五　云茯苓三钱　　香附子三钱

瓜蒌皮一钱五　五灵脂一钱五　福橘皮络各六分　乌扇五分

苏茎五分　　　黄玉金一钱五　川贝母一钱五　络石藤五分

省头草一钱五　降香屑四分

17. 急躁动肝，肝木横逆，左胁下痹痛，咳逆多痰。脉象弦细而滑，拟方缓图。

宣木瓜二钱　　元胡索一钱五　白茯苓三钱　　苏茎五分

东白芍二钱　　五灵脂一钱五　福橘皮八分　　乌扇五分

左牡蛎二钱　　四制于术三分　川贝母一钱五　香附子三钱

降香屑五分　　丝瓜络五分

18. 肝脾不和，寒凝气滞，脘腹胀痛，拟方速解为要。

白茯苓三钱　　煨木香七分　　福橘皮一钱五　制半夏一钱五

汉防己八分　　西砂仁五分　　香附子三钱　　苏茎八分

肉桂子七分　　煨白芍三钱　　川朴八分　　　丝瓜络五分

降香屑五分

他已用当归四逆，腹痛仍然，用上方后稍止。

19. 气滞寒凝，脐腹作痛，谷食懒进，拟方速解。

白茯苓三钱	苏茎八分	福橘皮一钱五	制半夏八分
汉防己八分	黄玉金一钱五	川贝母二钱	川朴八分
肉桂子七分	煨白芍四钱	甘草八分	淡姜渣三分

20. 气呃。

苦杏仁三钱	苏茎八分	通草三分	制半夏一钱五
白蔻衣八分	黄玉金一钱五	白茯苓三钱	鲜杷叶二片
射干八分	川贝母二钱	福橘皮一钱五	刀豆种一粒

21. 感受寒邪，触动气痰，攻冲作痛，甚则哕吐，速解乃妙。

制半夏三钱	苏茎一钱	苏叶一钱五	白茯苓三钱
乌扇五分	川雅连三分	元胡索一钱五	福橘皮一钱五
降香屑三分	干姜三分	五灵脂一钱五	香附子三钱
灶心土四钱			

22. 腹痛。

| 煨白芍一两 | 上肉桂六分 | 炙甘草五钱 |

23. 幼患食积，继因肝郁乘脾，湿痰互结，上下不交，而痞成，脘痛时时作，延久气血交虚，血不养肝，肝阳内震，头目眩晕，心悸不安，胸中懊恼，莫名其状，神思恍惚，内热时行，脉象弦细而滑，根蒂过深，拟方缓图。

白茯苓二钱	瓜蒌霜六分	黄玉金一钱五	福橘皮络各六分
制于术三分	乌扇五分	络石藤五分	川贝母二钱
汉防己六分	苏茎六分	珍珠母三具	秫秫米一勺
丝瓜络三分	降香屑五分		

24. 肝郁乘胃，水饮内聚，脘痛哕吐，得食则安，按之亦解，此虚象也，脉象弦滑，拟方缓图。

| 南沙参二钱五 | 炙升麻三分 | 白茯苓三钱 | 高良姜一钱五 |
| 于白术一钱五 | 当归一钱五 | 福橘皮一钱 | 苏茎一钱 |

黄芪一钱五　　　荜澄茄一钱　　　川贝母一钱　　　丝瓜络三分

梭罗子一粒，打碎

案列前方，胃虚脘痛，前经调治已愈，刻因春木司权，肝热内蕴，脘痛复作，胸中懊侬，莫名其状，心悸不安，根蒂已深，拟方徐图。

姜半夏三钱　　　白茯苓三钱　　　福橘皮一钱五　　乌扇五分

冬桑叶三钱　　　延胡索一钱五　　川贝母二钱　　　苏茎六分

25. 少腹结瘕，胀满并见，腹中沥沥有声，谷食不思，脉象弦细而滑，根蒂过深，拟方次第图之。

白茯苓三钱　　　制半夏三钱　　　福橘皮一钱五　　鸡内金三具

制于术四分　　　苏茎一钱　　　　川贝母一钱五　　白蔻衣一钱五

汉防己八分　　　乌扇五分　　　　黄玉金一钱五　　砂仁壳一钱五

丝瓜络四分　　　降香屑七分

26. 火不生土，胃阳不运，水饮停中，脘痛已延日，火甚则哕吐清水，痛甚喜按，得食即安，此虚象也，脉象弦细，拟缓图。

白茯苓三钱　　　制半夏四钱　　　福橘皮二钱五　　白蔻衣一钱

制于术四分　　　开口吴茱萸四分　川贝母一钱　　　苏茎八分

汉防己六分　　　熟附片六分　　　香附子三钱　　　梭罗子一粒，打碎

丝瓜络三分

案列前方，气与饮搏，根蒂已深，势难骤效，拟再图之。

白茯苓三钱　　　高良姜一钱　　　橘皮络皮各六分　白蔻衣二钱

制于术三分　　　荜澄茄一钱　　　川贝母一钱　　　苏茎六分

汉防己六分　　　开口吴茱萸三分　络石藤五分　　　熟附片六分

降香五分　　　　丝瓜络三分　　　梭罗子一粒，打碎　人参乌梅丸二钱五

27. 幼年积滞，伤中延久，胃阳不运，谷食不归正化，水饮丛生，于是脘痛叠作，食入阻闷，哕吐酸水，脉象弦细而

滑，根蒂过深，拟方缓图。

制半夏四钱　　　高良姜一钱　　　白茯苓三钱　　苏茎一钱

制于术五分　　　荜澄茄一钱　　　福橘皮二钱　　络石藤五分

开口吴茱萸五分　汉防己八分　　　川贝母二钱　　白蔻衣一钱

降香屑五分　　　梭罗子一粒,打碎　丝瓜络四分

28. 肝失条达，水饮入络，左胁痹痛，痛延日久，脉象弦滑，痛甚虑其厥逆，拟方获效乃吉。

乌扇五分　　　延胡索一钱　　　白茯苓三钱　　制半夏一钱五

制于术五分　　五灵脂二钱　　　橘红络皮各六分　苏茎八分

汉防己八分　　络石藤五分　　　香附子三钱　　川贝母一钱五

丝瓜络三分　　降香屑五分

29. 肝失条达，水饮入络，左胁痹痛，痛延日久，脉象弦滑，痛甚虑其厥逆致变。

白茯苓三钱　　延胡索一钱五　　橘皮络各六分　风化硝五分

制于术三分　　五灵脂一钱　　　川贝母一钱　　络石藤五分

汉防己六分　　苏茎八分　　　　香附子三钱　　乌扇五分

降香屑五分　　丝瓜络四分　　　梭罗子一粒,打碎

30. 暑湿内困，兼感时邪，腹痛不已，拟方速解为妙。

青防风一钱　　广藿香二钱　　　甘草五分　　　北细辛二分

五灵脂一钱五　荆芥穗一钱　　　黄玉金一钱五　赤苓三钱

延胡索一钱五　醋半夏二钱　　　香附子三钱　　川朴七分

降香屑五分

31. 感受时邪，气滞湿郁，腹痛不已，甚则哕吐，脉象濡涩，痛甚，虑其肢凉外脱致变，慎之，而以浅视为要。

青防风一钱　　藿香一钱五　　　延胡索一钱五　甘草三分

降香屑五分　　荆芥穗一钱　　　玉金一钱五　　五灵脂一钱五

赤苓三钱　　　北细辛三分　　　半夏一钱　　　香附子三钱

橘皮一钱五

案载前方，虑其厥脱致变。

制半夏三钱	苏茎一钱	通草三分	福橘皮一钱五
甘露散三钱	川雅连五分	玉金一钱五	赤苓三钱
川朴七分	降香屑四分	淡干姜五分	六和曲三钱
枳壳七分	香附子三钱		

32. 小产后，肝脾两伤，天癸淋沥不至，兼之脘腹胀痛，甚则哕吐，谷食减少，脉象细滑，拟方次第图之。

制半夏三钱	白蔻衣一钱五	茯苓三钱	黄玉金一钱五
煨姜一片	川雅连三分	砂仁壳一钱五	橘皮一钱五
乌扇五分	淡干姜三分	苏茎一钱	香附子三钱
降香屑五分			

33. 肝失条达，水饮入络，脘腹串痛，腹中沥沥有声，心悸头眩，脉象弦滑，拟方缓图。

云茯苓三钱	苏茎一钱	橘络皮各六分	玉金一钱五
制于术三钱	络石藤五分	川贝母一钱五	乌扇五分
汉防己六分	瓜蒌霜六分	香附子三钱	白蒺藜二钱
降香屑五分	秫秫米一勺	丝瓜络三分	

又丸方

软白薇五钱	瓜蒌霜四钱	橘络皮各五分	苏茎五分
汉防己五分	玉金一两	川贝母二两	制半夏一两五
制于术三钱	络石藤五钱	香附子一两五	乌扇四钱
白蔻衣八钱	白蒺藜二两	降香屑三钱	

上药共研细末，用丝瓜络一条、须谷芽生、熟各一两五钱、秫秫米一勺，三合煎汤泛丸。每取三钱，开水送下。

34. 气滞寒凝，少腹有形作痛，谷食减少，脉象细濡，拟方速解为要。

云茯苓三钱	肉桂子八分	橘皮五分	制半夏一钱五
汉防己六分	络石藤五分	川贝母一钱五	省头草一钱五
制于术八分	荷茎一钱五	香附子三钱	丝瓜络四钱

35. 气滞寒凝，少腹作痛，脉象细濡，拟方缓图。

云茯苓三钱	延胡索一钱五	炙甘草一钱五	香附子三钱
汉防己六分	五灵脂一钱五	煨白芍五钱	降香屑五分
肉桂子五分	制半夏一钱五	橘皮一钱五	

36. 气滞血瘀，天癸三月不至，气滞寒凝，绕脐作痛，脉象细涩，拟方速解。

云茯苓三钱	延胡索五分	福橘皮一钱五	香附子三钱
防己八分	五灵脂八分	制乳香没药各五分	川贝母一钱五
肉桂子六分	荷茎一钱	煨白芍四钱	黄玉金一钱五
丝瓜络四钱	降香屑五分		

37. 肝热乘胃，脘中嘈杂，脉象弦滑，拟方缓图。

冬桑叶三钱	延胡索一钱五	福橘皮五分	苏茎八分
丹皮一钱五	五灵脂一钱五	茯苓三钱	乌扇五分
瓜蒌霜六分	黄玉金一钱五	川贝母一钱	竹二青三分
降香屑三分			

38. 烦闷动肝，肝失条达，气机不充，逆行脘腹阻痛 腹中沥沥有声，谷食懒进，脉象弦细而滑，速当自开怀抱与药饵兼功。

云茯苓三钱	代赭石二钱	福橘皮一钱五	乌扇五分
荷茎一钱	黄玉金一钱五	川贝母二钱	白蔻衣一钱五
制半夏一钱五	汉防己六分	香附子三钱	络石藤五分
丝瓜络二分	降香屑五分		

39. 急躁动肝，肝旺脾虚，湿邪内困，谷食不思，精神疲倦，遍身经脉窜通，胸中懊憹，莫名其状，神思恍惚，脉象弦

细而滑，症势已深，拟方徐图。

茯苓神各二钱　　荷茎八分　　　福橘络皮各六分　白蔻衣一钱

汉防己八分　　　瓜蒌霜五分　　川贝母五分　　　须谷芽生熟各五钱

制于术五分　　　络石藤五分　　制半夏一钱五　　乌扇五分

丝瓜络三分　　　省头草一钱五

40. 肝热乘胃，脘中嘈杂刺痛，气闷不舒，脉象弦滑，速解为妙。

冬桑叶三钱　　　延胡索一钱五　茯苓三钱　　　荷茎三钱

炒丹皮一钱五　　五灵脂一钱五　橘皮一钱五　　乌扇五分

瓜蒌霜六分　　　黄玉金一钱五　香附子三钱　　灯心草五分

降香屑五分　　　荔枝核七粒

41. 肝郁乘脾，湿痰互结，上下不交，而痞象成，谷食不运，脉象沉弦，拟方缓图可也。

甜冬术一钱　　　砂仁壳一钱五　云茯苓三钱　　苏茎八分

麸炒枳实七分　　白蔻衣一钱五　福橘皮一钱五　香附子三钱

制半夏一钱五　　川朴一钱　　　鸡谷袋三具　　炒麦芽三钱

白饭团一枚，用荷叶包好，合煎

42. 气痞日久，攻冲作痛，甚则哕吐，脉象沉弦，缓图可也。

姜半夏三钱　　　甜冬术一钱五　云茯苓三钱　　川朴一钱五

干蟾蜍皮一只,焙　川雅连四分　　麸炒枳实七分　福橘皮一钱五

鸡谷袋三具　　　淡干姜四分　　苏茎八分　　　乌扇五分

43. 产后气虚下陷，致成阴挺，兼之肝脾不和，脘痞胀痛，谷食不运，脉象弦细，拟方次第图之。

鹅眼枳实一钱　　煨木香七分　　云茯苓三钱　　川朴一钱

甜冬术二钱　　　西砂仁五分　　福橘皮一钱五　香附子三钱

制半夏一钱五　　苏茎八分　　　鸡谷袋三具　　干蟾蜍皮一具

44. 食积年余，作痛频仍，脉象沉弦，缓图可也。

甜冬术一钱五　川雅连五分　　云茯苓三钱　　紫朴七分

细枳实七分　　淡干姜五分　　福橘皮一钱五　鸡内金三具，焙

制半夏一钱五　炒麦芽三钱　　降香屑五分

白饭团一枚，荷叶包好，同煮

45. 肝气不降，肺怎不升，致膈痹而不舒，时行隐痛，痛极牵至两胁，间吐酸水，由肝肺之气不和，致清肃欠爽，已经半载之多，脉象弦滑不畅，拟用开降法以图之。

薤白头一钱五　苏茎一钱五　白芍二钱　　木香二钱

川贝母二钱　　降香屑五分　炒姜皮一钱五　玉金一钱五

半夏二钱　　　橘络皮各一钱五　旋覆花五分

46. 向有肝脾不和，脘中胀痛，沥沥有声，刻因肝邪入肺，以致膺胸痹痛不舒，牵引背后，脉象沉弦，拟方徐图之。

薤白头二钱　　旋覆花五分　　杏仁二钱　　橘络一钱五

逐饮散四分　　瓜蒌皮二钱　　川贝母二钱　防己一钱

半夏二钱　　　黄玉金一钱五　降香屑五分　鲜枇杷叶三片

47. 天气下降则清明，地怎上升则晦塞，上焦不行，下脘不通，膺胸痹而不舒，先拟肺金理怎治以，肺主一身之气故耳，气畅则胃开进食矣。

法半夏二钱　　玉金一钱五　　川贝母二钱　　薤白头一钱五

鲜枇杷叶二片　茯苓三钱　　　橘络一钱五　　瓜蒌霜六分

炒姜皮一钱五　佛手露二两　　海风藤一钱五　威灵仙一钱五

海桐皮三钱　　青防风一钱五　茯苓三钱　　　大豆黄卷三钱

炙僵蚕八分　　川羌活一钱五　杏仁二钱　　　橘络皮各一钱五

嫩桑枝二两，煎汤代水

48. 寒湿客于肝肾，以致腰间作痛，遇劳即发，拟肾着汤为治。

淡干姜、茯苓、归尾、川羌活、红花、川桂枝、白芍、甘草、金毛狗脊、桃仁、鹿角霜、庵闾子、百花酒二两

49. 腰者肾之府，肾气不充，湿痰入络，以致腰疼颇甚，入夜尤增，已历二年之多，拟方徐图为治。

炙僵蚕八分	制半夏一钱五	云茯苓神各三钱	金毛狗脊三钱
竹节白附子七分	白蒺藜二钱	橘络皮各一钱五	杜仲一钱五
炙全蝎三分	霜桑叶三钱	宣木瓜二钱	络石藤五分

50. 湿痰入络，遍身疼痛。

仙鹤草三钱	半夏粉一钱五	福橘红六分	络石藤五分
威灵仙一钱五	豨莶草三钱	汉防己八分	宣木瓜二钱
茯苓三钱	嫩桑枝二两	牵正散二钱五	

51. 努力伤络，膺胸肺气不宣，膺胸痹痛，脉象沉弦，缓图可也。

薤白头一钱五	旋覆花五分	元胡索一钱五	云茯苓三钱
丝瓜络四分	瓜蒌皮一钱	黄玉金一钱五	五灵脂一钱五
福橘红六分	降香屑五分	苏茎八分	川贝母二钱
乌扇五分	香附子三钱	鲜枇杷叶二片	

52. 肝气不降，肺疢不升，升降失常，气与痰搏，膺胸痹闷，气粗似喘，夜卧不安，脉象濡滑，拟方缓图之。

代赭石二钱	鲜薤白头一钱五	茯苓神各三钱	川贝母二钱
白薇五分	鲜枇杷叶二片	旋覆花五分	瓜蒌皮一钱五
瓜蒌霜六分	橘红六分	香附子三钱	黄玉金一钱五
秫秫米一勺	苏茎八分	珍珠母三分	杏仁二钱
降香屑四分	乌扇五分	五香丸一钱	四七丸二钱

53. 肺气不宣，膺胸痹闷，脾肺交虚，湿痰内困，脉象细濡，拟方缓图可也。

薤白头二钱	汉防己一钱	云茯苓三钱	制半夏二钱

淡姜渣二分　　炒瓜蒌皮二钱　　络石藤五分　　福橘红六分

乌扇五分　　　丝瓜络四分　　　川贝母二钱　　白蔻衣一钱五

苏茎八分　　　须谷芽一钱五　　降香屑五分

54. 肝木横逆，水饮停中，气与饮搏，左肋下痹痛，间或沥沥有声，脉象沉弦，拟柔肝化饮法速解乃吉。

东白芍二钱　　元胡索一钱五　　汉防己八分　　云茯苓三钱

丝瓜络四分　　宣木瓜二钱　　　降香屑五分　　五灵脂一钱五

制于术五分　　福橘络　皮各八分　左牡蛎四钱　　苏茎一钱

络石藤五分　　川贝母二钱　　　香附子三钱

55. 肝邪入肺，右胁作痛，脉象弦滑，缓图可也。

杏仁一钱　　　元胡索一钱五　　川通草一分　　乌扇五分

鲜枇杷叶三片　白蔻衣一钱五　　五灵脂一钱五　云茯苓三钱

香附子三钱　　降香屑五分　　　苏茎一钱　　　黄玉金一钱五

福橘皮一钱五　川贝母二钱

56. 向有内伤，头眩心悸旧恙，刻下努力伤络，脘中作痛，脉象沉弦，痛甚，虑其失血。

净归身一钱五　元胡索一钱五　　香附子三钱　　苏茎八分

伽南香屑三分　杭白菊二钱　　　五灵脂一钱五　乌扇五分

台乌药一钱　　醋柴胡五分　　　黄玉金一钱五　十大功劳一钱五

紫丹参三钱

57. 劳力伤络，左胁作痛，脉象弦滑，延久非宜

当归尾一钱五　紫丹参三钱　　　十大功劳一钱五　伽南香屑五分

桃仁三钱　　　怀牛膝三钱　　　柴胡一钱　　　新绛三分

红花二钱　　　人参三七三分　　旋覆花五分

58. 时邪后气血未复，加以急躁动肝，肝木横逆，脘肋膺胸痹痛，脉象弦细而滑，拟方缓图可也。

鲜薤白头一钱五　元胡索一钱五　云茯苓四钱　　　　香附子三钱

炒蒌皮一钱五　　五灵脂一钱五　　福橘皮 络各六分　　乌扇五分
紫苏茎一钱　　　黄玉金一钱五　　川贝母二钱　　　络石藤五分
省头草一钱五　　降香屑五分

59. 急躁伤肝，肝失调达之性，于是左胁下痹痛时行，气道不畅，脘闷叠作，脉象弦滑，非缓图不克。

宣木瓜二钱　　　延胡索一钱五　　白茯苓三钱　　　香苏梗八分
东白芍二钱　　　溏灵脂一钱五　　广陈皮八分　　　乌扇五分
左牡蛎三钱　　　通络散四分　　　川贝母二钱　　　香附子三钱
降香屑五分　　　丝瓜络四分

60. 肺气不畅，右胁滞痛，气呃不舒，上逆时行，拟方宣气以展化。

杏仁二钱　　　　紫苏茎一钱　　　川通草三分　　　制半夏二钱
白蔻衣八分　　　黄玉金一钱五　　茯苓块三钱　　　鲜枇杷叶二片
射干片八分　　　川贝母二钱　　　广陈皮一钱五　　降香屑五分
香附米三钱　　　刀豆种生熟各一粒

61. 肝脾不和，寒凝气滞，脘腹胀痛，拟方速解为宜。

云茯苓三钱　　　广木香七分　　　福橘皮一钱五　　苏茎八分
肉桂子七分　　　西砂仁五分　　　香附子三钱　　　降香屑五分
汉防己八分　　　煨白芍三钱　　　川朴八分　　　　制半夏一钱五

62. 气滞寒凝，脐腹作痛，谷食懒进，拟方速解为妙。

煨白芍四钱　　　汉防己八分　　　粉甘草八分　　　制半夏一钱五
黄玉金一钱五　　肉桂子七分　　　福橘皮一钱五　　川朴八分
紫苏梗一钱　　　白茯苓三钱　　　川贝母二钱　　　淡姜渣五分

63. 感受寒邪，触动气痞，攻冲作痛，甚则秽吐，速解为要。

姜半夏三钱　　　苏茎一钱　　　　苏叶一钱五　　　云茯苓三钱
乌扇五分　　　　川雅连四分　　　延胡索一钱五　　福橘皮一钱五

降香屑三分　　　淡干姜四分　　　溏灵脂一钱五　　醋炒香附子三钱

灶心土四钱

64. 寒邪凝结腹中，绕脐攻冲作痛，甚则难忍异常，先拟轻便之剂以止之。

煨白芍一两、炙甘草五钱、上油桂八分，河水煎服，或以肉桂末洒膏药上贴脐中

65. 幼患食积，既因肝郁乘脾，湿痰互结，上下不交，而痞象成，脘痛时作延久，气血交虚，血不养肝，肝阳内震，头目眩晕，心悸不安，胸中懊侬，莫名其状，脉象弦细而滑，根蒂过深，拟方缓图可也。

茯苓神各三钱	瓜蒌霜六分	橘皮络各一钱五	黄玉金一钱五
逐饮散四分	乌扇片五钱	川贝母二钱	秫秫米一勺
木防己八分	苏茎六分	络石藤五分	珍珠母三具
丝瓜络四分	降香屑五分		

66. 肝郁乘胃，水饮内聚，脘痛秒吐，得食则安，按之亦解，此虚像也，脉象弦滑，拟方缓图可也。

南沙参三钱	炙升麻三分	云茯苓三钱	炙黄芪一钱五
于白术一钱五	香当归一钱五	炒橘皮一钱五	川贝母二钱
高良姜一钱	荜澄茄一钱	苏茎八分	丝瓜络四分
梭罗子打碎，一粒			

案列前方，胃虚脘痛，前经调治已愈，刻因春木司权，肝热内蕴，脘痛复作，胸中懊侬，莫名其状，根蒂已深，拟方徐图。

制半夏三钱	云茯苓三钱	福橘皮一钱五	乌扇五分
冬桑叶三钱	元胡索一钱五	川贝母二钱	苏茎八分
牡丹皮一钱五	五灵脂一钱五	香附子三钱	瓜蒌霜六分
降香屑五分	丝瓜络四分	秫秫米一勺	

67. 火不生土，胃阳不运，水饮停中，脘痛已延日久，甚则秽吐清水，两脉弦细，拟方缓图可也。

干切茯苓三钱　　姜汁半夏四钱　福橘皮一钱五　白蔻衣一钱五

逐饮散四分　　　吴茱萸四分　　川贝母二钱　　苏茎八分

汉防己八分　　　熟附片六分　　香附子三钱　　乌扇五分

梭罗子一粒，打碎　丝瓜络四分

案载前方，气与痰搏，根蒂过深，势难骤效，拟方再进图之。

开口吴茱萸四分　汉防己八分　　白茯苓三钱　　络石藤五分

高良姜一钱　　　通络散四分　　福橘皮　络各八分　熟附片八分

荜澄茄一钱　　　川贝母二钱　　苏梗一钱　　　白蔻衣一钱五

降香五分　　　　丝瓜络四分　　梭罗子一粒，打碎

人参乌梅丸二钱五

68. 幼年积滞，伤中延久，胃阳不运，谷食不归正化，水饮丛生，脘痛叠作，食入阻闷，秽吐涎沫酸水，脉象弦滑，根蒂过深，缓图可也。

四制于术六分　　高良姜一钱　　云茯苓三钱　　苏茎一钱

开口吴茱萸五分　荜澄茄一钱　　福橘皮一钱五　络石藤五分

姜半夏四钱　　　汉防己八分　　川贝母二钱　　白蔻衣一钱五

丝瓜络四分　　　梭罗子打碎，一粒　降香末五分

69. 肝失调达，水饮入络，左胁下痹痛，已延日久，脉象弦滑，痛甚，虑其厥逆致变。

醋炒香附子三钱　福橘皮　络各一钱　络石藤五分　　紫苏茎一钱

元胡索一钱五　　木防己八分　　风化硝六分　　丝瓜络四分

五灵脂一钱五　　逐饮散四分　　乌扇五分　　　梭罗子一粒，打碎

70. 小产后肝脾两伤，天癸淋沥不止，兼之脘痞胀痛，甚则秽吐，脉象虚滑，拟方次弟图之。

制半夏三钱　　白蔻衣一钱五　　云茯苓三钱　　黄玉金一钱五

川雅连三分　　砂仁壳一钱五　　福橘皮一钱五　　乌扇五分

淡干姜三分　　苏梗一钱　　　　香附子三钱　　降香屑四分

煨姜一片

71. 烦闷动肝，肝失调达，气机不克畅行，脘腹阻痛，腹中沥沥有声，谷食懒进，脉象弦细而滑，速当怡情适自，可渐入佳境。

云茯苓三钱　　煅赭石二钱　　福橘皮络各一钱　乌扇五分

紫苏茎八分　　黄玉金一钱五　　川贝母二钱　　白蒺藜二钱

制半夏一钱五　汉防己八分　　香附子三钱　　络石藤五分

降香屑五分　　丝瓜络四分

72. 肝热乘胃，脘中嘈杂刺痛，食入则甚，气闷不舒，脉象弦滑，速解为宜。

霜桑叶三钱　　延胡索一钱五　　云茯苓三钱　　生山栀子五枚,打碎

酒炒丹皮一钱五　溏灵芝一钱五　福橘皮一钱五　川石斛三钱

瓜蒌霜六分　　黄玉金一钱五　　香附子三钱　　乌扇五分

灯心草三分　　降香屑五分　　苦竹根五分

73. 努力伤络，两胁作痛，脉象弦滑，痛甚，虑其失血，拟方速解为佳。

净归身一钱五　　延胡索一钱五　　云茯苓三钱　　紫苏茎一钱

杭白芍二钱　　五灵脂一钱五　　福橘皮一钱五　　怀牛膝三钱

醋炒柴胡六分　台乌药一钱　　紫丹参三钱　　黄玉金一钱五

迦南香屑三分

74. 劳伤脘痛甚作哕，拟方获效乃吉。

姜半夏三钱　　黄玉金一钱五　　茯苓三钱　　汉防己八分

苏茎八分　　延胡索一钱五　　橘皮一钱五　　白蔻衣一钱五

络石藤五分　　五灵脂一钱五　　香附子三钱　　乌扇五分

丝瓜络四分　　降香末五分

75. 劳伤日久，脘胁作痛，曾经吐瘀，甚则盈碗盈盆，脉象弦芤，徐图可也。

旋覆花七分　　元胡索一钱五　　福橘络一钱五　　海浮石三钱

玉金一钱五　　五灵脂一钱五　　川贝母二钱　　十大功劳叶一钱五

人参三七三分　川石斛三钱　　香附子三钱　　乌扇五分

降香屑五分　　白茅根五钱　　新绛四分

76. 努力伤络，又加急躁，吐瘀便瘀，两胁胀痛，脉象弦芤，先拟化瘀止痛之剂，防其涌吐致变。

当归须一钱五　旋覆花六分　　白茯苓三钱　　台乌药一钱

桃仁二钱　　　茜草一钱　　　福橘红六分　　怀牛膝三钱

紫丹参三钱　　人参三七四分，磨汁服　　　　　川贝母二钱

香附子三钱　　青葱管五寸　　新绛五分　　降香屑四分

琥珀复元丸一钱五

琥珀外台丸五分，开水送下

77. 努力太甚，以致两肋胀痛，谷食不进，脉象弦滑，速解为妙。

鹿角六分磨汁冲　当归须一钱五　　橘络一钱五　　延胡索一钱五

旋覆花五分　　桃仁二钱　　　紫丹参三钱　　五灵脂一钱五

黄玉金一钱五　十大功劳叶一钱五　香附子三钱　　苏茎一钱

新绛七分　　　青葱管五寸　　降香末五分

78. 脾阳不运，气滞湿郁，脘中结痞，胀痛秽吐，并见脉象濡滑，缓图可也。

制半夏三钱　　苏茎八分　　　云茯苓三钱　　鸡内金三具

川雅连五分　　川朴一钱　　　福橘皮一钱五　　须麦芽三钱

淡干姜五分　　白蔻衣一钱五　醋炒香附子三钱　省头草一钱五

丝瓜络四分　　伏龙肝一两五钱，煎汤代水

79. 肝气逆行犯胃，脘痛秽吐，脉象弦涩，拟方缓图可也。

雅连四分　　　云茯苓三钱　　福橘皮一钱五　川贝母一钱五

淡干姜四分　　黄玉金一钱五　香附子三钱　　降香屑五分

苏茎八分　　　姜半夏三钱　　乌扇五分

灶心土二两，煎汤代水

80. 气痞日久，脘痛不已，秽吐频仍，甚则涎沫清水，谷食懒进，徐图为要。

姜汁炒半夏四钱　川雅连四分　　云茯苓三钱　　川贝母二钱

白蔻衣八分　　　干姜四分　　　福橘红六分　　络石藤六分

苏茎一钱　　　　乌扇五分　　　干蟾蜍皮一只

81. 胃阳不运，水饮停中，气与饮搏，脘左有形，攻冲作痛，甚则秽吐涎沫，腹中沥沥有声，脉象弦滑，拟方徐图为要。

四制于术四分　云茯苓三钱　　福橘皮一钱五　丝瓜络四分

延胡索一钱五　汉防己六分　　川贝母二钱　　降香屑五分

五灵脂一钱五　苏茎八分　　　香附子三钱　　雅连五分

淡干姜五分　　制半夏一钱五

82. 肝胃不和，饮邪内蓄，脘左有形，胀痛并见，秽吐时作，已延四载有奇，根蒂过深，脉象弦滑，拟方缓图可也

姜汁炒半夏四钱　四制于术五分　络石藤六分　　香附子三钱

川雅连五分　　　苏茎一钱　　　茯苓三钱　　　白蔻衣一钱五

水泡干姜五分　　汉防己八分　　福橘皮一钱五　乌扇五分

降香屑五分　　　丝瓜络四分　　淡姜渣三分

83. 寒湿入络，左胯痹痛，年逾古稀，治难骤效。

杏仁二钱　　　威灵仙一钱五　云茯苓三钱　　川桂枝七分

大豆黄卷三钱　海桐皮三钱　　福橘络八分　　片姜黄八分

汉防己八分　　络石藤五分　　甜瓜子三钱　　苏茎一钱

丝瓜络四分　　生姜一片

案载前方。

四制于术五分　海桐皮三钱　　福橘络一钱　　白蒺藜二钱

桂枝木六分　　川草薢一钱五　川贝母二钱　　木防己八分

白蔻衣一钱五　甜瓜子三钱　　络石藤五分　　宣木瓜二钱

淡姜渣三分　　糯稻根须四钱　省头草一钱五　丝瓜络四分

本事神仙丸　痛风丸各一钱五

84. 寒湿入络，四肢痹痛，举动不灵，已延年余，脉象弦滑，拟方渐解乃吉。

香当归一钱五　海桐皮三钱　　云茯苓三钱　　制茅术七分

川芎五分　　　香白芷五分　　福橘络八分　　苏梗一钱

淡干姜五分　　威灵仙一钱五　川朴一钱　　　甜瓜子三钱

生姜一片　　　丝瓜络四分

85. 血不荣筋，风湿乘虚袭入，左膝高耸酸痛，行步艰难，脉象濡滑，延久有鹤膝风之患。

制苍术一钱五　当归身一钱五　甘草四分　　　川桂枝一钱

香白芷五分　　抚川芎五分　　茯苓三钱　　　淡干姜八分

杭白芍二钱　　汉防己八分　　络石藤五分　　川朴一钱

葱白三根　　　生姜三钱

86. 命阳不充，寒湿内聚，腰左痹痛，根蒂已深，缓图可也。

野于术一钱五　川续断一钱　　甘草三分　　　苏茎八分

淡干姜六分　　庵同子一钱五　福橘皮络各八分　丝瓜络四分

汉防己八分　　川杜仲一钱五　茯苓三钱　　　淡姜渣三分

87. 肝肾不足，寒湿入络，腰胯痹痛，右肩亦痛，脉象细濡，拟方缓图之。

于白术一钱五   金毛狗脊三钱   云茯苓三钱   汉防己八分

淡干姜六分   宣木瓜一钱五   福橘络一钱   丝瓜络四分

海桐皮三钱   甜瓜子三钱   庵闾子一钱五   络石藤五分

嫩桑枝打绒，二两，煎汤代水

88. 痹症解后，未能接手调治，余湿未净，两腿觉软，谷食不甘，脉象细濡，拟方力进图之。

茯苓块三钱   宣木瓜二钱   福橘皮一钱五   苏茎一钱

木防己八分   川牛膝一钱五   白蔻衣一钱五   乌扇五分

海桐皮三钱   络石藤五分   川贝母一钱五   须谷芽一钱五

丝瓜络四分   省头草一钱五

案列前方。

川羌活六分   杭白芍二钱   粉甘草四分   防己八分

青防风一钱五   川牛膝二钱   熟附片六分   苏茎一钱

西当归二钱   福橘络一钱   川续断一钱五   生姜二片

89. 血虚不能涵养经脉，兼感寒邪，致两腿酸痛，左边尤甚，脉象濡涩，拟方速解为宜，延久防成瘫症。

大豆黄卷三钱   紫苏茎一钱   云茯苓三钱   海桐皮三钱

川桂枝六分   汉防己八分   福橘络八分   威灵仙一钱五

杏仁泥一钱五   络石藤五分   甜瓜子三钱   丝瓜络四分

生姜二片

痛风丸二钱五、养真丹三钱，两种间服，用嫩桑枝煎汤送下。

90. 肝旺脾虚，饮邪入络，脘腹胀闷，沥沥有声，气血不克畅行，手指麻木痹痛，左足浮肿不仁，脉象弦滑，拟方缓图可也。

云茯苓三钱   络石藤五分   福橘络 皮各六分   桂枝木五分

四制于术四分   苏茎一钱   川贝母二钱   白蔻衣一钱五

木防己八分　　白蒺藜二钱　　秫秫米一勺　　　　丝瓜络四分

淡姜渣三分　　冬瓜皮五钱

91. 肝脾不和，水饮入络，气机不克运行，脘胁腰膝作痛，已延数载有奇，脉象弦细而滑，根蒂已深，缓图可也。

金毛狗脊三钱　紫苏梗一钱　　福橘皮络各一钱　四制于术五分

庵闾子一钱五　沙苑蒺藜二钱　乌扇五分　　　　木防己八分

络石藤五分　　白茯苓三钱　　川贝母二钱　　　丝瓜络四分

降香屑五分

92. 腰背痹痛。

紫苏叶一钱五　川桂枝一钱　　威灵仙一钱五　　云茯苓三钱

川羌活二钱　　甜瓜子三钱　　海桐皮三钱　　　橘皮一钱五

93. 两腿恶寒。

甜冬术二钱　　云茯苓二钱　　甘草三分　　　　福橘络皮八分

熟附片八分　　桂枝木六分　　制半夏一钱五　　生姜一片

红枣三枚

二十二、淋浊

1. 湿注下焦，败精成浊，淋漓不止，茎中作痛，脉象弦滑，拟方缓图，易治之症也。

净归身一钱五　东白芍二钱　　炒柴胡五分　　珍珠母三具
炒山栀一钱五　川萆薢一钱五　车前子三钱　　酸枣仁三钱
甘草梢五分　　滑石三钱　　　赤苓三钱　　　益智子一钱五
秫秫米一勺　　灯心草三分　　石首鱼脑砂一钱五

二诊　加川石斛三钱、冬葵子一钱五。

案载前方。

细木通七分　　车前子三钱　　炒山栀一钱五　川石斛三钱
川萆薢一钱五　冬葵子一钱五　石苇八分　　　橘红六分
甘草梢五分　　滑石三钱　　　茯苓神各三钱　珍珠母三具
竹茹三分　　　灯心草三分　　秫秫米一勺

三诊　加益智子一钱五、白薇五分。

2. 湿热下注，小溲茎痛，脉象弦滑，速解为要。

当归一钱五　　东白芍二钱　　炒柴胡五分　　冬葵子二钱
炒山栀一钱五　车前子三钱　　细木通七分　　甘草梢五分
滑石三钱　　　赤苓三钱　　　灯心草三分

3. 湿热下注，小溲便浊，少腹作胀，脉象濡滑，速解为要。

川萆薢一钱五　车前子二钱　　炒山栀一钱五　珍珠母三具

细木通七分　益智子一钱五　瓜蒌霜六分　橘红六分

甘草梢五分　滑石三钱　赤苓三钱　灯心草三分

4. 便浊。

川草薢一钱五　酸枣仁三钱　首乌藤四钱　炒山栀一钱五

益智子一钱五　瓜蒌霜六分　川石斛三钱　茯苓神各三钱

川贝母一钱五　福橘红六分　秫秫米一勺　灯心草三分

5. 胡姓。

酸枣仁三钱　首乌藤三钱　沙苑子一钱五　瓜蒌霜六分

川草薢一钱五　珍珠母三具　益智子一钱五　川石斛三钱

茯苓神各三钱　福橘红六分　川贝母一钱五　秫秫米一勺

灯心草三分　竹茹三分　石首鱼脑砂一钱五

二诊　加白薇五分、冬桑叶三钱。

6. 汪姓。

当归一钱五　东白芍二钱　炒柴胡七分　石苇八分

车前子三钱　炒山栀一钱五　细木通七分　冬葵子一钱五

甘草梢五分　滑石三钱　赤苓三钱　灯心草三分

竹茹三分

二诊　加瞿麦一钱、萹蓄一钱。

三诊　加川草薢一钱五，去冬桑叶。

7. 李左，劳伤日久，湿热下注，小溲便浊，茎中作痛，脉象弦数，拟方缓图可也。

川草薢一钱五　酸枣仁三钱　首乌藤三钱　珍珠母三具

瓜蒌霜六分　车前子三钱　炒山栀一钱五　川石斛三钱

甘草梢五分　滑石三钱　茯苓神各三钱　秫秫米一勺

灯心草三分　石首鱼脑砂一钱五

二诊　加益智子一钱五、白薇五分。

8. 汪姓。

细木通七分	车前子三钱	石苇八分	川草薢一钱五
瞿麦一钱	萹蓄一钱	炒山栀一钱五	福橘红六分
六一散三钱	赤苓三钱	冬葵子三钱	灯心草三分

石首鱼脑砂一钱五

9. 李姓。

净归身一钱五	东白芍二钱	炒柴胡七分	石苇八分
车前子三钱	炒山栀一钱五	瞿麦一钱	萹蓄一钱
甘草梢五分	滑石三钱	赤苓三钱	细木通七分

案载前方。

云茯苓神各三钱	益智子一钱五	酸枣仁三钱	首乌藤四钱
贯仲一钱	制茅术五分	车前子三钱	珍珠母三具
炒山栀一钱五	瓜蒌霜六分	川石斛三钱	川贝母一钱五
灯心草三分	秣秣米一勺	石首鱼脑砂一钱五	竹二青三分

琥珀安神丸 草薢分清丸各一钱五

每日服丸药一付，间日服煎汤一帖。

10. 周姓，淋症。

净归身一钱五	东白芍二钱	炒柴胡七分	车前子三钱
石苇八分	炒山栀一钱五	川草薢一钱五	甘草梢五分
赤苓三钱	滑石三钱	灯心草三分	竹二青三分

11. 沙沟人，脾阳不振，湿邪困中，脘腹作胀，已延数月有余，刻下又加湿热，小溲不爽，茎中胀痛，脉象弦细而滑，症势两歧，拟方次第图之，速解乃吉。

净归身一钱五	东白芍二钱	炒柴胡五分	苏茎八分
炒山栀一钱五	车前子三钱	石苇八分	乌扇五分
六一散三钱	赤苓三钱	冬葵子三钱	福橘红六分
秣秣米一勺	灯心草三分		

二诊　加珍珠母三具、白薇五分、川萆薢一钱五，去苏茎、乌扇。

12. 湿热下注，小溲淋浊，脉象弦滑，延久非宜。

净归身一钱五	车前子三钱	甘草梢五分	福橘红六分
杭白芍二钱	川萆薢一钱五	滑石三钱	秫秫米一勺
炒柴胡六分	炒山栀一钱五	赤苓三钱	灯心草三分

13. 湿热下注，小溲便痛，茎中亦痛，是属淋象，拟方渐解为佳。

川萆薢一钱五	冬葵子三钱	甘草梢一钱	炒山栀二钱
灯心草三分	车前子三钱	川石斛三钱	滑石四钱
当归三钱	瓜蒌霜一钱	石苇一钱	赤苓三钱
生地三钱			

二诊　加细木通八分、姜竹青三分。

14. 客秋湿困脾阳，延久湿郁化热，湿热下注膀胱，小溲淋浊而痛，脘腹膨胀，少腹尤甚，脉象细濡而滑，拟方渐解为妙。

当归二钱	制苍术六分	甘草梢一钱	车前子三钱
白芍三钱	川萆薢二钱	赤苓三钱	冬葵子三钱
炒柴胡五分	炒山栀一钱五	滑石三钱	福橘红六分
灯心草三分			

15. 湿注膀胱，淋症已属多年，茎肿而痛，脉象弦滑，症势已深，缓图可也。

元武板一两五钱	瓜蒌霜一钱五	甘草梢五分	滑石三钱
仙遗粮三钱	石决明一两五钱	车前子三钱	云茯苓神各三钱
川贝母二钱	川石斛三钱	山栀子二钱	橘红一钱
灯心草三分			

二诊　去橘红，加细木通一钱、龙胆草三钱、秫秫米三

钱、竹二青一分。

16. 湿热下注，小溲便浊，已延数日之久，阴络受伤，血从内溢，脉象细数，延久防成亏损。

小蓟根三钱	旱莲草三钱	细木通七分	福橘红六分
竹茹三分	炒山栀二钱	车前子三钱	当归一钱五
东白芍一钱五	灯心草三分	六一散三钱	炒柴胡五分
川草薢二钱	赤苓三钱	藕节三枚，打碎	

二诊　去川草薢，加瞿麦一钱、萹蓄一钱。

三诊　去归、勺、柴、旱莲草、橘红，加生蒲黄八分、冬葵子三钱、石苇一钱、酒炒庄黄一钱。

17. 湿热下注，阴络受戕，小溲便血，时发时愈，脉象细数，渐解乃佳。

生地黄三钱	炒山栀一钱五	滑石三钱	瓜蒌霜一钱二分
藕节三枚打碎	生蒲黄一钱	细木通一钱	赤苓三钱
橘红六分	竹茹三分	小蓟根三钱	车前子三钱
甘草梢五分	净归身二钱	白茅根四钱	

18. 素本阴虚，湿热下注，小溲便浊，时发时愈，刻下解后，头目眩晕，再延有血淋之势。

小蓟根二钱	炒丹皮二钱	云茯苓神各三钱	福橘红六分
灯心草三分	炒山栀一钱五	滑石三钱	甘草梢五分
净归身二钱	秫秫米三钱	川石斛三钱	川贝母二钱
珍珠母三具	东白芍三钱	荷叶筋四钱	

19. 热结膀胱之间，致小溲便血，茎中作痛，此湿中之热，可知也，龙胆泻肝法，以冀凉血清热为先。

龙胆草三钱	炒山栀一钱五	六一散三钱	净归身一钱五
灯心炭五分	生地黄二钱	车前子三钱	赤苓三钱
炒柴胡五分	黄芩二钱	细木通一钱	泽泻一钱五

苦竹根五分

案载前章。

| 生地黄一钱 | 粉丹皮二钱 | 知母三钱 | 滑石三钱 |
| 灯心炭五分 | 细木通一钱 | 净归身一钱五 | 炒柴胡六分 |

黄柏一钱五

二诊　加生蒲黄二钱、锦庄黄一钱五。

20. 湿热下注，致成淋证，由淋后，阴络受戗，血从内溢，脉象弦数，拟方速解为要。

大小蓟根各三钱	川黄柏一钱五	六一散三钱	白知母一钱五
生地黄一钱	炒山栀一钱五	茯苓三钱	藕节三枚
旱莲草三钱	当归身二钱	福橘皮八分	灯心草三分

21. 阳络伤，血从外溢，阴络伤，血从内溢，头眩心悸，神思恍惚，脉象弦滑，缓图可也。

抱木茯神三钱	珍珠母三具	福橘红六分	丹皮一钱五
车前子三钱	白薇五分	川贝母二钱	秫秫米一勺
旱莲草三钱	瓜蒌霜八分	炒山栀一钱五	灯心草三分

22. 血淋。

小蓟根三钱	细木通七分	甘草梢五分	东白芍二钱
细生地三钱	炒山栀一钱五	滑石三钱	炒柴胡五分
生蒲黄一钱	净归身一钱五	赤苓三钱	淡黄芩一钱五
藕节三枚	龙胆草三钱		

23. 败精蕴热而成，浊从精窍而下行，淋漓不清，每遇烦劳抑郁则尤甚，此皆水火不能济，心肾不交之故，阴阳不潜之道耳。

益智子一钱五	川草薢一钱五	茯苓神各三钱	炒山栀一钱五
秫秫米一勺	酸枣仁三钱	车前子三钱	滑石三钱
川贝母二钱	灯心草三分	首乌藤四钱	瓜蒌霜一钱

甘草梢五分　　　福橘红六分　　　石首鱼脑砂焙一钱五

二诊　加沙苑子一钱五、川石斛三钱、竹茹三分。

24. 脾虚生湿，血虚生热，小溲便浊，已延日久，脉象濡滑数，拟方缓图之，渐解为宜。

酸枣仁三钱　　　益智子一钱五　　滑石三钱　　　　沙苑子一钱五

灯心草三分　　　炒山栀二钱　　　车前子三钱　　　赤苓三钱

首乌藤三钱　　　竹茹三分　　　　生地黄三钱　　　炒丹皮一钱五

甘草梢五分　　　川石斛三钱　　　福橘红六分

25. 由淋而浊，始因湿热下注，继因心肾不交，经云淋属肝胆，浊属心肾是也，此症治之不易，拟方缓图为宜。

沙苑子一钱五　　金钗石斛三钱　　抱木茯神三钱　　酸枣仁三钱

灯心草三分　　　首乌藤四钱　　　瓜蒌霜一钱五　　福橘红六分

秫秫米三钱　　　石首鱼脑砂三钱　益智子一钱五　　珍珠母三具

川贝母二钱　　　夜合花一钱五

26. 淋属肝胆，浊属心肾

元武板一两　　　益智子一钱五　　云茯神三钱　　　炒山栀一钱五

石决明一两　　　石斛三钱　　　　黄柏一钱五　　　水飞辰砂三分

川草薢一钱五　　车前子二钱　　　肥知母一钱五　　仙遗粮四钱

27. 湿热凝滞下焦，茎肿便浊作痛频仍，已延日久，治难骤效。

石决明一两五钱　瓜蒌霜一钱二分　云茯苓神各三钱　金钗石斛三钱

元武板一两五钱　川草薢一钱五　　橘红六分　　　　车前子二钱

炒山栀二钱　　　炒丹皮一钱五　　川贝母三钱　　　连翘壳二钱

仙遗粮一两五钱，煎汤代水

二诊　去连翘壳、车前子，加黄柏一钱五、知母一钱五、苏茎八分。

案载前方。

龟板一两	瞿麦一钱	金钗石斛三钱	茯神苓各三钱
珍珠母一两	萹蓄一钱	木通一钱	橘红六分
瓜蒌霜一钱	炒山栀一钱五	炒丹皮一钱五	贝母三钱
赤茯苓五钱	苦竹根五分		

28. 湿热下注，阴茎溃痛，胸中懊恼，脉象弦数，此症治之不易，拟方缓图之。

川黄柏一钱五	川石斛三钱	甘草梢五分	连翘壳一钱五
白知母一钱五	瓜蒌霜一钱	滑石三钱	竹二青二分
粉丹皮二钱	炒山栀一钱五	赤苓三钱	灯心草三分

膏方。

元武板四两	金钗石斛四两	炒山栀一两五钱	川黄柏一两五钱
甘草梢五钱	珍珠母四两	瓜蒌霜六钱	粉丹皮二两
知母一两五钱	茯苓神各二两	连翘壳一两五钱	川贝母二两
竹二青三钱	滑石三两	橘红六钱	

用白蜂蜜收膏，每服三钱，开水送下。

29. 湿热下注，阴茎溃痛，已延四载，根蒂过深，非缓图不克。

元武板八钱	金钗石斛三钱	川贝母三钱	橘红一钱
石决明三具	炒山栀一钱五	丹皮二钱	水飞辰砂二分
金银花三钱	瓜蒌霜一钱五	茯苓三钱	仙遗粮四钱

30. 湿热下注，阴茎红肿，已延日久，治难霍然。

金银花二钱	冬桑叶三钱	甘草梢五分	山栀子一钱五
灯心草三分	连翘壳二钱	粉丹皮二钱	飞滑石三钱
橘红六分	石首鱼脑砂三钱	川草薢一钱五	瓜蒌霜一钱
赤茯苓三钱	金钗石斛三钱		

丸方。

炙桑叶二两五钱	首乌藤二两	瓜蒌霜八钱	福橘红六钱

泽泻二两	细木通五钱	酸枣仁二两	川贝母二两
炒丹皮二两	茯苓神各二两	金银花一两	连翘壳二两
川萆薢二两	炒山栀二两二五钱	益智子二两五钱	

用鲜石斛四两、竹茹三钱、秫秫米三合煎汤泛丸，灯心汤送下。

又用土茯苓四钱、甘草梢三钱煎汤熏洗。

31. 湿热下注，小溲不爽，淋沥不清，便时疼痛，是属淋象，两脉弦细而滑，拟方缓图可也。

香当归一钱五	川萆薢一钱五	甘草梢五分	益智仁一钱五
东白芍二钱	车前子三钱	赤苓三钱	灯心草三分
水炒柴胡六分	炒山栀一钱五	滑石三钱	秫秫米一勺
萆薢分清丸	琥珀治淋丸各一钱五		

32. 淋属肝胆，浊属心肾。

细木通一钱	石苇一钱	甘草梢五分	川石斛三钱
炒山栀一钱五	沙苑子一钱五	滑石三钱	酸枣仁一钱五
车前子三钱	瓜蒌霜一钱	赤苓三钱	川贝母二钱
灯心草三分			

案载前方，淋痛特甚，先拟方以治之。

瞿麦一钱	炒山栀一钱五	甘草梢五分	细木通一钱
萹蓄一钱	川石斛四钱	滑石三钱	石苇八分
冬葵子三钱	车前子三钱	赤苓三钱	瓜蒌霜一钱
苦竹根五分	灯心草三分	锦庄黄六分	西琥珀三分

33. 热注膀胱，败精成浊。

酸枣仁二钱	川萆薢一钱五	云茯苓神各三钱	瓜蒌霜六分
首乌藤三钱	益智子一钱五	福橘红六分	秫秫米一勺
沙苑子一钱五	远志肉五分	川贝母二钱	石首鱼脑砂三钱

34. 心肾不交，湿热下注。

石决明三具	软白薇五分	抱木茯神三钱	瓜蒌霜一钱五
夜交藤四钱	酸枣仁三钱	福橘红六分	合欢花一钱五
益智子一钱五	川草薢一钱五	川贝母三钱	秫秫米一勺
石首鱼脑砂四钱	灯心炭三分		

35. 素本先后天不足，湿热乘虚下注，小便短涩坠痛，是属劳淋，拟方缓图可也。

于白术一钱五	炙升麻四分	甘草梢五分	福橘皮一钱五
南沙参三钱	春柴胡五分	滑石三钱	车前子三钱
当归身一钱五	岢岚芪一钱五	茯苓三钱	蒸笼绳五寸

36. 劳淋。

西洋参一钱五	香当归一钱五	甘草稍五分	川草薢一钱五
甜冬术二钱	岢岚芪一钱五	赤苓三钱	石苇一钱
炙升麻四分	水炒柴胡五分	车前子三钱	灯心草三分

蒸笼绳一尺煎汤

盖小溲前涩痛者，是为湿热所致，若小便后作痛者，是属劳淋，皆劳碌过度所致，若房劳之淋，是淋白而不淋黄也。

37. 小便血淋成块，已延日久，脉象弦细而滑，缓图可也。

干地黄四钱	羚羊角一钱,磨服	甘草梢一钱	知母一钱五
粉丹皮一钱五	川黄柏一钱五	元武板八钱	东白芍二钱
侧柏叶四钱	小蓟根三钱	当归一钱五	白茅根八钱
淡竹叶十三片	藕节三枚,打碎		

38. 便浊。

白莲须二钱	西砂仁七分	川黄柏一钱	云茯苓三钱
猪苓五分	雅连三分	甘草梢一钱	川草薢二钱
化橘红七分	南沙参四钱	石首鱼脑砂三钱	

二十三、癃闭

1. 膀胱之气不化，小溲不畅，再延防成癃闭。

川羌活 独活各一钱　柴胡二钱　　粉干草五分　　苏荷一钱五

茯苓三钱　　　　　桔梗二钱　防风一钱五　　川芎五分

橘皮一钱五

盘龙草二两，煎汤代水，滋肾丸二钱用药汤送下

2. 膀胱之权失守，小溲短涩，有癃闭之势。

川黄柏一钱五　白知母一钱五　　肉桂心四分

盘龙草二两，煎汤代水

3. 肾经不固，小便频数。

桑螵蛸三钱　　南沙参三钱　　抱木茯神三钱　净归身二钱

元武板四钱　　于白术二钱　　益智子一钱五　龙骨三钱

远志肉五分　　酸枣仁三钱

用羌活二两煎汤。

案载前方。

太子参一钱五　元武板四钱　　云茯苓三钱　　桑螵蛸三钱

沙苑子一钱五　酸枣仁三钱　　福橘红六分　　龙骨三钱

首乌藤四钱

4. 向有气郁，脘痛哕吐，刻因跌仆伤络，少腹坠胀，小便频数，脉象濡滑，拟方速解为妙。

川草薢一钱五　汉防己八分　　云茯苓神各二钱　白蔻衣一钱五

秫秫米一勺　　晚蚕沙一钱五　络石藤五分　　川贝母一钱五

丝瓜络四分　　桑螵蛸三钱　　苏茎八分　　　福橘红六分

5. 素本先后天不足，加以数年前病后失调，肾气大伤，正阴未复，致令小溲不爽，不易于出，则少腹作胀，脉象细濡，延久防成癃闭。

沙苑子一钱五　　西洋参一钱　　　于白术二钱　　　岢岚芪一钱五
当归二钱　　　　炙升麻三分　　　炒柴胡四分　　　炙甘草三分
云茯苓三钱　　　留白橘皮八分　　盘龙草一两，煎汤代水

二诊　加川草薢一钱五、晚蚕沙一钱五。

案载前方。

益智子一钱五　　西洋参一钱　　　沙苑子一钱五　　于白术一钱五
岢岚芪一钱五　　炙升麻三分　　　炒柴胡五分　　　川草薢一钱五
云茯苓神各三钱　福橘红六分　　　晚蚕沙一钱五　　秫秫米一勺
盘龙草二两，煎汤代水

三诊　加川贝母一钱、五须谷芽一钱五、省头草一钱五。

丸方。

西洋参一两　　　于白术二两　　　沙苑子一两五钱　川草薢一两
炙升麻三钱　　　炒柴胡五分　　　冬瓜子四两　　　晚蚕沙一两
茯苓二两　　　　留白橘皮一两　　川贝母一两五钱　须谷芽一两五钱

上药共研极细末，用秫秫米三合、盘龙草十四两煎汤泛丸，如川椒子大，每晚服三钱，开水送下。

6. 湿热下注膀胱，二便秘涩，小溲淋漓不清，便时维艰，脉象沉弦，延久防成癃闭。

元武板一两五钱　珍珠母一两五钱　石斛四钱　　　炒山栀一钱五
瓜蒌霜一钱五　　车前子三钱　　　瞿麦一钱　　　萹蓄一钱
瓜蒌霜一钱五　　甘草梢五分　　　滑石三钱　　　赤苓三钱
细木通八分　　　仙遗粮三钱　　　灯心草三分　　　竹茹三分

二诊　加酒炒大黄一钱、川草薢一钱五、晚蚕沙一钱五，去石斛。

二十四、遗滑

1. 肾精不固，不能司封藏，令滑精叠作，脉象细濡，拟方缓图，勿烦为要。

沙苑子一钱五	珍珠母三具	白薇五分	黄玉金四钱
川石斛三钱	瓜蒌霜六分	乌扇五分	益智子一钱五
茯苓神各三钱	福橘红六分	川贝母一钱五	酸枣仁三钱
秫秫米一勺	干荷叶三钱	竹二青三分	灯心草三分

2. 肝火旺，遗滑叠作，头眩心悸，寤寐不安，脉象弦滑，拟方缓图之。

抱木茯神三钱	珍珠母三具	川石斛三钱	沙苑子一钱五
金樱子三钱	芡实二钱	瓜蒌霜八分	福橘红六分
川贝母一钱五	瓜蒌霜八分	川贝母一钱五	白薇五分
秫秫米一勺	竹二青三分	灯心炭三分	

3. 魏，肝肾两亏，气血俱衰，须发稀微，泄精不觉且冷，两尺微细，此虚证也。

仙茅三分	当归二钱	大熟地三钱	淡苁蓉三钱
山茱萸二钱	巴戟天一钱	枸杞子一钱五	杜仲一钱
菟丝子一钱五	沙苑蒺藜三钱		

4. 素本先后天不足，因服甘寒过多，精少而冷，此症治之不易，缓图可也。

沙苑子一钱五	益智子一钱五	首乌藤四钱	当归一钱五

淡苁蓉一钱五　　枸杞子三钱　　　熟附片五分　　　东白芍二钱

云茯神三钱　　　福橘红六分　　　酸枣仁三钱　　　秫秫米三钱

5. 霸治痔疮后，精关不固，精滑时行，唯热在肝胆，痰热凝膈中，于是胆怯多疑，懊恢时见，肺为气母，诸气不调皆累于肺，遂令膺胸脘胁不舒，脉象弦滑，体虚症实，攻补皆难，速当自开怀抱，佐以药饵，乃克有济。

杏仁二钱　　　　川贝母三钱　　　紫苏梗一钱　　　南沙参三钱

福橘皮络各七分　白蒺藜二钱　　　云茯苓三钱　　　生山栀七枚打碎

金钗石斛三钱　　海蛤粉三钱　　　竹茹一钱二分　　荷叶五钱

6. 相火寄于肝胆，胆气易虚，相火易动，胆虚由于惊恐，痰热乘虚而入，于是多疑善怯，遗滑时行，脉象弦滑，此乃虚中夹实之症，拟方善调可愈此疾。

海蛤粉四钱　　　粉丹皮一钱五　　金钗石斛三钱　　瓜蒌霜一钱二分

橘红七分　　　　冬桑叶一钱五　　夜合花三钱　　　首乌藤四钱

生山栀子七枚打碎连心麦冬二钱　莲子心三分　　　竹茹一钱

7. 中气不足，不能运化精微，精关不固，便溺时行，拟用异功汤加味治之。

西洋参三钱　　　甜冬术二钱　　　沙苑子一钱五　　远志肉一钱

留白陈皮一钱　　益智子一钱五　　甘草五分　　　　云茯苓三钱

首乌藤三钱　　　粳米百粒

8. 肾气不充，不能司封藏之令，于是梦遗屡屡，脉象细数，法当清心固肾，勿扰情志，佐以药饵，方可却病延年。

明天冬三钱　　　鲜生地四钱　　　粉甘草一钱　　　夜交藤三钱

金樱子三钱　　　西洋参一钱五　　云茯苓神各三两　川黄柏一钱五

西砂仁一钱　　　五倍子三两　　　抱木茯神朱衣三钱

鲜莲子心三分　　芡实三钱

共研极细末炼蜜成丸，每服三钱。

又方。

川黄柏三两　　西砂仁二两　　　炙甘草一两五钱　淡苁蓉二两

共研极细末炼蜜成丸，每服三钱。

9. 稼云仁兄大人，承示贵恙，追状，膏淋日久，肾阴固亏，命阳亦伤，素有阳虚之痰饮，甫往发过，吾恐痰喘复作，二者相煎，其何以堪，在鄙见，久病虽云无实，二疼痛不通，究系有余之湿热，方用有情入阴之品，而不伤命阳，兼化湿热。

石决明三具　　元武板八钱　　车前子一钱五　　冬葵子一钱五

旱莲草三钱　　西琥珀三分，研末，冲服　　　　仙遗粮三钱

辰砂一分

10. 病后失调，脾胃未复，心肾不交，脘闷时胀，谷食减少，大便秘结，寤不成寐，滑精叠见，脉象弦细而滑，拟方缓图之。

抱木茯神三钱　软白薇六分　　福橘红六分　　川石斛三钱

莲子心三分　　酸枣仁三钱　　乌扇五分　　　川贝母二钱

冬瓜子三钱　　珍珠母三具　　瓜蒌霜一钱　　灯心草三分

生熟谷芽各一钱五

二诊　加汉防己八分、络石藤五分、丝瓜络四分，去白薇、谷芽。

案载前章。

生龙齿三钱　　瓜蒌霜一钱五　络石藤五分　　福橘红六分

川贝母二钱　　灯心草三分　　沙苑子一钱五　石决明三具

苏茎八分　　　汉防己八分　　竹二青三分　　酸枣仁三钱

金钗石斛三钱　抱木茯神三钱　莲子心二分　　秫秫米一勺

六味温胆丸、琥珀安神丸各一钱五，用灯心汤送下。

11. 肾气不充，不能司封藏之令，遗滑已延一载，脉象弦

数，拟方缓图之。

首乌藤四钱　　金樱子三钱　　珍珠母三具　　云茯神二钱

竹二青三分　　酸枣仁三钱　　芡实三钱　　　白薇五分

福橘红六分　　秫秫米一勺　　沙苑子一钱五　川贝母二钱

瓜蒌霜八分　　川石斛三钱

二诊　去白薇、竹二青，加生龙齿二钱、灯心草三分。

12. 症由烦劳抑郁而起，肝旺胆虚，痰热内扰，水火不交于心肾，于是心悸头眩，内热时行，胸中间或懊憹，遗滑叠作，脉象弦细而滑，根蒂已深，拟方缓图可也。

沙苑子一钱五　首乌藤四钱　　川贝母二钱　　乌扇五分

荷叶筋三钱　　金樱子三钱　　瓜蒌霜一钱　　茯神三钱

益智子一钱五　灯心草三分　　芡实三钱　　　川石斛三钱

橘红六分　　　珍珠母三具　　夜合花八分

13. 肾气不足，遗滑叠见，加以肝阳上腾，头目眩晕，时发时愈，脉象弦细而滑，拟方缓图之。

桑叶三钱　　　瓜蒌霜一钱　　云茯苓三钱　　川贝母二钱

黑穭豆衣二钱　丹皮一钱五　　川石斛三钱　　橘红六分

珍珠母三具　　侯氏黑散三分　白薇五分　　　沙苑子一钱五

酸枣仁三钱　　秫秫米三钱　　益智子二钱

14. 病后失调，脾胃未复，心肾不交，脘闷时胀，谷食减少，大便秘结，寤不成寐，滑精叠见，脉象弦细而滑，拟方缓图之。

抱木茯神三钱　软白薇六分　　福橘红六分　　川石斛三钱

莲子心三分　　酸枣仁三钱　　乌扇五分　　　川贝母二钱

冬瓜子三钱　　珍珠母三具　　瓜蒌霜一钱　　灯心草三分

生熟谷芽各一钱五

二诊　加汉防己八分、络石藤五分、丝瓜络四分，去白薇、谷芽。

案载前章。

生龙齿三钱	瓜蒌霜一钱五	络石藤五分	福橘红六分
川贝母二钱	灯心草三分	沙苑子一钱五	石决明三具
苏茎八分	汉防己八分	竹二青三分	酸枣仁三钱
金钗石斛三钱	抱木茯神三钱	莲子心二分	秫秫米一勺

六味温胆丸、琥珀安神丸各一钱五，用灯心汤送下。

15. 肾气不充，不能司封藏之令，遗滑已延一载，脉象弦数，拟方缓图之。

首乌藤四钱	金樱子三钱	珍珠母三具	云茯神二钱
竹二青三分	酸枣仁三钱	芡实三钱	白薇五分
福橘红六分	秫秫米一勺	沙苑子一钱五	川贝母二钱
瓜蒌霜八分	川石斛三钱		

二诊　去白薇、竹二青，加生龙齿二钱、灯心草三分。

16. 症由烦劳抑郁而起，肝旺胆虚，痰热内扰，水火不交于心肾，于是心悸头眩，内热时行，胸中间或懊恼，遗滑叠作，脉象弦细而滑，根蒂已深，拟方缓图可也。

沙苑子一钱五	首乌藤四钱	川贝母二钱	乌扇五分
荷叶筋三钱	金樱子三钱	瓜蒌霜一钱	茯神三钱
益智子一钱五	灯心草三分	芡实三钱	川石斛三钱
橘红六分	珍珠母三具	夜合花八分	

17. 肾气不足，遗滑叠见，加以肝阳上腾，头目眩晕，时发时愈，脉象弦细而滑，拟方缓图之。

桑叶三钱	瓜蒌霜一钱	云茯苓三钱	川贝母二钱
黑穞豆衣二钱	丹皮一钱五	川石斛三钱	橘红六分
珍珠母三具	侯氏黑散三分	白薇五分	沙苑子一钱五
酸枣仁三钱	秫秫米三钱	益智子二钱	

18. 相火旺行，心肾失交，梦遗叠作，寤寐不安，谷食减少，脉象弦细且滑，拟方徐图可也。

沙苑子一钱五　　金樱子三钱　　　云茯神三钱　　　冬瓜子三钱

首乌藤四钱　　　剪芡实二钱　　　橘红六分　　　秫秫米一勺

酸枣仁三钱　　　合欢花一钱五　　川贝母二钱　　莲子须三分

糯稻根须五钱

19. 肝旺胆虚，前经调治渐愈，唯肾气不充，不能司封藏之令，遗滑时行，始则有梦，继则无梦，迁延至今，水亏火旺不能涵木，致头眩耳鸣，精神疲倦，脉象细数，拟方缓图静养勿劳为要。

抱木茯神三钱　　瓜蒌霜八分　　　福橘红六分　　石决明三具

活灵磁石二钱　　剪芡实二钱　　　川贝母二钱　　霜桑叶三钱

沙苑子一钱五　　金樱子三钱　　　夜合花一钱五　川石斛三钱

秫秫米一勺　　　莲子须五分

20. 痰热内扰，神思恍惚，肾经不固，滑精累见，脉象弦细，缓图可也。

炙桑叶三钱　　　珍珠母三具　　　抱木茯神三钱　瓜蒌霜八分

夜交藤四钱　　　软白薇五分　　　橘红六分　　　秫秫米一勺

沙苑子一钱五　　乌扇五分　　　　川贝母二钱　　莲子心三分

灯心草三分

二十五、疝气

1. 向有劳伤，刻因寒湿内聚，每发时睾丸坠痛，脉象弦细，拟方缓图可也。

云茯苓三钱	制茅术七分	汉防己八分	川桂枝四分
煨木香七分	川楝子一钱五	小茴香五分	福橘皮络各八分
建泽泻一钱五	结猪苓六分	荔枝核七粒	丝瓜络四分

2. 寒湿因感，睾丸下坠。

川桂枝四分	制茅术七分	苏茎八分	猪苓七分
煨木香七分	川楝子一钱五	小茴香五分	云茯苓三钱
福橘皮核各一钱五	泽泻一钱五	荔枝核七粒，瓦上焙，醋制	

3. 素本阳虚，刻下少腹蓄聚寒湿，有形作痛，脉象弦滑，拟方勿劳，静养为宜。

云茯苓三钱	制茅术五分	汉防己八分	煨木香七分
苏茎八分	小茴香五分	川楝子一钱五	制半夏二钱
橘皮核各一钱五	络石藤五分	泽泻一钱五	开口吴茱萸三分
丝瓜络四分	荔枝核七粒，瓦上焙，醋制		

4. 命阳不充，寒湿内聚，少腹有形，胀痛并见，卧则入腹，立则下坠，是属狐疝，且素本脾虚肝旺，七疝同属于肝，肝脉络于阴器，脉象弦细而滑，拟方缓图可也。

云茯苓三钱	开口吴茱萸四分	汉防己八分	制于术四分
苏茎八分	川楝子一钱五	小茴香五分	制半夏一钱五

福橘皮核各八分　川贝母一钱五　　络石藤五分　　　泽泻一钱五

丝瓜络四分　　　淡姜渣三分

丸方。

云茯苓二两　　　开口吴茱萸三钱　汉防己八分　　　桂枝木四钱

制茅术六钱　　　川楝子一两五钱　小茴香五钱　　　苏茎四钱

木香六钱　　　　制半夏一两五钱　橘皮核各八钱　　川贝母一两五钱

络石藤五钱　　　荔枝核七粒，瓦上焙，醋制　　　　建泽泻一两

上药共研极细末，用丝瓜络一条煎汤泛丸如川椒子大，每晚服三钱，开水送下。

5. 素有寒湿，命火不足，加以疝偏于左，二腿边结核，每发时满腹牵痛，痛不可耐，哕吐身热，大汗神迷，此病上加病也，拟方分图之。

云茯苓三钱　　　汉防己二钱　　　茅术六分　　　　川桂枝七分

熟附片六分　　　猪苓一钱二分　　淡干姜六分　　　福橘皮核各一钱五

泽泻一钱五　　　姜半夏三钱　　　野于术一钱五　　丝瓜络一钱五

6. 素本阴分不足，加以湿淋伤阴，阴分故已大伤，兼之寒湿袭于少阳，寒热往来，酿成疝气，腿边结核，阳气又伤，脉象弦细而滑，症势两歧，源非一辙，阴阳既异，水火悬殊，药品温凉，殊难着手，想有识者自知之也。

当归二钱　　　　杭白芍二钱　　　炒柴胡七分　　　云茯苓三钱

旱莲草三钱　　　车前子一钱五　　甘草梢四分　　　西琥珀三分，研末

冬瓜子八钱　　　汉防己一钱五　　灯心草三分　　　淡竹叶十三片

复方。

苏茎　苏叶各一钱　宣木瓜二钱　　海南子七分　福橘皮核各二钱

半夏一钱五　　　柴胡六分　　　　泽泻一钱五　　　赤苓三钱

汉防己一钱五　　川楝子一钱二分　荔枝核六粒，焙后打碎

7. 筋疝有年，反复无常，兼之水饮停中，左胁下有筋牵

及少腹，肝木络于阴器故也，脘中沥沥有声，每发时气不能续，大汗不止，左脉弦数，右脉弦细，速当澄心静养，庶得与药饵兼功。

云茯苓神各三钱	川桂枝一钱	左牡蛎四钱	南沙参三钱
肉桂心三分	制半夏一钱五	宣木瓜二钱	福橘络核各一钱
汉防己二钱	益智子二钱	竹茹七分	丝瓜络一钱五

8. 七疝统属于肝，肝木络于阴器，水饮停中，阻遏阳气，每发时战寒壮热，神识含糊，大汗不止，面色萎黄，食少神疲，再延有土败木贼之虞。

大沙参三钱	制茅术七分	海南子一钱五	野于术一钱五
云茯苓三钱	结猪苓一钱五	宣木瓜二钱	制半夏一钱五
桂枝木一钱	紫苏茎一钱	汉防己一钱五	熟附片一钱
丝瓜络一钱五			

9. 肝肾乙癸同源，未有肾病而肝不病者，肝胆相为表内，未有肝病而胆不病者，贵恙起于遗滑，精关不固，肾气上逆，少腹有形，渐大如鹅卵，卧则入腹，起则入于右睾，形似狐疝，内实属奔豚也，入睾丸者肝脉络于阴器，乙癸同源也，因此疾日久，忧思恐惧，胆气亦伤，故善怯多疑，脉象弦细而滑，能开怀抱尚可为功。

沙苑子三钱	白蒺藜三钱	沙参三钱	制于术三分
汉防己一钱五	瓜蒌霜一钱	云茯神三钱	福橘络七分
半夏一钱五	宣木瓜二钱	竹茹八分	丝瓜络一钱五

10. 肝旺脾虚，湿邪下注，七疝统属于肝，肝木络于阴器，寒疝多年，此症治之不易，拟方缓图可也。

云茯苓三钱	煨木香七分	福橘红络各一钱五	川桂枝六分
荔枝核七粒焙	木防己八分	川楝子一钱五	制茅术七分
络石藤五分	紫苏茎七分	小茴香五分	泽泻一钱五

丝瓜络四分

11. 素本阳虚，寒疝已属旧恙，延久气分受伤 愈发愈剧，每遇劳碌则发，甚则胸中作哕，腹中沥沥有声，根蒂已深，缓图可也。

制茅术一钱	小茴香五分	云茯苓三钱	猪苓一钱
苏茎八分	煨木香七分	福橘皮核各一钱五	汉防己八分
丝瓜络四分	川桂枝四分	川楝子一钱五	泽泻一钱五
姜半夏二钱	荔枝核七粒焙醋制		

丸方。

姜半夏三两	云茯苓二两	福橘皮核各一两	川桂枝五钱
开口吴茱萸三钱	苏茎八钱	络石藤五钱	煨木香七钱
制茅术七钱	川楝子一两五钱	泽泻一两五钱	冬瓜子三两
木防己六钱	小茴香五钱	白蒺藜一两五钱	

上为细末用丝瓜络一条、伏龙肝十二两、荔枝核十七两打碎煎汤泛丸，每服三钱，开水送下。

12. 脾肾不足，寒湿内聚，每发时腿边结核，睾丸坠痛，寒热叠作，脉象沉细，根蒂已深，拟方缓图可也。

川桂枝八分	东白芍八分	赤茯苓三钱	甘草五分
生姜一片	淡昆布 海藻各一钱	苏茎一钱	川楝子一钱五
制茅术一钱	荔枝核七粒，焙，醋制	猪苓一钱五	小茴香五分
福橘皮核各一钱五		泽泻一钱五	

二诊　去小茴香、川楝子、猪苓，加附片六分、降香屑五分、络石藤五分。

丸方。

鸡心槟榔五钱	姜半夏六钱	福橘络皮各六钱	熟附片五钱
开口吴茱萸四钱	桂枝木四钱	汉防己六钱	苏茎六钱
制苍术六钱	川厚朴六钱	赤茯苓二两	泽泻一两

用丝瓜络一条、淡姜渣三钱、荔枝核三两煎汤泛丸。

13. 素本阳虚，湿痰内困，刻因感受凉邪，触动内湿，致睾丸坚硬坠痛，已延旬余，脉象弦滑，再延防其外溃成痈，速解乃吉。

苏茎八分	川桂枝四分	泽泻一钱五	荔枝核七粒，焙，打碎
竹茹三分	茅苍术八分	川楝子一钱五	赤茯苓三钱
福橘皮核各一钱五	猪苓一钱	木防己一钱	络石藤五分
厚朴一钱	煨木香四分		

14. 向有寒疝旧恙延久，脾胃交伤，饮邪入络，脘腹胀痛，牵连腰背，甚则哕吐，谷食减少，脉象细濡而滑，再延有土败之虞。

姜半夏三钱	云茯苓三钱	川楝子一钱五	苏茎八分
开口吴茱萸四分	木防己一钱	小茴香五分	川贝母二钱
制于术五分	络石藤五分	煨白芍四钱	福橘络皮各一钱
丝瓜络四分	淡姜渣三分		

15. 寒疝因感而发，拟方速解为妙。

川桂枝一钱	小茴香五分	甘草三分	木猪苓一钱五
紫苏茎八分	川楝子一钱五	赤苓三钱	建泽泻一钱五
制茅术七分	煨木香七分	福橘皮核各一钱	生姜一片

16. 感受寒邪，但寒不热，以致触动疝气旧恙，痛坠并行，脉象滑涩，拟方速解为宜。

川桂枝一钱	川朴头八分	粉甘草三分	泽泻一钱五
东白芍一钱	制苍术一钱	赤苓三钱	生姜一片
木猪苓一钱五	苏茎八分	福橘皮核各一钱五	

17. 寒湿袭于下焦，又兼劳碌过度，致睾丸下坠，少腹攻冲作痛，按之有形，脉象弦细，拟方缓图可也。

| 制茅术一钱 | 煨木香七分 | 云茯苓三钱 | 汉防己八分 |

苏茎八分　　　川楝子一钱五　　　福橘核一钱五　　　络石藤五分

川桂枝六分　　　小茴香五分　　　木猪苓一钱五　　　黄玉金一钱五

丝瓜络三钱　　　荔枝核七粒

18. 气滞寒凝，少腹有筋，攻冲作痛，沥沥有声，脉象弦细而滑，拟方速解为妙。

熟附片八分　　　开口吴茱萸四分　白茯苓三钱　　　　结猪苓二钱

川桂枝一钱　　　小茴香五分　　　福橘皮核各一钱五　木防己八分

制苍术七分　　　川楝子一钱五　　泽泻一钱五　　　　肉桂末五分

荔枝核七粒，瓦上焙　　　　　丝瓜络三钱

平肝消散丸三钱、橘核丸三钱，用盐汤送下。

19. 气虚下陷，睾丸坠痛，脉象弦细而滑，拟方缓图可也。

南沙参三钱　　　炙升麻三分　　　云茯苓三钱　　　　延胡索一钱五

甜冬术二钱　　　水炒柴胡六分　　福橘皮核各一钱五　煨木香七分

苛岚芪一钱五　　小茴香五分　　　川楝子一钱五　　　桃仁二钱

荔枝核七粒，瓦上焙，醋制

20. 劳碌过度，致成偏坠，根蒂已深，拟方缓图可也。

南北沙参各二钱　苛岚芪一钱五　甘草四分　　　　　小茴香五分

于白术二钱　　　川楝子一钱五　茯苓二钱　　　　　细木通七分

水炒柴胡五分　　炙升麻三分　　橘皮核各一钱五　　糯稻根须二两

荔枝核七粒，瓦上焙，醋炒

补中益气丸三钱，用盐汤送下。

盖疝气主方，以五苓散加茴香、木香、木通、金铃子为度，如痛甚者，防其溃烂，加金银花为君，加乳香、没药为佐；若麻木不痛者，恐其为癫疝难治，数年后如升如斗之大，宜加桃仁、附子、沙参、蒺藜为丸，用盐汤送下。

二十六、肝阳

1. 血虚不能养肝，肝阳化风上腾阳络，每遇烦劳则头眩耳鸣，脉象弦细而滑，拟方缓调静养勿劳为要。

云茯神三钱　　珍珠母三具　　白薇五分　　甘菊炭八分
瓜蒌霜六分　　霜桑叶三钱　　川石斛三钱　　秫秫米一勺
福橘红六分　　川贝母一钱五　乌扇五分　　荷叶筋三钱
侯氏黑散四分

二诊　去乌扇，加川草薢一钱五、晚蚕沙一钱五、灵磁石二钱。

2. 恒顺号老板，肝热乘胃，脘中懊恼，脉象濡滑，速解为要。

霜桑叶三钱　　粉丹皮一钱五　乌扇五分　　苏茎六分
生山栀子五枚　黄玉金一钱五　瓜蒌霜六分　　云茯苓神各三钱
福橘红六分　　川贝母一钱五　灯心草三分　　秫秫米一勺

3. 肝旺胆虚，郁痰内扰，神思恍惚，心悸头眩，脉象弦滑，拟方缓图之。

云茯苓神各三钱　生龙齿三钱　　霜桑叶三钱　　丹皮一钱五
福橘红六分　　川贝母一钱五　珍珠母三具　　白薇五分
秫秫米一勺　　竹茹三分　　灯心草三分

4. 肝阳化风，上腾阳络，头痛不已，右眼不明，脉象弦滑，拟方缓图可也。

霜桑叶三钱　　　珍珠母三具　　　白薇五分　　　密蒙花一钱五

川石斛三钱　　　沙苑子一钱五　　瓜蒌霜六分　　谷精珠一钱五

云茯苓神各三钱　福橘红六分　　　川贝母一钱五　灵磁石二钱

荷叶筋三钱　　　牵正散二钱五

二诊　加巨胜子二钱、竹二青三分、秫秫米一勺、丹皮一钱五，去灵磁石。

5. 肝热内蕴，胸中嘈杂，大便秘结，缓图可也。

霜桑叶三钱　　　丹皮一钱五　　　杏仁二钱　　　炒山栀一钱五

川石斛三钱　　　火麻仁三钱　　　槐角一钱五　　云茯苓三钱

福橘红六分　　　郁李仁二钱　　　灯心草三分　　竹茹三分

赤小豆三钱

二诊　加当归二钱。

6. 咳逆日久，肺气不足，声音不扬，加以肺热内蕴，胸中嘈杂，哕吐涎沫酸水，脉象弦滑，拟方缓图之。

霜桑叶三钱　　　丹皮一钱五　　　生山栀子七枚,打碎　川贝母一钱五

乌扇五分　　　　瓜蒌霜六分　　　杏仁二钱　　　净蝉衣七只

甘草三分　　　　桔梗二钱　　　　茯苓三钱　　　橘红六分

灯心草三分　　　竹茹三分

二诊　加川石斛三钱、黄玉金一钱五、省头草一钱五，去杏仁。

7. 宿迁人程，水不涵木，肝阳上腾，症见头眩耳鸣，脾阳不振，湿痰入络，气机不克运行，手指麻痹，脉象弦细而滑，症势两歧，拟方缓图可也。

云茯苓神各三钱　珍珠母三具　　　白薇五分　　　灵磁石二钱

汉防己八分　　　络石藤五分　　　乌扇六分　　　苏茎八分

福橘红六分　　　川贝母一钱五　　甜瓜子二钱　　丝瓜络四分

荷叶筋三钱

8. 肝热内蕴，胸中懊恼，脉象沉弦而细，缓图可也。

霜桑叶三钱	丹皮一钱五	瓜蒌霜六分	乌扇五分
生山栀五枚打碎	川石斛三钱	苏茎八分	川贝母一钱五
香附子三钱	鸡谷袋三具	络石藤五分	须谷芽一钱五
秫秫米一勺	竹二青三分		

9. 产后血虚肝旺，胸中嘈杂，头眩心悸，内热时行，脉象弦细，拟方缓图可也

霜桑叶三钱	粉丹皮一钱五	珍珠母三具	杏仁二钱
瓜蒌霜六分	川石斛三钱	白薇五分	乌扇六分
云茯苓神各三钱	福橘红六分	川贝母一钱五	黄玉金一钱五
秫秫米一勺	竹茹三分	荷叶筋三钱	

二诊　加须谷芽一钱五、省头草一钱五，去杏仁。

10. 血不养肝，肝热内蕴，头眩而痛，胸中嘈杂，营卫不和，寒热互见，脉象弦细而滑，拟方缓图可也。

霜桑叶三钱	珍珠母三具	白薇五分	乌扇六分
瓜蒌霜六分	川石斛三钱	生山栀子五枚,打碎	灵磁石二钱
云茯苓神各三钱	福橘红六分	川贝母一钱五	黄玉金一钱五
竹茹三分	荷叶筋三钱	牵正散二钱五	

11. 肝失调达，气不运行，郁久化热，蕴于胃脘，于是胸中懊恼，咯血时行，头眩间见，脉象弦细而滑，拟方缓图可也。

霜桑叶三钱	粉丹皮一钱五	海浮石二钱	乌扇五分
瓜蒌霜六分	川石斛三钱	玉金一钱五	生山栀五枚,打碎
云茯神三钱	福橘红六分	珍珠母三具	白薇五分
荷叶筋三钱	竹二青三分		

12. 两年前，产后血不养肝，肝阳内震，痰热扰乱于中，神思恍惚，心悸不安，头目眩晕而痛，胸中嘈杂，内热时行，

脉象弦细而滑，拟方缓图可也。

云茯苓神各三钱	珍珠母三具	白薇五分	苏茎六分
粉丹皮一钱五	瓜蒌霜六分	乌扇五分	川石斛三钱
福橘红六分	川贝母一钱五	秋秫米一勺	灵磁石二钱
荷叶筋三钱	竹茹三分	灯心草三分	

13. 素本肝阴不足，肝阳上腾，胸中懊忄农，头眩心悸，每遇烦劳，则津液不能上承，口干咽燥，痰中带血，脉象弦细而滑，拟方缓图可也。

云茯神三钱	珍珠母三具	霜桑叶三钱	白薇五分
瓜蒌霜六分	川石斛三钱	丹皮一钱五	福橘红六分
川贝母一钱五	海浮石二钱	秋秫米一勺	竹茹三分

14. 风热上冲于面，红痒异常，先拟清热祛风之剂。

霜桑叶三钱	粉丹皮一钱五	生地三钱	苏茎六分
净蝉衣七只	炒山栀一钱五	连翘壳一钱五	苦参一钱五
小胡麻一钱五	川石斛三钱	干荷叶二角	

15. 素本先后天不足，血虚不能养肝，肝阳上腾，头目牵痛，每遇劳碌急躁尤剧，肝失调达，气机不运，上阻时行，脉象沉弦而滑，根蒂已深，拟方缓图可也。

云茯苓神各三钱	珍珠母三具	白薇五分	川石斛三钱
霜桑叶三钱	苏茎八分	乌扇五分	络石藤五分
福橘红六分	川贝母一钱五	瓜蒌霜六分	荷叶筋三钱
牵正散二钱五			

16. 肝阳化风，湿痰内扰，头目眩晕，口眼微斜，脉象细濡而滑，再延防成类中。

明天麻一钱	珍珠母三具	白薇五分	霜桑叶三钱
瓜蒌霜七分	汉防己八分	络石藤五分	灵磁石二钱
云茯苓神各三钱	福橘红六分	川贝母一钱五	秋秫米一勺

丝瓜络四分　　　荷叶筋三钱　　牵正散二钱五

二诊　加川石斛三钱、甘菊炭八分、生山栀五枚打碎，去磁石。

17. 体丰气虚，多湿多痰，痰湿内扰，肝阳化风上腾阳络，致生头目眩晕而痛，寤寐不安，书云无风不眩，无痰不晕是也，脉象弦细而滑，拟方缓图可也。

灵磁石二钱	珍珠母三具	白薇五分	乌扇五分
瓜蒌霜六分	川石斛三钱	霜桑叶三钱	牵正散二钱五
云茯苓神各三钱	福橘红六分	川贝母一钱五	灯心草三分
竹茹三分	秫秫米一勺	干荷叶三钱	

18. 肝热乘胃，脘中嘈杂，病久入经，经脉不和，气机不运，遍身经络串痛，脉象沉弦，根蒂已深，缓图可也。

云茯苓神各三钱	珍珠母三具	络石藤五分	苏茎六分
瓜蒌霜六分	生山栀子五枚，打碎	汉防己八分	乌扇五分
福橘络八分	川贝母一钱五	甜瓜子三钱	白薇五分
秫秫米一勺	丝瓜络四分	灯心草三分	

二诊　加冬瓜皮四钱、五加皮一钱五、鸡谷袋三具、白蒺藜二钱，去瓜蒌霜、白薇。

案载前方。

霜桑叶三钱	粉丹皮一钱五	川石斛三钱	射干八分
生山栀七粒，打碎	瓜蒌霜八分	苏茎六分	络石藤五分
云茯苓神各三钱	福橘红六分	川贝母一钱五	珍珠母三具
秫秫米一勺	丝瓜络四分	荷叶筋三钱	白薇五分
灵磁石二钱	络石藤五分		

19. 向有劳伤，刻因急躁动肝，肝木横逆，脘痛不已，食入不适，脉象沉弦而滑，拟方速解为要。

霜桑叶三钱	粉丹皮一钱五	乌扇五分	苏茎八分

苏子二钱	延胡索一钱五	五灵脂一钱五	瓜蒌霜六分
黄玉金一钱五	茯苓三钱	橘红六分	川贝母一钱五
香附子三钱	竹茹三钱	降香屑五分	

二诊　加络石藤五分、汉防己八分、丝瓜络四分，去乌扇、苏子。

六味温胆丸、局方四七丸各一钱五，每服一付，灯心汤送下

20. 船户，肝热内郁，头眩哕吐，饮邪袭肺，咳逆多痰，脉象弦滑，根蒂已深，缓图可也。

灵磁石二钱	霜桑叶三钱	乌扇五分	苏茎六分
杏仁二钱	石决明三具	川石斛三钱	云茯苓三钱
福橘红六分	川贝母一钱五	桔梗一钱五	鲜枇杷叶二片
秫秫米一勺			

二诊　加侯氏黑散三分、须谷芽一钱五。

21. 抑郁动肝，肝木侮土，胸中嘈杂，脘痛头眩心悸，病久入络，遍身经脉痹痛，脉象弦细而滑，拟方缓图可也。

云茯苓三钱	珍珠母三钱	制于术四分	白薇五分
瓜蒌霜六分	汉防己八分	苏茎八分	乌扇五分
福橘红六分	川贝母一钱五	香附子三钱	络石藤五分
丝瓜络四分	荷叶筋三钱	秫秫米一勺	降香屑五分
佛手柑七分			

22. 脾阳不振，湿痰困中，咳逆多痰，甚则头眩而痛，内热时行，脉象细濡，拟方缓图可也。

云茯苓神各三钱	制半夏一钱五	乌扇五分	珍珠母三具
苏茎八分	杏仁二钱	白薇五分	络石藤五分
福橘红六分	川贝母一钱五	汉防己八分	干荷叶三钱
秫秫米一勺			

丸方。

姜半夏二两	制于术三钱	珍珠母七具	汉防己五钱
络石藤四钱	云茯苓神各一两	瓜蒌霜四钱	苏茎四钱
白薇五钱	乌扇四钱	福橘红八钱	川贝母一两
甜瓜子一两五钱	侯氏黑散四钱	白蒺藜八钱	

共研细末，用丝瓜络一条、荷叶筋四两、嫩桑枝二斤熬汁泛丸，如川椒子大，每晚服三钱，开水送下。

23. 盐城人，抑郁动肝，肝郁化热，郁热上冲，始则牙龈溃腐，继则耳痛喉痛，刻下鼻塞微肿，升降不爽，脉象弦滑微数，拟方力图之。

霜桑叶三钱	粉丹皮一钱五	金钗石斛三钱	霍梗一钱
炒山栀一钱五	射干八分	元参心一钱五	辛夷蕊八分
云茯苓三钱	福橘红六分	川贝母一钱五	苏茎五分
荷叶筋三钱	竹二青三分		

24. 肝阳化风，郁痰内扰，头眩耳轰，胸中懊恢，心悸不安，脉象弦滑，延久防成类中。

灵磁石二钱	珍珠母三具	白薇五分	川石斛三钱
霜桑叶三钱	瓜蒌霜六分	乌扇五分	炒山栀一钱五
云茯苓神各三钱	福橘红六分	川贝母一钱五	生龙齿三钱
干荷叶三钱	竹茹三分	秫秫米一勺	

温胆丸、磁朱丸各一钱五，开水送下，侯氏黑散四分，开水和服。

各五付，煎服，间服。

25. 肝肾不足，虚阳上冲，两目昏糊，腰胁酸痛，脉象细数，缓图可也。

沙苑子一钱五	霜桑叶三钱	珍珠母三具	川石斛三钱
白薇五钱	瓜蒌霜六分	谷精珠一钱五	密蒙花一钱五

云茯苓神各三钱　福橘红六分　　川贝母一钱五　　巨胜子一钱五

荷叶筋三钱　　秫秫米一勺　　石斛夜光丸三钱，开水送下

生地三钱　　东白芍二钱　　荆芥穗一钱五　　霜桑叶三钱

粉丹皮一钱五　苏茎八分　　川石斛三钱　　云茯苓三钱

福橘红六分　　净蝉衣七只　　白蒺藜二钱

26. 气滞湿郁，脘腹膨胀，旧恙已延日久，刻下胸中嘈杂，烦热不安，寤不成寐，脉象弦数，拟方先图之。

霜桑叶三钱　　粉丹皮一钱五　苏茎八分　　乌扇五分

汉防己八分　　瓜蒌霜八分　　络石藤五分　　黄玉金一钱五

云茯苓神各三钱　福橘红六分　　川贝母一钱五　　秫秫米一勺

竹二青三分　　灯心草三分　　丝瓜络四分　　降香屑五分

二诊　加须谷芽一钱五、鸡谷袋三具，去丝瓜络。

27. 秦南仓人，素本先后天不足，两年前努力伤络，络动血溢，鼻衄叠作不已，延久阴分大伤，浮阳外越，烧热时行，头眩心悸，寤寐不实，脉象细数，延久防成重损，拟方缓图可也。

抱木茯神三钱　石决明三具　　霜桑叶三钱　　白薇五分

瓜蒌霜六分　　川石斛三钱　　粉丹皮一钱五　灵磁石二钱

福橘红六分　　川贝母一钱五　炒山栀一钱五　生龙齿二钱

荷叶筋三钱　　竹二青三分　　秫秫米一勺　　灯心草三分

28. 肝阳内震，饮邪入络。

云茯苓神各三钱　珍珠母三具　　汉防己八分　　络石藤五分

福橘络皮各八分　甜瓜子三钱　　白薇五分　　乌扇五分

瓜蒌霜八分　　海桐皮二钱　　苏茎八分　　香附子三钱

丝瓜络四分　　秫秫米一勺　　荷叶筋三钱　　降香屑四分

29. 樊茶人，抑郁动肝，肝旺脾虚，水饮内聚，气机不克畅行，于是胸中懊憹，心悸不安，神思恍惚，脘闷而痛，内热

时行，曾经痉厥一次，脉象弦细而滑，症势已深，拟方缓图可也。

云茯苓神各三钱	珍珠母三具	白薇五分	乌扇五分
瓜蒌霜六分	姜半夏三钱	络石藤五分	苏茎八分
福橘皮络各八分	川贝母一钱五	汉防己八分	黄玉金一钱五
荷叶筋三钱	丝瓜络四分	降香屑五分	竹二青三分

二诊　加须谷芽一钱五、香附子一钱五、玫瑰花一朵。

三诊。

姜半夏三钱	珍珠母三具	生龙齿三钱	苏茎八分
汉防己八分	瓜蒌霜六分	络石藤五分	射干八分
云茯苓神各三钱	福橘红六分	川贝母一钱五	香附子三钱
降香屑三分	须谷芽一钱五	秫秫米一勺	玫瑰花一朵

四诊　加霜桑叶三钱、川石斛三钱、黄玉金一钱五，去络石藤、生龙齿。

30. 秦南仓人，膏方。

沙苑子一两五钱	霜桑叶二两	丹皮一两五钱	珍珠母十五具
生龙齿二两	首乌藤四两	瓜蒌霜八钱	川草薢一两
炒山栀一两五钱	川石斛四两	白薇五钱	乌扇六钱
云茯苓神各二两	福橘红六钱	川贝母一两五钱	秫秫米三合
竹二青三钱	荷叶筋四两		

各药用河水熬取原汁，再熬取汁去渣，熬浓，加白蜂蜜四两收膏，每晚服四钱，用温开水和服。

31. 肝旺脾虚，湿邪内困，精神疲倦，面色萎黄，头目眩晕，内热时行，脉象弦细而滑，拟方缓图可也。

云茯苓神各三钱	珍珠母三具	白薇五分	乌扇五分
瓜蒌霜六分	汉防己八分	络石藤五分	苏茎八分
福橘红六分	川贝母一钱五	冬瓜子三钱	荷叶筋三钱

秋秋米一勺　　丝瓜络四分　　省头草一钱五

32. 樊茶人右。

云茯苓神各二两	珍珠母二十具	生龙齿二两	灵磁石二两
酸枣仁一两	姜半夏三两	川石斛四两	瓜蒌霜五钱
苏茎六钱	乌扇五钱	络石藤五钱	霜桑叶二两
福橘络红各一两	川贝母一两五钱	香附子二两	黄玉金一两
秋秋米三合	荷叶筋五两		

用河水熬取原汁，去渣熬浓，加白蜂蜜四两收膏，每晚服四钱，开水和服。

煎方。

姜半夏三钱	乌扇五分	川石斛三钱	汉防己六分
云茯苓神各三钱	瓜蒌霜六分	苏茎六分	络石藤五分
福橘红六分	川贝母一钱五	香附子三钱	秋秋米一勺
丝瓜络四分	降香屑四分	须谷芽一钱五	

33. 刘鹤庄人，素本阳虚，木旺侮土，土不能制水，水饮丛生，每遇清阳不升，浊阴盘聚，脘闷时行，咳痰不爽，小溲清畅，大便秘燥，甚则神思恍惚，头眩不安，脉象弦细而滑，拟方以冀饮化气运，清阳克展，自可渐入佳境矣。

云茯苓神各三钱	汉防己八分	苏茎八分	制半夏一钱五
制于术四分	乌扇五分	络石藤五分	福橘红六分
川贝母二钱	冬瓜子三钱	秋秋米三钱	丝瓜络四分
淡姜渣三分			

二诊　加鲜薤白头一钱五、炒瓜蒌皮一钱五、天仙藤二钱、白蒺藜二钱、白蔻衣一钱五、姜炭二分，去半夏。

34. 血不养肝，肝阳内震，头眩心悸，胸中懊侬，脘闷不舒，内热时行，脉象弦细而滑，拟方缓图可也。

云茯苓神各三钱	珍珠母三具	白薇五分	粉丹皮一钱五

霜桑叶三钱　　　瓜蒌霜六分　　　苏茎八分　　　川石斛三钱

福橘红六分　　　川贝母一钱五　　乌扇五分　　　灯心草三分

秫秫米一勺　　　荷叶筋三钱

35. 肝旺脾虚，水饮入络，脘腹胀闷，心悸头眩，遍身经脉酸痛，脉象弦细而滑，拟方缓图可也。

云茯苓神各三钱　珍珠母三具　　苏茎八分　　　乌扇六分

汉防己八分　　　络石藤五分　　瓜蒌霜六分　　白蔻衣八分

福橘红六分　　　川贝母一钱五　谷芽一钱五　　白薇五分

秫秫米一勺　　　丝瓜络四分　　省头草一钱五　荷叶筋三钱

36. 秦南仓人，素本先后天不足，营卫不和，寒热互作，已延多年，刻下肾气不充，遗滑叠见，心悸头眩，脾胃亦弱，谷食难运，脉象细濡，拟方缓调静养为宜。

沙苑子一钱五　珍珠母三具　　白薇五分　　　首乌藤四钱

瓜蒌霜六分　　川石斛三钱　　霜桑叶三钱　　须谷芽一钱五

抱木茯神三钱　福橘红六分　　川贝母一钱五　冬瓜子三钱

糯稻根须五钱　灯心草三分　　秫秫米一勺

琥珀安神丸、六味温胆丸各一钱五，灯心汤送下。

37. 阴络阳络受伤，曾经吐瘀便瘀，心肾不交，瘠不成寐，内热时行，脉象沉弦而滑，拟方缓图可也。

云茯苓神各三钱　旋覆花三分　　珍珠母三具　　白薇五分

瓜蒌霜六分　　川石斛三钱　　乌扇五分　　　须谷芽一钱五

福橘红六分　　川贝母一钱五　香附子一钱五　黄玉金一钱五

荷叶筋三钱　　竹二青三分　　秫秫米一勺　　降香屑四分

二诊　加霜桑叶三钱、粉丹皮一钱五、山栀子五枚打碎，去旋覆花、白薇。

三诊　加苏茎八分、鸡谷袋三具，去香附子、郁金、珍珠母。

38. 肝气上升，喉间不利，甚则咽干口燥，声音不扬，脉象沉弦，缓图可也。

霜桑叶三钱　　粉丹皮一钱五　　苏茎八分　　苏子二钱

制半夏一钱五　川石斛三钱　　　瓜蒌霜六分　射干八分

黄玉金一钱五　茯苓神各三钱　　福橘红一钱五　香附子一钱五

珍珠母三具　　谷芽一钱五　　　省头草一钱五　青果核一粒打碎

竹二青三分

二诊　去半夏，加秣秫米一勺。

39. 气痞日久，胀痛并见，又加肝阳，头眩心悸，脉象弦细而滑，拟方兼图之。

云茯苓神各三钱　珍珠母三具　　白薇五分　　鸡谷袋三具

砂仁壳一钱五　　白蔻衣一钱五　苏茎八分　　川朴六分

福橘红六分　　　香附子一钱五　炒麦芽三钱　荷叶筋三钱

降香屑四分　　　省头草一钱五

40. 气滞血瘀，少腹结症，胀痛绵绵，加以肝热内蕴，头眩心悸，寤寐不安，内热时行，脉象弦细，拟方次第图之。

霜桑叶三钱　　粉丹皮一钱五　珍珠母三具　　川石斛三钱

乌扇五分　　　瓜蒌霜六分　　苏茎八分　　　白薇五分

福橘红六分　　川贝母一钱五　黄玉金一钱五　荷叶筋三钱

竹茹三分　　　灯心草三分

41. 沙沟人，遗滑已延三载，肝肾皆虚，虚阳上升，头眩心悸，寤寐不安，胸中懊恼，神思恍惚，脘痛时行，食减神疲，脉象弦滑，拟方缓图可也。

云茯神三钱　　珍珠母三具　　黄玉金一钱五　生龙齿三钱

瓜蒌霜六分　　苏茎八分　　　乌扇五分　　　川石斛三钱

福橘红六分　　川贝母一钱五　络石藤五分　　须谷芽一钱五

秣秫米一勺　　荷叶筋三钱　　灯心草三分　　竹二青三分

二诊　加白薇五分、夜交藤八分。

42. 盐城人，病后失调，正阴未复，脾胃未和，症见内热耳鸣，面目微浮，脉象弦细而滑，拟方缓图可也。

云茯苓三钱	粉丹皮一钱五	珍珠母三具	乌扇五分
川石斛三钱	苏茎八分	白薇五分	灵磁石二钱
云茯苓神各三钱	福橘红六分	川贝母一钱五	荷叶筋三钱
冬瓜子三钱	冬瓜皮四钱		

二诊　加甘菊炭八分、生龙齿三钱，去乌扇，加竹二青三分、秫秫米一勺、温胆丸、磁朱丸各一钱五，开水送下。

43. 肝旺脾虚，大便自利，虚火上交，舌赤而痛，脉象弦滑，速解为要。

| 川雅连四分 | 淡干姜四分 | 莲子心三分 | 灯心草三分 |
| 白童便半杯,冲服 | | | |

44. 阜宁人，血不养肝，肝木横逆，气机不克运行，于是脘闷作痛，头眩心悸，胸中懊侬，脘闷不安，谷食减少，内热时行，脉象弦滑，缓图可也。

云茯苓神各三钱	珍珠母三具	白薇五分	黄玉金一钱五
瓜蒌霜八分	川石斛三钱	苏茎八分	乌扇五分
福橘红六分	川贝母一钱五	络石藤五分	霜桑叶三钱
秫秫米一勺	荷叶筋三钱	粉丹皮一钱五	竹茹三分

膏方。

沙苑子二两	首乌藤四两	生龙齿四两	珍珠母十五具
紫苏茎五钱	瓜蒌霜六钱	金樱子三两	芡实二两
白薇五钱	须谷芽一两五钱	云茯苓神各二两	福橘红八钱
川贝母一两五钱	秫秫米三合	荷叶筋三两	

用河水熬取原汁，去渣熬浓，加白冰糖四两收膏，每晚服三钱，开水送下。

45. 泰州人，肝阳上腾，痰热内扰，胸中懊侬，头眩心悸，寤寐不安，内热时行，脉象弦细而滑，拟方缓图可也。

云茯苓神三钱	石决明三钱	白薇五分	乌扇六分
瓜蒌霜七分	川石斛三钱	苏茎八分	黄玉金一钱五
福橘红六分	川贝母一钱五	霜桑叶三钱	粉丹皮一钱五
秫秫米一勺	灯心草三分	荷叶筋三钱	

二诊　加络石藤五分、竹茹三分、交合花八分、香附子三钱。

46. 肝木横逆，气滞痰凝，头目眩晕，脘肋胀痛，脉象沉弦，务宜静养勿烦为要。

石决明三具	白薇五分	霜桑叶三钱	乌扇五分
汉防己八分	络石藤五分	苏茎八分	香附子三钱
云茯苓三钱	福橘红六分	川贝母一钱五	侯氏黑散三分
丝瓜络四分	竹茹三分	降香屑五分	

案载前方。

生龙齿三钱	霜桑叶三钱	粉丹皮一钱五	乌扇五分
石决明三具	瓜蒌霜六分	白薇五分	夜合花八分
云茯苓神各三钱	福橘红六分	川贝母一钱五	香附子三钱
秫秫米一勺	竹二青三分	荷叶筋三钱	灯心草一钱五

六味温胆丸

47. 山埝人，抑郁动肝，肝旺胆虚，痰热内扰，头眩心悸，内热时行，每夜似有厥象，脉象弦细而滑，速当自开怀抱，壮胆破疑，不难与药饵并济。

霜桑叶三钱	粉丹皮一钱五	珍珠母三具	乌扇五分
瓜蒌霜八分	川石斛三钱	白薇五分	黄玉金一钱五
云茯苓神各三钱	福橘红六分	川贝母一钱五	苏茎八分
秫秫米一勺	竹二青三分	牵正散二钱五	灯心草三分

48. 抑郁伤肝，惊恐伤胆，胆虚肝旺，郁痰内扰，气机不克逆行，脘痛时作，哕吐涎沫，谷食不入，头眩心悸，懊憹难名，神思恍惚，脉象弦细而滑，症势过深，拟方速冀哕平胃苏，方有把握。

姜半夏四钱	苏茎八分	珍珠母二具	乌扇五分
茯苓神各三钱	炒山栀一钱五	黄玉金一钱五	川石斛三钱
福橘红六分	川贝母一钱五	香附子三钱	须谷芽一钱五
降香屑四分	秫秫米一勺	灯心草三分	伏龙肝五钱

49. 肝势乘胃，脘中嘈杂阻痛，谷食不进，脉象沉弦，速解为安

霜桑叶三钱	粉丹皮一钱五	山栀子七粒打碎	黄玉金一钱五
瓜蒌霜八分	代赭石二钱	苏子二钱	苏茎八分
射干八分	云茯苓神各三钱	福橘红六分	川贝母一钱五
香附子二钱	灯心草三分	降香屑四分	

膏方。

茯苓神各一两五钱	霜桑叶二两	珍珠母十五具	甘菊炭一两
首乌藤二两	乌扇五分	瓜蒌霜八钱	苏茎六钱
白薇五钱	汉防己八钱	川石斛四两	侯氏黑散三钱
橘红六钱	川贝母一两五钱	竹二青三钱	秫秫米三合
荷叶筋四两	夜合花一两五钱		

用河水熬取原汁，去渣共熬，加白冰糖四两收膏，每晚服四钱，开水送服。

50. 阜宁人顾右，血不养肝，肝阴不足，肝阳上腾，气机不克运行，于是头眩心悸，胸中懊憹，遍身经脉痹痛，左肢尤甚，脘胁气阻，谷食不甘，神思恍惚，寤寐不安，脉象弦细而滑，症势多歧，拟方缓图可也。

云茯苓神各三钱	珍珠母三具	生龙齿三钱	白薇五分

络石藤五分	乌扇五分	汉防己八分	苏茎八分
福橘络八分	川贝母一钱五	香附子三钱	黄玉金一钱五
秫秫米一勺	降香屑四分	丝瓜络四分	荷叶筋三钱

二诊　加瓜蒌霜六分、川石斛三钱。

膏方。

云茯苓神各二两	珍珠母十五具	霜桑叶二两	白薇五钱
瓜蒌霜六钱	红鸡冠花一两五钱	汉防己八钱	络石藤五钱
乌扇六钱	白蒺藜二两	莲房十具	福橘红六钱
川贝母一两五钱	荷叶筋四两	竹二青三钱	秫秫米三合
黄玉金一两			

用河水熬取原汁，去渣共熬浓，加白冰糖四两收膏，每服四钱，开水和服。

51. 范水华女，肝旺胆虚，饮邪入络，气机不克运行，于是胸中嘈杂，脘肋腰间串痛，头痛心悸，营卫不和，寒热互见，谷食减少，寤不成寐，脉象弦细而滑，症势已深，拟方缓图可也。

云茯苓神各三钱	石决明三具	白薇五分	乌扇六分
川石斛三钱	瓜蒌霜七分	苏茎八分	黄玉金一钱五
福橘红络各一钱	川贝母二钱	络石藤五分	秫秫米一勺
荷叶筋三钱			

二诊　加生龙齿三钱、生山栀子五枚打碎、霜桑叶二钱、枸杞根露二两。

52. 疟后失调，血不养肝，肝阳上升，痰热内扰，寤不成寐，头眩时行，脉象弦细而滑，拟方缓图可也。

抱木茯神三钱	石决明三具	霜桑叶三钱	生龙齿三钱
乌扇五分	瓜蒌霜六分	川石斛三钱	白薇五分
福橘红六分	川贝母一钱五	杏仁一钱五	荷叶筋三钱

秫秫米一勺　　　灯心草三分　　　竹茹三分

53. 范水人，肝旺脾虚，水饮内聚，口生涎沫，头目眩晕，神思恍惚，脘闷不舒，寤寐不安，心悸时行，脉象弦细而滑，拟方缓图可也。

白茯苓神各三钱　涤饮散四分　　　石决明三具　　　白薇五分

汉防己八分　　　苏茎一钱　　　　络石藤五分　　　薤白头一钱五

福橘红八分　　　川贝母一钱五　　灵磁石二钱　　　瓜蒌皮一钱五

瓜蒌霜六分　　　秫秫米一勺　　　竹二青三分　　　荷叶筋三钱

六味温胆丸三钱

54. 努力伤络，两胁时痛，胃热上冲，鼻衄叠作，脉象弦芤，速解为妙。

霜桑叶三钱　　　牡丹皮一钱五　　海浮石二钱　　　十大功劳一钱五

元胡索一钱五　　五灵脂一钱五　　苏茎八分　　　　黄玉金一钱五

云茯苓三钱　　　福橘红六分　　　川石斛一钱五　　香附子三钱

降香屑四分　　　竹茹三分

55. 沙沟单月琴，素本阳虚，湿痰内阻，加以抑郁动肝，惊恐伤胆，胆虚肝旺，湿痰蒙蔽，清阳不升，神识不灵，多疑善怯，寤不成寐，恍惚时行，心悸不安，谷食减少，两脉细濡而滑，速当怡情适性，佐以药饵，乃克有济。

川草薢一钱五　　晚蚕沙一钱五　　制于术五分　　　乌扇五分

汉防己八分　　　制南星八分　　　紫苏茎八分　　　黄玉金一钱五

抱木茯神三钱　　福橘红六分　　　川贝母二钱　　　半夏粉一钱五

秫秫米一勺　　　丝瓜络四分

案载前方。

抱木茯神三钱　　制于术五分　　　珍珠母三具　　　制南星一钱

生龙齿三钱　　　黄玉金一钱五　　汉防己八分　　　川草薢一钱五

川贝母二钱　　　半夏粉一钱五　　福橘红六分　　　晚蚕沙一钱五

莲子心三分　　秫秫米一勺　　丝瓜络四分　　侯氏黑散四分

56. 水不涵木，木乘土位，遂令头痛而晕，面色萎黄，食少神倦，梦寐不安，脉象矾滑，拟方缓图可也。

元武板一两五钱　石决明五具　　酸枣仁三钱　　甘菊炭一钱五

半夏粉一钱五　　化橘红一钱　　粉干草五分　　云茯苓三钱

首乌藤四钱　　南沙参四钱　　竹茹一钱五　　荷叶筋二两

57. 肝木侮土，湿痰内困，谷食懒进，面色萎黄，心悸头眩，肢体摇战，脉象弦细无神，再延有土败木贼之虞。

潞党参一钱五　西砂仁五分　　粉甘草五分　　薏仁米三钱

于白术一钱五　木香五分　　制半夏二钱　　酸枣仁三钱

云茯苓三钱　　冬瓜子三钱　　杭白芍二钱　　福橘皮一钱五

佩兰叶一钱五

58. 肝阳内震，胃中伏饮，头目眩晕，此乃旧恙，加以湿困脾阳，面色萎黄，拟方先治标病。

海金沙三钱　　鸡内金三具　　制半夏一钱五　炒枳实五分

霜桑叶三钱　　粉丹皮一钱五　白通草六分　　云茯苓三钱

福橘皮一钱五　西茵陈一钱五　甘菊炭一钱五　竹茹一钱五

佩兰叶一钱五

59. 天癸先期，胀痛并见，加以体丰气虚，水饮内伏，肝阳内震，头目眩晕，作哕不已，拟用镇肝和胃法治之。

姜半夏三钱　　南沙参四钱　　明天麻一钱　　云茯苓三钱

甘菊花一钱五　福橘红络各七分　珍珠母三具　　苦竹根一钱五

风化硝七分　　干荷叶四钱　　川贝母三钱

60. 肝阳内震，水饮停中，头目眩晕，欲吐不吐，拟用镇肝逐饮法治之。

姜半夏三钱　　珍珠母三具　　川贝母三钱　　霜桑叶三钱

制丹皮一钱五　福橘红皮各一钱　明天麻一钱　　甘菊花一钱五

云茯苓三钱　　炒枳实五分　　苦竹根一钱五　荷叶一角

服前方眠食如常，脾胃渐和，心肾亦交，唯络中之气未能流通，不通则痛，时有时无，时轻时重，皆由肝气不舒，胆气不壮所致，速当自开怀抱，庶得与药饵兼功。

云茯苓神各二钱　南沙参四钱　　风化硝五分　　汉防己一钱五

福橘皮络各七分　川贝母三钱　　宣木瓜二钱　　制半夏一钱二分

秫秫米一勺　　苦竹根七分　　首乌藤四钱

61. 产后四旬，正阴未复，素本体丰气虚，肝郁化火，火旺生痰，痰热上升，则头眩头痛，扰乱神明，神思恍惚，碍胆则善怯多疑，蕴肝则善怒，聚膈中则嘈杂不安，多食善饥，脉象弦滑，自汗不已，阳不能壮于内，卫不能固于外也，速当远烦戒怒，不难与药饵兼功。

珍珠母三具　　山栀子一钱五,打碎　川贝母三钱　抱木茯神三钱

酸枣仁三钱　　南沙参四钱　　首乌藤四钱　化橘红七分

合欢皮三钱　　秫秫米一勺　　制半夏一钱五　苦竹根一钱五

败蒲扇一两,煎汤代水

62. 患疟多年，脾胃交伤，营卫受累，遂令寒热时作，至间或嘈杂，膈上有痰热也，头项牵痛，肝阳上升也，膺胸不畅，肺胃不和也，脉象左边弦数，右边沉细，症势多歧，法难兼顾，折中至当，首调脾胃，脾乃营之源，胃乃卫之源也，兼用仲圣甘温除大热法，庶可渐入佳境，至澄心静养，尤当加于药饵之先。

南沙参三钱　　野于术一钱五　福橘皮一钱五　杭白芍二钱

制半夏一钱五　当归一钱五　　炙甘草五分　　苟岚芪一钱五

云茯苓三钱　　生姜一片

膏方。

太子参三两　　白术一两五钱　黄牛肉一斤　　苦竹根一两五钱

雪梨肉五枚	白海蜇十二两	鲜枸杞皮四两	生姜二两
东白芍二两	制半夏一两五钱	净归身二两	红枣二十三枚
生鳖甲四两	川石斛三两	橘皮一两五钱	

加白蜜四两收膏，每早服三钱。

服前方胃气幸开，诸症急减，唯心肾未交，寤不成寐，肝阳上升，入暮头痛，拟方以图进步。

酸枣仁三钱	制半夏一钱五	川贝母三钱	白知母一钱五
川芎六分	甘菊花一钱五	秣秣米一勺	合欢皮三钱
抱木茯神三钱	首乌藤四钱	苦竹根一钱	荷叶一角

次方。

沙苑蒺藜三钱	白蒺藜二钱	南沙参四钱	白龙粉五分
汉防己一钱五	制半夏一钱五	福橘红络各六分	甘菊花三钱
云茯神三钱	九孔石决明三具	乌饭子一钱五	香苏梗一钱
南烛叶一钱五	络石藤五分	丝瓜络三钱	竹茹七分

63. 肝阳化风，湿痰内扰，头目不定，叠次眩晕，书云无风不眩，无痰不晕是也，脉象弦滑，拟方渐解为宜。

霜桑叶三钱	珍珠母三具	云茯苓三钱	灵磁石二钱
荷叶筋三钱	甘菊炭一钱	白薇五分	福橘红六分
法半夏一钱五	侯氏黑散四分	黑豆衣二钱	瓜蒌霜一钱
川贝母二钱	川石斛三钱		

64. 肝阳内震，水饮停中，头眩心悸，寤寐不安，脉象弦滑，根蒂已深，非缓图不可。

珍珠母三具	川石斛三钱	福橘红六分	乌扇五分
白薇五分	汉防己八分	络石藤五分	川贝母二钱
苏茎六分	秣秣米一勺	云茯苓神各三钱	荷叶筋三钱
侯氏黑散四分	降香屑五分		

65. 肝阳上腾，痰热内扰，头痛时作，心悸不安，寤寐不

实，脉象弦细，根蒂深固，非一日所能有效也。

云茯苓神各三钱　　瓜蒌霜一钱　　　福橘红六分　　　石决明三具

荷叶筋三钱　　　炙僵蚕七分　　　黄玉金一钱五　　白薇五分

竹二青三分　　　白附子五分　　　川石斛三钱　　　络石藤五分

贝母二钱　　　　秫秫米一勺

66. 肝旺胆虚，郁痰内扰，心悸头眩，神思恍惚，寤不成寐，内热时行，脉象弦细而滑，缓图可也。

抱木茯神三钱　珍珠母三具　　　瓜蒌霜一钱　　　竹茹三分

生龙齿三钱　　川石斛三钱　　　黄玉金一钱五　　灯心草三分

白薇五分　　　酸枣仁二钱　　　秫秫米一勺　　　橘红一钱

川贝母二钱

二诊　　加桑叶三钱、丹皮一钱五、炒山栀一钱五，去龙齿、玉金。

三诊　　加合欢皮一钱五、六味温胆丸三钱，灯心汤送下。

67. 肝旺胆虚，痰热内扰，于是胸中嘈杂，神思恍惚，心悸时作，脉象弦滑，务宜壮胆破疑，自可渐入佳境。

冬桑叶四钱　　瓜蒌霜一钱五　乌扇八分　　　　京贝母二钱

竹二青五分　　牡丹皮二钱　　川石斛三钱　　　苏茎一钱

橘红一钱　　　荷叶筋四钱　　生山栀子九粒,打碎　黄玉金一钱五

茯神二钱　　　秫秫米一勺　　灯心草三分

68. 胆虚肝旺，痰热内扰，心悸不安，神思恍惚，脉象弦滑，务需静养勿烦，是诊至要。

瓜蒌霜一钱五　煅石斛四钱　　　橘红一钱　　　　乌扇八分

灯心草三分　　石决明二具　　　朱茯神三钱　　　京贝母三钱

黄玉金一钱五　炒山栀一钱五　　荷叶筋三钱　　　秫秫米三钱

苦竹根五分

69. 抑郁动肝，惊恐伤胆，胆虚肝旺，痰热扰乱于中，于

是神思恍惚，心悸不安，言语舛错，气机不克畅行，胸胁两肋串痛，脉象弦滑，务宜怡情适性，壮胆破疑，自可与药饵兼济。

朱茯神三钱	白薇五分	黄玉金一钱五	络石藤五分
橘红一钱	生龙齿三钱	石斛三钱	乌扇八分
川贝母二钱	竹二青五分	石决明四钱	瓜蒌霜一钱
防己一钱	苏茎一钱	秫秫米一勺	

70. 抑郁动肝，水饮入络，始由脘痛，继则牵连两胁、腰背，且肝胆相为表里，肝旺则胆必虚，神思恍惚，胸中懊侬，头眩心悸，脉象沉细而滑，症势多歧，拟方缓图之。

茯苓神各二钱	汉防己八分	福橘红六分	苏茎八分
鲜枇杷叶一片	白薇五分	络石藤五分	香附子三钱
黄玉金一钱五	丝瓜络四分	瓜蒌霜七分	乌扇五分
川贝母二钱	杏仁二钱		

71. 抑郁动肝，肝郁化火，痰热内扰，心肾不交，于是神思恍惚，悸动不安，头目眩晕，喉中气阻，寤不成寐，胸中间或懊侬，脉象弦细而滑，速当壮胆破疑，怡情适性，自可与药饵兼功。

生龙齿二钱	淡昆布一钱	乌扇五分	香附子三钱
夜交藤一钱五	酸枣仁三钱	苏茎八分	黄玉金一钱五
福橘红六分	竹二青三分	石决明三具	瓜蒌霜一钱
川贝母二钱	秫秫米一勺	灯心炭五分	

72. 忿郁伤肝，肝旺则胆虚，痰热内乱，于是虚里穴悸动不已，头目昏眩，神思恍惚，脉象沉弦而滑，根蒂已深，非缓图不可。

抱木茯神三钱	霜桑叶三钱	福橘红六分	川贝母二钱
丝瓜络四分	九孔石决明三具	粉丹皮二钱	瓜蒌霜一钱

黄玉金一钱五　　竹二青三分　　　　白薇五分　　　　川石斛三钱

灵磁石二钱　　　侯氏黑散一钱五　秫秫米一勺

六味温胆丸二钱、琥珀外台丸五分，灯心汤送下。

琥珀安神丸二钱、千金磁朱丸一钱五，开水送下，两种同服。

73. 惊恐伤胆，胆虚肝旺，痰热内乱，水火不交于心肾，于是寤寐不安，神思恍惚，气或上冲，心悸叠见，善怯多疑，脉象弦滑，速当壮胆破疑，自可与药饵兼济。

首乌藤四钱　　　石斛三钱　　　　福橘红六分　　　瓜蒌霜一钱

竹茹三分　　　　珍珠母三具　　　生龙齿三钱　　　抱木茯神三钱

川贝母二钱　　　灯心草三分　　　白薇五分　　　　酸枣仁三钱

夜合花一钱五　　秫秫米一勺　　　荷叶筋三钱

74. 肝旺胆虚，郁痰内聚，于是神思恍惚，气闷不舒，胸中懊憹，多疑善怯，脉象沉弦而滑，速当壮胆破疑，自可与药饵兼功。

银蝴蝶六分　　　瓜蒌霜一钱　　　石决明三具　　　白薇五分

竹茹三分　　　　首乌藤三钱　　　石斛三钱　　　　合欢皮八分

茯神三钱　　　　灯心草三分　　　香附米二钱　　　川贝母一钱五

黄玉金一钱五　　橘络八分　　　　秫秫米一勺

75. 血不养肝，肝阳内震，头目不和，眩偏于右，心悸不安，寤不成寐，脉象弦细而滑，症势已深，拟方缓图可也。

灵磁石二钱　　　瓜蒌霜一钱　　　抱木茯神三钱　　生龙齿二钱

秫秫米一勺　　　石决明三具　　　川石斛三钱　　　川贝母二钱

合欢花八分　　　荷叶筋三钱　　　白薇五分　　　　乌扇五分

福橘红六分

76. 血不养肝，肝阳扰胃，胸中懊憹，莫名其状，甚则哕吐涎沫酸水，头目眩晕，脉象沉弦而滑，缓图可也。

石决明三具　　冬桑叶三钱　　云茯苓三钱　　瓜蒌霜六分

荷叶筋二钱　　白薇五分　　　丹皮二钱　　　橘红六分

乌扇五分　　　秫秫米一勺　　川石斛三钱　　生山栀子七粒打碎

川贝母二钱　　竹茹三钱

77. 血虚不能涵养肝木，木火上腾，痰热扰乱神明，于是神思恍惚，寤不安寐，心悸头眩，每遇烦劳，急躁尤剧，脉象弦滑缓图可也。

冬桑叶三钱　　制丹皮二钱　　川贝母二钱　　黄玉金一钱五

竹二青三分　　珍珠母三具　　乌扇六分　　　福橘红六分

茯神三钱　　　白薇五分　　　瓜蒌霜一钱　　秫秫米一勺

荷叶筋四钱

78. 血不养肝，肝阳化风，上腾阳络，头目眩晕而痛，湿痰内扰，胸中懊侬，营卫交虚，寒热互见，脉象弦细而滑，根蒂过深，缓图可也。

炙僵蚕八分　　茯神三钱　　　橘红六分　　　石斛三钱

荷叶筋三钱　　白附子七分　　珍珠母一具　　京贝母二钱

灵磁石二钱　　秫秫米一勺　　炙全蝎一分　　白薇五分

瓜蒌霜一钱　　乌扇五分　　　侯氏黑散四分　牵正散一钱五

合作一付

79. 七情不适，郁勃于中，症见头眩耳鸣，内热叠作，脘闷胀痛，胸中懊侬，呛咳时行，谷食不运，脉象弦数，症势已深，拟方缓调静养，勿劳为要。

射干一钱　　　川贝母二钱　　黄玉金一钱五　竹茹三分

降香屑四分　　石决明三具　　白薇五分　　　冬桑叶三钱

制丹皮一钱五　枇杷叶二片　　川石斛三钱　　橘红六分

茯神三钱　　　苏枝一钱

80. 心肾不交，痰热内扰，寤不成寐，已延三月有余，脉象弦滑，拟方缓图，静养勿烦为要。

夜交藤三钱	瓜蒌霜一钱	朱茯神三钱	乌扇五分
秫秫米一勺	酸枣仁四钱	川石斛三钱	福橘红六分
制丹皮一钱五	荷叶筋三钱	霜桑叶三钱	夜合花一钱五
川贝母二钱	竹二青三分	灯心草三分	

81. 女以肝为先天，脾为血海，血不养肝，肝阳内动，头眩心悸，天癸先期而至，脉象弦数，缓图自可渐愈。

制香附子三钱	茜草根一钱	福橘红六分	樗根皮三钱
石决明三具	川石斛三钱	苏茎八分	京贝母二钱
荷叶筋三钱	当归二钱	白薇五分	白芍二钱
黄玉金一钱五	秫秫米一勺	泽兰叶一钱五	

82. 素本先后天不足，气虚肝旺，于是头眩心悸，寒热时行，脘闷不舒，谷食不运，脉象沉弦而滑，症势已深，缓图可也。

抱木茯神三钱	炙桑叶三钱	建橘红六分	黄玉金一钱五
灯心草三分	石决明三具	粉丹皮二钱	熟谷芽一钱五
瓜蒌霜一钱	秫秫米一勺	炒柴胡五分	乌扇五分
苏茎八分	川贝母二钱	降香屑三分	

83. 素本先后天不足，脾肾交虚，便血已延三载，虚阳上升，头眩神疲，脉象弦细而滑，症势已深，次第图之。

首乌藤四钱	桑白皮二钱	化橘红六分	京贝母二钱
冬桑叶三钱	珍珠母三具	白薇五分	酸枣仁三钱
糯稻根须五钱	瓜蒌霜一钱	茯神三钱	秫秫米一勺
荷叶筋三钱			

84. 体实气虚，多湿多痰，加以抑郁动肝，肝木横逆，气机不克畅行，于是左胁痹痛，头眩耳鸣，心悸时作，脉象沉弦而滑，缓图静养为宜。

木防己一钱　　　橘红六分　　　乌扇五分　　　苏茎八分

荷叶筋三钱　　　络石藤六分　　京贝母二钱　　秫秫米二钱

茯苓神各三钱　　降香屑五分　　黄玉金一钱五　珍珠母二钱

白薇五分　　　　丝瓜络四分

85. 体丰气虚，湿痰困重，脾失健运之常，土虚则木旺，浮阳上腾，头眩内热，大便不实，两脉细滑而数，此系阴虚阳旺、真寒假热之象，拟方缓图，静养勿烦为要。

云茯苓三钱　　　冬瓜子三钱　　橘红六分　　　制半夏一钱五

干荷叶三钱　　　珍珠母三具　　苏梗一钱　　　京贝母二钱

秫秫米一钱五　　乌扇五分　　　汉防己八分　　白薇五分

生熟谷芽各一钱五　省头草一钱五

案载前方，抑郁过深，气机难以递运，症见懊憹心悸，脘肋胀痛，多思善虑，寤不成寐，神思恍惚，能于自开怀抱，庶得与药饵兼功。

乌扇五分　　　　石斛三钱　　　云茯苓神各三钱　香附子三钱

降香屑五分　　　苏茎八分　　　瓜蒌霜六分　　福橘红六分

络石藤五分　　　玫瑰花一朵　　黄玉金一钱五　秫秫米一勺

川贝母二钱　　　丝瓜络五分

86. 素本肝阳内震，湿痰内困，自六月间惊恐伤胆，胆虚肝旺，湿痰扰乱神明，于是神思恍惚，心悸头眩，甚则胸中懊憹，莫名其状，多疑善怯，寤寐不安，症情不一，变幻无常，脉象弦细而滑，速当壮胆破疑，自可与药饵兼功。

朱茯神三钱　　　瓜蒌霜一钱　　化橘红六分　　苏茎一钱

灯心草三分　　　珍珠母三具　　乌扇五分　　　竹二青三分

白薇五分　　　　川石斛三钱　　秫秫米一勺　　夜合花一钱五

荷叶筋三钱

二诊　去白薇、乌扇粉、丹皮，加天仙藤八分、磁石二钱。

87. 天癸不调，先期而至，少腹胀痛，加以血不养肝，肝阳内震，头目眩晕而痛，内热时行，脉象弦滑，缓缓图之。

明天麻一钱	制香附子二钱	瓜蒌霜一钱	珍珠母一具
墨鱼骨四钱	茜草一钱	京贝母二钱	白薇五分
甘菊炭一钱	化橘红六分	霜桑叶三钱	苏茎八分
荷叶筋三钱	秫秫米一勺	玫瑰花一朵	大红月季花三朵

案列前章。

全当归二钱	明天麻一钱	化橘红一钱	白薇五分
荷叶筋三钱	杭白菊三钱	甘菊炭八分	瓜蒌霜一钱
茯苓神各三钱	秫秫米一勺	炒柴胡五分	京贝母二钱
珍珠母二具	制香附子三钱	牵正散二钱五	

88. 肝胆不和，痰热内扰，每发时肢体摇战，头眩神糊，脉象弦细，已延十余年之久，拟方缓图可也。

霜桑叶三钱	瓜蒌霜六分	福橘红六分	杏仁二钱
荷叶筋三钱	粉丹皮一钱五	乌扇五分	黄玉金一钱五
丝瓜络四分	秫秫米一勺	茯神三钱	京贝母二钱
苏茎八分	灯心草二分		

89. 产后去血过多，肝脾两伤，心悸头眩，自汗叠见，脘闷作胀，谷食不甘，脉象弦细而滑，拟方缓图可也。

白蔻衣一钱五	苏茎一钱	乌扇五分	茯苓神各三钱
荷叶筋三钱	鸡谷袋一具	瓜蒌霜一钱	橘红六分
珍珠母三具	省头草一钱五	京贝母二钱	须谷芽一钱五
秫秫米一勺	白薇五分	灯心草三分	烛叶一钱五
络石藤五分	丝瓜络三钱	竹茹七分	

90. 体丰气虚，多湿多痰，血不养肝，肝阳内震，于是头眩心悸，胸中嘈杂，两胁胀痛，内热时行，甚则秽吐，并见气

滞久而血亦瘀，天癸先期而少，脉象弦细而滑，根蒂过深，拟方次弟图之。

珍珠母三具　姜半夏二钱　云茯苓神各三钱　络石藤五分

软白薇五分　乌扇五分　福橘红六分　秫秫米一勺

瓜蒌霜六分　苏茎八分　川贝母二钱　降香屑五分

荷叶筋三钱　苦竹根五分

91. 肝旺胆虚，痰热内扰，神思恍惚，多疑善怯，寤寐不安，谷食不甘，脉象弦滑，缓图可也。

抱木茯神三钱　黄玉金一钱五　福橘红六分　川石斛三钱

霜桑叶三钱　甘菊炭一钱　川贝母二钱　瓜蒌霜八分

石决明三具　白薇五分　乌扇五分　半夏粉一钱五

竹二青三分　灯心草三分　荷叶筋三钱

92. 肝胆不和，痰热内扰，神思恍惚，心悸头眩，脘胁胀闷，腹中沥沥有声，多疑善怯，脉象弦滑，拟方缓图之。

云茯苓神各三钱　黄玉金一钱五　福橘红六分　苏茎一钱

生龙齿三钱　珍珠母三具　川贝母二钱　乌扇五分

瓜蒌霜八分　白薇五分　汉防己八分　竹二青三分

秫秫米一勺　荷叶筋三钱

琥珀安神丸、六味温胆丸各一钱五，滚水送下或灯心汤送下。

93. 痰涎蕴于肝胆，胸中嘈杂，心悸不安，寤不成寐，根蒂已深，徐图可也。

生山栀子七枚　瓜蒌霜一钱　抱木茯神三钱　川贝母二钱

酸枣仁三钱　石决明三具　橘红六分　苏茎一钱

煅龙齿三钱　软白薇五分　黄玉金一钱五　乌扇五分

竹二青三分　秫秫米一勺　夜合花一钱五

94. 抑郁动肝，惊恐伤胆，胆虚肝旺，郁痰内扰，善怯多

疑，寤不成寐，神思恍惚，不能自主，两脉弦细而滑，速当自
开怀抱，不难与药饵兼功。

朱衣茯神三钱	远志肉六分	福橘红六分	苏茎八分
石决明三具	软白薇五分	川贝母二钱	乌扇五分
瓜蒌霜一钱	川石斛三钱	络石藤五分	秫秫米一勺
竹二青三分	合欢花一钱	灯心炭三分	

95. 肝郁化火，痰热内蕴，胸中嘈杂，舌赤而痛，脉象弦
滑，速解为妙。

冬桑叶三钱	生栀子七枚	云茯神三钱	炒山栀一钱五
酒炒丹皮一钱五	乌扇五分	福橘红六分	射干八分
瓜蒌霜六分	川石斛三钱	川贝母二钱	灯心草三分
竹二青三分			

96. 虚火上炎，舌边作痛，脉象弦数，再延防成舌疳。

川雅连四分	莲子心三分	水泡干姜四分	灯心草三分
白童便半酒杯，冲服			

97. 心经郁热，上冲舌肿，生窠色黑而痛，满口生血，脉
象弦滑，虑其涌吐，拟方获效乃吉。

金银花一钱五	川雅连五分	云茯苓三钱	竹二青三分
连翘壳一钱五	淡干姜五分	福橘红六分	莲子心三分
炒山栀一钱五	细生地三钱	川贝母二钱	灯心草三分
白童便半酒杯，冲服			

98. 胆热上移于脑，鼻流浊涕，肝阳上腾，右边牙痛，牵
及头目，脉象弦细而滑，拟方缓图可也。

广藿香二钱	辛夷芯一钱	云茯苓三钱	瓜蒌霜一钱
霜桑叶三钱	珍珠母三具	福橘红六分	粉丹皮一钱五
苍耳子三钱	软白薇五分	川石斛三钱	川贝母二钱
荷叶筋三钱	牵正散二钱五分		

99. 肝阳内震，阳络不和，头面经脉作痛，甚则眩晕，胆热上移于脑，又成鼻渊，脉象弦滑，缓图可也。

苍耳子三钱	珍珠母三具	云茯苓三钱	广藿香一钱五
辛夷芯一钱	软白薇五分	福橘红六分	霜桑叶三钱
香白芷五分	瓜蒌霜八分	川石斛三钱	川贝母二钱
竹二青三钱	苦丁茶一钱五	牵正散二钱五	

用辛夷末塞鼻孔。

案载前方。

元武板八钱	广藿香一钱五	云茯苓神各三钱	瓜蒌霜六分
石决明八钱	辛夷芯一钱	福橘红六分	川贝母一钱五
川石斛三钱	苍耳子三钱	炒山栀一钱五	竹二青三分
水飞辰砂六分	荷叶筋三钱	仙遗粮三钱	牵正散二钱五

100. 肝气上升，喉间不利，虚火上炎，舌謇难言。

炙桑叶三钱	瓜蒌霜一钱	抱木茯神三钱	西射干八分
粉丹皮一钱五	川石斛一钱五	淡昆布一钱	川贝母二钱
绿海粉一钱	竹二青三分	灯心草三分	青果核一粒,打碎

101. 肝阳上腾，湿痰内困，头目眩晕，时作时止，书云无风不眩，无痰不晕是也，脉象弦细而滑，延久防成类中，拟方获效乃吉。

珍珠母三具	瓜蒌霜六分	云茯苓神各三钱	秫秫米一勺
软白薇五分	甘菊炭五分	福橘红六分	竹二青三分
霜桑叶三钱	半夏粉一钱五	川贝母二钱	荷叶筋三钱
侯氏黑散六分			

102. 肝阳化风，湿痰内扰，致令头目眩晕，脉象弦滑，徐图可也。

活灵磁石二钱	黑鲁豆衣三钱	茯苓神各三钱	甘菊炭八分
石决明三具	川石斛三钱	福橘红六分	霜桑叶三钱

瓜蒌霜六分　　软白薇五分　　川贝母二钱　　乌扇五分

荷叶筋四钱　　竹茹三分

103. 素本先后天不足，肝阳内震，头目眩晕，神思恍惚，寤不成寐，脉象弦细而滑，拟方缓图可也。

明天麻一钱　　珍珠母三具　　抱木茯神三钱　　粉丹皮一钱五

八棱麻一钱　　白薇五分　　福橘红六分　　瓜蒌霜六分

活灵磁石二钱　川石斛三钱　　川贝母二钱　　甘菊炭八分

侯氏黑散五分　竹茹三分　　荷叶筋四钱

104. 肝阳内扰，头目眩晕，脉象弦滑，再延防成类中。

八棱麻一钱　　瓜蒌霜六分　　云茯神三钱　　乌扇五分

活灵磁石二钱　苏茎一钱　　橘红六分　　川石斛三钱

明天麻一钱　　石决明三具　　白薇五分　　川贝母二钱

秫秫米一勺　　荷叶筋四钱　　竹二青三分　　牵正散二钱

105. 肝旺胆虚，郁痰内扰，神思恍惚，胸中懊憹，惊悸时行，脉象弦细而滑，拟方缓图可也。

生龙齿三钱　　瓜蒌霜六分　　云茯神三钱　　秫秫米一勺

珍珠母三具　　苏茎一钱　　福橘红六分　　丝瓜络四分

乌扇五分　　白薇五分　　川贝母二钱　　灯心草三分

106. 肝旺胆虚，气机不畅，惊恐丛生，脘胁胀闷，神思恍惚，脉象弦滑，拟方徐图之。

煅龙齿三钱　　石决明三具　　朱茯神三钱　　黄玉金一钱五

瓜蒌霜一钱　　白薇五分　　橘红六分　　秫秫米一勺

木防己八分　　乌扇六分　　川贝母二钱　　竹二青三分

丝瓜络四分　　荷叶筋四钱

107. 血不养肝，肝旺胆虚，郁痰内扰，于是神思恍惚，心悸不安，筋惕肉瞤，脘闷时行，脉象沉弦而滑，拟方缓图之。

酸枣仁三钱	瓜蒌霜六分	抱木茯神三钱	苏茎八分
夜交藤四钱	珍珠母三具	福橘红六分	乌扇五分
生龙齿三钱	白薇五分	川贝母二钱	灯心草三分
秫秫米一勺	夜合花八分		

108. 肝胆不和，气不摄血，心悸头眩，大便带血，神思恍惚，寐不成寐，脉象弦细而滑，拟方缓图可也.

云茯神三钱	酸枣仁三钱	福橘红六分	川石斛三钱
石决明三具	霜桑叶三钱	川贝母二钱	苏茎八分
软白薇五分	丹皮一钱五	秫秫米一勺	煨白芍三钱
竹二青三分	干荷叶四钱		

109. 抑郁动肝，肝阳内震，虚里穴动，神思恍惚，易于作哕，寐寐不安，脉象沉滑，拟方徐图，静养勿烦为要。

炙桑叶三钱	珍珠母三具	抱木茯神三钱	制半夏三钱
瓜蒌霜六分	酸枣仁二钱	橘红六分	乌扇五分
苏茎一钱	白薇五分	川贝母二钱	秫秫米一勺
竹荪三分	灯心草三分		

110. 肝肾不足，水不涵木，虚阳上升，于是头角筋胀，两目昏糊，神思恍惚，心悸不安，熏热时行，脉象弦细而滑，此症根蒂已深，缓图为要。

沙苑子一钱五	霜桑叶二钱	云茯神三钱	川石斛三钱
首乌藤四钱	丹皮一钱五	福橘红六分	珍珠母三具
秫秫米一勺	竹二青三分	荷叶筋三钱	

111. 素本气血交虚，刻因拂郁动肝，肝火灼肺，阳络受戕，曾经失血，精神疲倦，心悸不安，胃气不能上升，谷食懒进，形气消索，脉象细弱无神，拟方速冀胃苏纳谷，方克有济。

云茯苓神各三钱	瓜蒌霜六分	福橘红六分	秫秫米一勺

霜桑叶三钱　　川石斛三钱　　川贝母二钱　　荷叶筋三钱

珍珠母三具　　乌扇五分　　　苏茎八分　　　须谷芽一钱五

糯稻根须四钱

112. 肝阴不足，虚阳上升，头眩心悸，烦汗颇多，脉象弦滑，缓图可也。

酸枣仁三钱　　瓜蒌霜六分　　抱木茯神三钱　远志肉五分

首乌藤四钱　　丹皮一钱五　　福橘红六分　　白薇五分

煅龙骨二钱　　石决明三具　　秫秫米一勺　　竹二青三分

贝母粉三钱　　荷叶筋三钱

113. 病后失调，正阴未复，气分大伤，入暮盗汗频仍，脉象弦滑，徐图为要

潞党参三钱　　制半夏一钱五　云茯苓三钱　　扁豆子皮三钱

于白术二钱　　冬瓜子三钱　　留白陈皮一钱五　淮山药四钱

炙黄芪一钱五　薏苡米四钱　　川贝母二钱　　白粳米三钱

左牡蛎四钱　　小红枣三枚　　浮小麦三钱

二十七、中风

1. 体丰气虚，多湿多痰，痰凝胃中则嘈杂善饥，上升则眩晕，凌心则心悸摇摇如悬旌，自汗淋漓，脉象弦滑无神，久延防成类中，当自开怀抱，庶得与药饵兼功。

干地黄四钱　　南沙参五钱　酸枣仁三钱　　生山栀一钱五

川贝母三钱　　福橘皮一钱五　首乌藤四钱　　云茯苓三钱

甘草一钱,生熟各半　丹皮一钱五　鲜石斛三钱　　连心麦冬三钱

苦竹根一钱五　　梨肉一枚切片

2. 风中血脉，右肢不遂，湿痰困脾，脾脉络于舌本，舌关不转，语言支吾，治之不易，拟方缓图可也。

酸枣仁三钱　　连心连翘三钱　山栀子一钱二分　黄芩一钱五

半夏一钱五　　福橘红络各七分　甘草一钱　　川贝母三钱

瓜蒌霜三钱　　白蒺藜三钱　汉防己一钱五　苦竹根一钱五

灯心草三分

3. 带脉不能约束，带下不多，白多赤少，眼眶青色，肝热也，四肢麻痹，气血不能流通也，久延防成类中。

南沙参四钱　　白石脂一钱五　赤石脂一钱　　左牡蛎四钱

川黄柏一钱　　福橘皮一钱　当归一钱五　　贯仲三钱

炙甘草一钱　　抱木茯神三钱　酸枣仁三钱　银杏仁三枚,打碎

震灵丹每服二钱，清米汤送下。

4. 宿饮射肺，咳经日久，饮邪窜于经络，遍身麻痹，两

臂作痛，脉象弦软无神，防成类中。

杏仁泥二钱	炙冬花一钱五	海桐皮一钱五	云茯神三钱
橘络七分	白蒺藜三钱	制半夏二钱	风化硝五分
连心连翘三钱	络石藤五分	汉防己二钱	连心麦冬三钱
丝瓜络三钱	苦竹根一钱五	鲜枇杷叶三片	嫩桑枝五钱打绒

5. 素本体丰气虚，加以肝阳化风，热痰内扰，脉象弦滑而数，症见四肢麻木，舌謇头眩，久延有类中之虞。

白蒺藜三钱	橘络橘皮各七分	抱木茯神三钱	豨莶草四钱
制半夏一钱五	八棱麻二钱	白薇七分	甘菊炭一钱五
珍珠母三具	苦竹根一钱五	金钗石斛三钱	川贝母三钱
桑寄生三钱	侯氏黑散五分		

6. 风中血脉，半身不遂，左边痹痛，年近六旬，气血两衰，况病延四月之久，难以全复，脉象弦细，拟方徐图可也。

何首乌四钱	豨莶草四钱	桂枝木一钱	大有者(黄芪)三钱
当归一钱五	血竭五分	茯苓三钱	橘皮一钱五
防己二钱	南沙参三钱	红花五分	半夏二钱
竹茹七分	丝瓜络三钱	嫩桑枝一两五钱,打绒,煎汤代水	

7. 血不养肝，肝气乘胃，脘中作痛，由痛而发为肝风，抽搐痉厥，刻下抽痉虽平，而有右肢麻痹，不利屈伸，心神恍惚，梦寐不安，天癸先期，此乃肝阳化风，湿饮袭于经络，以致气血不克畅行，非血枯可比也，脉象弦滑，久延防成偏枯，拟方徐图，尚可渐入佳境。

豨莶草八钱	汉防己一钱五	白蒺藜三钱	半夏一钱五
珍珠母四钱	海桐皮二钱	络石藤五分	宣木瓜二钱
云茯神三钱	福橘红络各四分	川贝母三钱	粉丹皮一钱五
白龙粉六分	甜瓜子四钱	苦竹根八分	桑寄生四钱
丝瓜络一钱五			

后方。

沙苑子二钱	甘菊炭八分	白蒺藜三钱	豨莶草八钱
海桐皮二钱	汉防己一钱二分	云茯神三钱	福橘络五分
丹皮一钱五	半夏一钱五	白龙粉六分	丝瓜络七分
苦竹根一钱二分	桑寄生三钱	涤饮散二分	侯氏黑散

每日申刻服三分，百花酒和服，前十五日以温酒下，后十五日以冷酒下。

8. 有翁先生，素本火衰，兼之木旺，区区坤土，既乏火化之源，复遭木尅之侮，津液不归正化，湿痰因而丛生，书云脾乃营之源，胃乃卫之源，脾胃不和，营卫乃滞，故风中血脉，痰凝隧道，营卫愈不流通，以致左边肢体不遂，木多于麻，左脉沉细，右脉弦滑而数，所幸眠食如常，静养得法，从此调理按部就班，尚可履险如夷也。

豨莶草六钱	鹿衔草一钱	何首乌藤四钱	太子参二钱
白蒺藜三钱	汉防己一钱五	云茯神三钱	麒麟血竭五分
福橘络皮各一钱五	杭白芍二钱	竹茹一钱	桑寄生三钱
宣木瓜二钱	归身一钱五	半夏一钱五	

卫生膏每服一钱二分，用陈酒和服。

后方加虎胫骨炙三钱、络石藤五分、丝瓜络一钱五，去半夏、归身，加味小活络丹、加味养真丹各一钱五，陈酒送下，卫生膏每服一钱五，陈酒和服，各二十付，间服。

9. 阳明主束筋骨而利机关，湿痰乘虚袭入阳明经络之间，遂令肢体不仁，右边尤甚，脉象弦滑，速当自开怀抱，庶得与药饵兼功。

南沙参三钱	何首乌四钱	豨莶草三钱	半夏一钱五
汉防己二钱	白蒺藜三钱	云茯苓三钱	福橘络皮各五分
川贝母三钱	血竭五分	宣木瓜二钱	甜瓜子三钱

苦竹根一钱五　　桑寄生三钱

10. 自去秋湿温愈后，气血未复，痰热凝于肝胆，甚则蒙蔽心包，于是神识模糊，语言舛错，想入非非，调治虽经渐愈，而肝肾血水内乏，不能荣养筋脉，于是遍身酸痛，两腿痿痹，不利屈伸，腿酸膝耸，有鹤膝之状，脉象弦滑，舌苔白滑，症势两歧，药难兼顾，痰热兼生，宜凉宜攻，血水不足，宜温宜补，顾此碍彼，动辄相妨，勉拟一方，以尽人力。

豨莶草四钱	宣木瓜二钱	瓜蒌霜二钱	仙鹤草二钱
白蒺藜三钱	鹿角胶一钱五	鹿衔草一钱	怀牛膝三钱
川贝母三钱	汉防己二钱	云茯神三钱	橘络一钱五
嫩桑枝二两，煎汤	竹茹一钱五	卫生膏二钱五	

用荸荠、海蜇汤送下。

次方。

制于术七分	南沙参二钱	珍珠母三具	半夏二钱
汉防己二钱	沙苑蒺藜三钱	风化硝一钱	云茯苓三钱
福橘络皮各一钱五	竹节白附子一钱五	嫩桑枝二两，煎汤代水	
竹沥半酒杯	生姜一茶匙，冲服		

11. 湿痰入络，肝阳化风，右肢不遂，麻痹而痛，已延三月有奇，脉象弦细而滑，是属类中大症。

云茯苓三钱	制于术四分	汉防己八分	珍珠母三具
制南星八分	福橘红六分	川贝母一钱五	甜瓜子三钱
天仙藤八分	丝瓜络四分	干荷叶三钱	
嫩桑枝打绒，煎汤代水			

二诊　加豨莶草三钱、鹿衔草一钱五、白薇五分。

案载前方。

| 豨莶草四钱 | 制于术五分 | 石决明三具 | 霜桑叶三钱 |
| 海桐皮三钱 | 汉防己八分 | 络石藤五分 | 瓜蒌霜一钱五 |

云茯苓三钱　　橘皮络各六分　　川贝母一钱五　　威灵仙一钱五

丝瓜络四分　　甜瓜子三钱　　侯氏黑散四分

嫩桑枝二两,打绒,煎汤代水　　痛风丸二钱, 开水送下

温胆丸、十枣丸合作一付，开水送下，两种间服。

丸方。

云茯苓神各一两 豨莶草二两　　仙鹤草八钱　　鹿衔草八钱

制于术五钱　　石决明十具　　制南星六钱　　瓜蒌霜五钱

汉防己八钱　　络石藤四钱　　橘络红各八钱　　川贝母一两五钱

甜瓜子三两　　海桐皮一两五钱　侯氏黑散四钱

上药共研极细末，用丝瓜络一条、荷叶筋五两、秫秫米三
合、嫩桑枝三斤共熬汁泛丸，如川椒子大，每晚服三钱，开水
送下。

12. 中堡庄人，肝阳化风，湿痰入络，肢体酸软，舌謇难
言，脉象弦滑，有类中之势。

云茯苓三钱　　制于术五分　　汉防己八分　　珍珠母三具

瓜蒌霜七分　　络石藤五分　　白薇五分　　苏茎八分

福橘红六分　　川贝母一钱五　　乌扇五分　　丝瓜络四分

荷叶筋三钱　　竹茹三分　　牵正散二钱五

13. 沙沟赵，血虚不能濡养筋脉，湿痰入络，左肢不遂，
脉象细濡而滑，拟方缓图之。

鹿衔草一钱五　云茯苓三钱　　木防己八分　　通络散五分

桂枝木八分　　络石藤五分　　苏茎八分　　甜瓜子三钱

宣木瓜二钱　　橘络皮各八分　　川贝母一钱五　　海桐皮三钱

白蒺藜二钱　　丝瓜络四分　　嫩桑枝二两

14. 病后失调，湿痰内困，神识不灵，言语难出，脉象弦
滑，拟方缓图可也。

制南星一钱　　制于术五分　　云茯苓三钱　　黄玉金一钱五

灯心炭三分　　制半夏一钱五　　木防己八分　　福橘红六分

苏茎八分　　　乌扇八分　　　瓜蒌霜七分　　川贝母二钱

姜竹茹三分

15. 风中经络，口眼歪斜，舌謇难言，口涎时出，脉象弦滑，拟方获致乃吉。

白薇五分　　　炙僵蚕八分　　云茯苓神各三钱　川贝母二钱

制南星一钱　　石决明三具　　竹节白附子七分　福橘红一钱

荷叶筋三钱　　霜桑叶三钱　　炙全蝎三分　　瓜蒌霜一钱

竹二青五分

16. 肝阳化风，痰热内扰，口歪舌謇，头眩心悸，脉象弦滑而数，再延有中风之势。

霜桑叶三钱　　云茯苓神各三钱　石决明三具　　橘红六分

荷叶筋三钱　　甘菊炭一钱　　炙僵蚕七分　　白薇五分

秫秫米三钱　　竹二青三分　　瓜蒌霜一钱五　竹节白附子八分

川贝母二钱　　炙全蝎三分

17. 湿痰类中，右肢不遂，舌謇难言，脉象濡滑，已延半载有余，拟方缓图可也。

云茯苓三钱　　仙鹤草一钱　　瓜蒌霜一钱　　制南星一钱

竹二青三分　　制于术五分　　鹿衔草一钱　　甜瓜子三钱

橘络皮各八分　丝瓜络五分　　汉防己八分　　川贝母二钱

白蒺藜二钱　　络石藤五分

18. 肝阳化风，风中筋络，口鼻歪斜，脉象弦细而滑，缓图可也。

珍珠母三具　　炙僵蚕七分　　云茯苓三钱　　瓜蒌霜六分

白薇五分　　　竹节白附子八分　福橘皮一钱五　白蒺藜二钱

冬桑叶三钱　　炙全蝎三分　　川贝母二钱　　川石斛三钱

荷叶筋四钱　　丝瓜络四分　　嫩钩藤三钱

19. 口眼歪斜，为足阳明之脉，循颊车手太阳之脉，循颈上颊，颊经受风，故牵引不正也。风中血脉，则半身不遂，痰压太阴，舌开不转，谷食懒进，脉象沉滑无神，已延旬余，拟方获效乃吉九转。

陈胆星八分,冲服　　制半夏一钱五　　抱木茯神三钱　　汉防己八分

玉金一钱五　　　　嫩钩藤一钱　　　川贝母三钱　　　于术散煅礞石二钱

橘络皮各八分　　　瓜蒌霜一钱　　　竹沥半酒杯,冲服

生姜汁二小茶匙,冲服

中经，神清识人；中腑，神昏失智；中脏，失音，耳聋，目瞀，遗尿，鼻鼾，六症见半难治。

中风用华佗癒风散、祛风至宝丹，固脱用侯氏黑散，通经隧用风引散，如厥倒无知，喘痰为厥逆，宜先服苏合香丸开窍，若半知人事者，先服侯氏黑散，散风引散。

真中者，风自外而入于内也，若由湿生痰，痰生热，热生风，此名类中风。

20. 风中血脉，左肢不遂，脉象弦滑，虑其厥逆致变。

珍珠母三具　　　瓜蒌霜八分　　　云茯苓三钱　　　丝瓜络四钱

软白薇五分　　　制南星一钱　　　福橘红六分　　　牵正散二钱五

霜桑叶三分　　　川贝母二钱　　　制半夏一钱五　　荷叶筋四钱

嫩桑枝打绒,五钱

21. 湿痰入络，右肢无力，舌謇难言，脉象濡滑，有类中之势。

云茯苓三钱　　　珍珠母三具　　　福橘红六分　　　制南星一钱

四制于术四分　　白薇五分　　　　川贝母二钱　　　制半夏一钱五

汉防己八分　　　苏茎六分　　　　络石藤五分　　　瓜蒌霜六分

丝瓜络四分　　　竹二青三分

22. 肝胆蕴痰，致成痫症，根蒂已深，缓图可也。

珍珠母三具　　竹节白附子七分　云茯苓三钱　　四制于术五分

软白薇五分　　炙僵蚕一钱　　橘红六分　　　汉防己八分

瓜蒌霜六分　　白蒺藜二钱　　川贝母二钱　　制半夏一钱五

丝瓜络四分　　嫩钩藤三钱　　荷叶筋四钱　　竹二青三分

23. 肝阳化风，湿痰内扰，惊厥数次，头目眩晕，脉象弦滑，拟方。

霜桑叶八分　　石决明一具　　云茯苓三钱　　乌扇五分

瓜蒌霜八分　　软白薇五分　　福橘红六分　　嫩钩藤三钱

苏茎一钱　　　黄玉金一钱五　川贝母二钱　　牵正散二钱五

二十八、头痛

1. 风邪入于首空，头痛已延五日，脉象浮濡，速解为妙。

蔓荆子三钱　　制半夏二钱　　粉甘草二分　　牛蒡子三钱

关防风一钱五　杏仁二钱　　　桔梗二钱　　　福橘皮一钱五

苏荷一钱五　　藁本一钱　　　云茯苓三钱　　牵正散二钱五

2. 外风引动内风，寒热头痛，脉象浮数，速解为妙。

石决明三具　　炙僵蚕八分　　桔梗二钱　　　蔓荆子三钱

白薇五分　　　竹节白附子七分　云茯苓二钱　　苏荷一钱五

牛蒡子三钱　　炙全蝎三分　　福橘皮一钱五　荷叶筋三钱

3. 痧后风邪外袭，头痛不已，痛甚，虑其厥逆致变。

香白芷五分　　蔓荆子三钱　　桔梗二钱　　　鼠粘子三钱

藁本一钱　　　炙僵蚕七分　　云茯苓三钱　　荷叶一角

青防风一钱五　竹节白附子八分　橘皮一钱五　　蜂翅茶一钱五

4. 肝阳上腾，头目眩晕而痛，根蒂已深，拟方缓图可也。

霜桑叶三钱　　炙僵蚕八分　　云茯苓三钱　　珍珠母三具

荷叶筋三钱　　甘菊炭一钱　　竹节白附子七分　橘红六分

白薇五分　　　川贝母一钱五　炙全蝎三分　　桔梗二钱

川石斛三钱

5. 湿毒上冲，头痛不已，痛而且胀，已经二月有奇，拟方治之。

败龟板一两五钱　薏苡仁四钱　　甘草一钱　　　汉防己一钱

辰砂三钱　　　　石决明一两五钱　川萆薢二钱　　　红花一钱五

滴乳石三钱　　　仙遗粮二两，煎汤代水

6. 感受风邪，头疼不已，牵连两目，左右脉象浮滑，速解为要。

荆芥一钱五　　　黄郁金一钱五　　苦桔梗二钱　　　前胡一钱五

牛蒡子三钱　　　制半夏一钱五　　茯苓块三钱　　　生姜一片

蔓荆子一钱五　　香白芷五分　　　福橘皮一钱五　　鲜枇杷叶二片

7. 外风引动内风，上腾阳络，头目疼痛，间或眩晕，脉象弦滑而浮，拟方渐解为要。

蔓荆子一钱五　　珍珠母三具　　　茯苓三钱　　　　香白芷五分

牛蒡子三钱　　　白薇五分　　　　桔梗二钱　　　　牵正散二钱五

前胡一钱五　　　雀脑芎五分　　　橘红六分　　　　松萝茶一钱五

案载前方。

川羌活六分　　　青防风一钱五　　甘草五分　　　　牛蒡子三钱

川芎五分　　　　藁本八分　　　　桔梗二钱　　　　生姜一片

蔓荆子三钱　　　香白芷五分　　　茯苓三钱　　　　蜂翅茶一钱五

8. 血不养肝，肝阳化风，上腾清窍，清阳不升，头痛不已，烧热时行，脉象弦滑，根蒂过深，症延三载，拟方徐图可也。

元武板一两五钱　炙僵蚕一钱　　　朱茯神三钱　　　软白薇五分

石决明一两五钱　竹节白附子七分　橘红六分　　　　川石斛三钱

瓜蒌霜一钱　　　炙全蝎三分　　　川贝母二钱　　　络石藤五分

竹二青三分　　　荷叶筋四钱　　　当归龙荟丸二钱五分

二十九、耳鸣

1. 病后失调，肝阳内震，脾胃不和，头昏耳轰，谷食不甘，脉象弦滑，拟方渐解乃吉。

霜桑叶三钱	甘菊炭一钱	瓜蒌霜六分	川石斛三钱
灵磁石二钱	石决明三具	云茯神三钱	福橘红六分
川贝母一钱五	白薇五分	生熟谷芽各一钱五	荷叶筋四钱
省头草一钱五			

2. 烦劳太过，肝阳上腾，湿痰内困，致耳鸣叠作，脉象弦滑，拟方缓图可也。

灵磁石二钱	珍珠母三具	白薇五分	乌扇五分
瓜蒌霜一钱	霜桑叶三钱	抱木茯神三钱	福橘红六分
川贝母二钱	川石斛三钱	甘菊炭一钱五	荷叶筋三钱

丸方。

西洋参一两	珍珠母十五具	乌扇五钱	霜桑叶一两
灵磁石二两	沙苑子一两五钱	抱木茯神一两	橘红六钱
川贝母二两	黑穞豆衣一两	苏茎五钱	甘菊炭一两
白薇四钱	煨葛根四钱	巨胜子一两	

用干荷叶四两、川石斛四两泛丸，每服三钱。

3. 虚阳上升，头目眩晕，左耳气闭，胸中懊憹，脉象沉弦，拟方速解为妙。

霜桑叶三钱	粉丹皮一钱五	灵磁石二钱	瓜蒌霜六分

珍珠母三具　　　川贝母二钱　　　云茯苓神各三钱　橘红六分

白薇五分　　　　炒山栀一钱五　　竹二青三分　　　秫秫米一勺

荷叶筋三钱

4. 肝阳内震，两耳虫鸣，时轻时重，遇烦劳则尤甚，脉象弦滑，拟方缓图静养，勿烦为要。

活灵磁石二钱　霜桑叶三钱　　　抱木茯神三钱　　炒山栀一钱五

石决明三具　　川石斛三钱　　　福橘红六分　　　竹二青三分

白薇五分　　　瓜蒌霜六分　　　川贝母二钱　　　荷叶筋四钱

5. 烦劳伤肝，肝热上冲阳络，耳轰如雷，脉象弦滑，非缓图不克。

炙桑叶三钱　　珍珠母三具　　　云茯神三钱　　　瓜蒌霜六分

甘菊炭一钱　　连翘壳一钱五　　橘红六分　　　　粉丹皮一钱五

灵磁石二钱　　川石斛三钱　　　川贝母二钱　　　炒山栀一钱五

麝香三分　　　荷叶筋三钱　　　磁朱丸三钱

用灯心汤送下。

三十、目障

1. 向有目疾，刻下风热内蕴，目痛尤剧，拟方速解乃吉。

苏荷一钱五	蔓荆子一钱五	牛蒡子三钱	石决明三具
霜桑叶三钱	甘菊花一钱	净蝉衣七只	川石斛三钱
福橘红六分	粉甘草四分	桔梗二钱	茯苓三钱
荷叶一角	蜂翅茶一钱五		

2. 血不养肝，肝热内蕴，左目生翳，右目微赤，时发时愈，脉象弦数，拟方缓图之。

霜桑叶三钱	甘菊炭一钱	石决明三具	谷精珠一钱五
巨胜子三钱	白薇五分	云茯苓三钱	川石斛三钱
福橘红六分	密蒙花一钱五	荷叶筋三钱	石燕磨汁冲服

3. 肝阴不足，湿痰困中，阴虚则阳旺，两目视物模糊，痰饮上干于肺，咳逆多痰，精神疲倦，谷食减少，脉象弦细而滑，拟方缓图之。

珍珠母三具	白薇五分	苏茎八分	冬桑叶三钱
乌扇五分	川贝母一钱五	茯苓神各三钱	福橘红六分
杏仁二钱	汉防己八分	生熟谷芽各一钱五	荷叶筋三钱
枇杷叶二片			

案载前方

南沙参三两	谷精珠一两五钱	粉丹皮二两	石决明十五具
巨胜子二两	枸杞子一两五钱	云茯苓一两	福橘红八钱

炒山栀一两五钱　淡黄芩一两　　　生地二两　　　　当归二两

瓜蒌霜六钱　　川石斛四两　　　白薇五钱

用炉甘石二两、荷叶筋四两、秝秋米二合、竹二青三钱煎汤泛丸。

4. 吸受风邪，两目赤痛，左目尤甚，泪多不已，脉象浮濡，速解为要。

荆芥穗一钱五　前胡一钱五　　　甘草五分　　　　甘菊炭一钱五

青防风一钱五　净蝉衣七只　　　桔梗二钱　　　　蔓荆子一钱五

牛蒡子三钱　　木贼草一钱五　　赤芍二钱　　　　珍珠母三具

荷叶筋四钱　　蜂翅茶一钱五

5. 病后失调，肝肾久虚，致成内障，右目为甚，脉象沉弦，拟方徐图之。

西洋参一钱　　活灵磁石二钱　　抱木茯神三钱　　川石斛三钱

干地黄三钱　　谷精珠一钱五　　福橘红六分　　　密蒙花一钱五

千里光一钱五　青葙子八分　　　川贝母二钱　　　灯心草三分

6. 风热内蕴，两目昏糊，视物不明，有内障之虞。

霜桑叶三钱　　谷精珠一钱五　　云茯苓三钱　　　瓜蒌霜八分

珍珠母三具　　密蒙花一钱五　　福橘红八分　　　巨胜子三钱

软白薇五分　　川石斛三钱　　　川贝母一钱五　　粉丹皮一钱五

竹二青三分　　荷叶筋四钱　　　灯心草三分

案列前方。

炉甘石一钱五　石决明三具　　　云茯苓三钱　　　霜桑叶三钱

活灵磁石二钱　白薇五分　　　　福橘红六分　　　粉丹皮一钱五

甘菊炭八分　　川石斛三钱　　　瓜蒌霜八分　　　谷精草一钱五

荷叶筋四钱　　灯心草三分　　　竹二青三分　　　石燕三分磨汁冲服

又方。

蔓荆子一钱五　珍珠母三具　　　霜桑叶三钱　　　桔梗二钱

密蒙花一钱五　净蝉衣九只　谷精珠一钱五　茯苓三钱

甘菊炭一钱五　川石斛三钱　瓜蒌霜五分　橘红六分

竹二青三分　石燕三分磨汁冲服

膏方。

黑羊肝一具　炒山栀一两五钱　巨胜子二两　竹二青三钱

川贝母二两　谷精珠一两五钱　南沙参三两　荷叶筋四两

枸杞子二两　川石斛三两　瓜蒌霜八钱　福橘红六钱

冬桑叶二两　粉丹皮一两五钱　千里光一两　茯苓神各二两

甘菊炭一两　密蒙花一两五钱　沙苑子一两五钱　白蜜四两收膏

三十一、癫狂

1. 阴癫阳狂，而痫则界乎阴阳之间，阴饮阳痰，而痫则兼乎痰饮之类，所谓痫者间也，因其发有间断也，始则发于肝胆，终凝于经络，脉象弦沉，由于抑郁动肝，惊恐伤胆所致，能于打破疑团，遣烦戒怒，不难与药饵兼功。

五花龙骨四钱	左牡蛎四钱	云茯苓三钱	半夏一钱五
福橘皮络各一钱五	川贝母三钱	白薇三分	熟附片三分
东白芍二钱	南沙参三钱	汉防己一钱五	风化硝五分
竹茹一钱五	荷叶筋二两，煎汤代水		

次方。

南沙参四钱	五花龙骨三钱	左牡蛎三钱	半夏一钱五
甘菊炭一钱五	石决明三具	东白芍二钱	白薇五分
熟附片三分	抱木茯神三钱	川贝母三钱	橘络皮各一钱
丝瓜络二钱	荷叶筋一两，煎汤代水		

竹茹一钱五，每逢三、六、九服一帖，共服十五帖。

云茯苓三钱	柴胡七分	荆芥七分	玉金一钱五
珍珠母三具	竹节白附子一钱	橘皮络各一钱	白僵蚕一钱
陈胆星五分	半夏一钱二分	炙全蝎一只	甘菊花一钱五
苦竹根一钱五	大荸荠三个打碎	白海蜇一两	

琥珀涤饮散每服七分天水煎成，去渣饮之，千金治痫散每服三钱，浓茶和服，琥珀外台丸每服五分，灯心汤送下，三种

间服。

据云诸症悉平，唯午间眼动唇扎，肝开窍于目，脾开外着于唇，余热余毒，伤及肝脾，午属大热甚时也，当此时而现此症，即内风鼓动耳，内风大作，谨防抽痉厥之虞，此乃局外之症，非寻常之病可比，意外之变，不能格以预定也。

竹沥半酒杯　　姜汁半茶勺　　川贝母三钱　　川石斛三钱

半夏一钱五　　云茯苓三钱　　甘菊炭一钱五　　石决明三具

灯心草三分

2. 素本痰重气虚，加以风湿内伏，湿痰内困，不能外越，两目上视，脉象沉细，身反不热，舌苔底白而面灰，神识模糊，谨防肢冷气急，大汗痉厥，致生歧变，拟方应手，方有转机。

制南星一钱　　川贝母三钱　　半夏一钱五　　玉金一钱五

石菖蒲三分　　橘络红各一钱　　云茯苓三钱　　青礞石二钱

瓜蒌皮三钱　　柴胡七分　　苏茎一钱　　竹茹一钱五

安宫牛黄丸半粒冲服

后方去柴胡，加竹沥姜汁冲服。

3. 由癫而狂，由阴而阳，起于惊恐，肝胆受饿，痰热深伏，多发少藏，于今七载，缓治勿忙。

鸡心包三具　　瓜蒌霜一钱五　　天竺黄八分　　省头草七分

真熊胆五分　　灯心炭三分　　粉丹皮一钱五　　川贝母三钱

橘络橘红各五分　黄玉金一钱五　　涤饮散三分　　苏茎六分

苦竹根一钱　　大荸荠三个

复方。

石决明三具　　生山栀五枚　　瓜蒌霜一钱五　　真熊胆五分

鸡心包三具　　天竺黄一钱　　陈胆星五分　　粉丹皮一钱五

黄玉金一钱五　　炙僵蚕一钱　　白附子七分　　涤饮散三分

云茯神三钱　　　化橘红六分　　　苏茎七分　　　　川贝母三钱

苦竹根一钱二分　灯心炭三分，三日服一贴，共服十四贴

橘半枳术丸每服二钱五分，牛黄化痰丸每服八分，灯心炭送下，局方四七丸一钱二分、琥珀外台丸每服一付，开水送下。

4. 肝胆蕴痰，致成痫症，所谓痫者，谓其发有间断也，头目眩晕，心悸时行，脉象沉弦而滑，此症治之不易，拟方缓图可也。

炙僵蚕七分　　　石决明二具　　　木防己八分　　　秫秫米一勺

白薇五分　　　　白附子八分　　　京贝母二钱　　　冬桑叶三钱

荷叶筋三钱　　　茯神三钱　　　　炙全蝎三分　　　络石藤五分

瓜蒌霜六分　　　橘红六分　　　　侯氏黑散四分

5. 自生以来，先后天不足，加以抑郁惊恐，肝胆内蕴痰热，叠次痉厥，致成痫症，脉象滑数，拟方缓图，先冀致重就轻可也。

石决明三具　　　炙僵蚕八分　　　川石斛三钱　　　福橘红六分

荷叶筋三钱　　　白薇五分　　　　白附子七分　　　汉防己八分

京贝母二钱　　　苦竹根一钱五　　茯苓神各三钱　　炙全蝎一分

络石藤五分　　　瓜蒌霜一钱五　　灯心草三分

6. 肝阳化风，痰热内扰，每发时惊厥抽搐，心悸头眩，脉象弦滑，是属痫症，拟方缓图可也。

白薇五分　　　　炙僵蚕七分　　　茯苓神各三钱　　汉防己八分

丝瓜络四分　　　石决明三具　　　白附子八分　　　橘红六分

制南星一钱　　　侯氏黑散五分　　瓜蒌霜一钱五　　炙全蝎三分

川贝母二钱　　　络石藤五分　　　荷叶筋四钱

丸方。

荆芥五钱　　　　川石斛二两　　　白薇五钱　　　　橘红一两

炙僵蚕七钱　　柴胡四钱　　　法半夏一两　　京贝母二钱

南星二两　　　白附子六钱　　白矾石二钱生枯各半　珍珠母二十具

茯苓一两五钱　黄玉金一两　　炙全蝎三钱

用嫩钩藤二两、荷叶筋四两煎汤泛丸，每晚三钱，开水送下。

7. 抑郁动肝，惊恐伤胆，郁痰扰乱神明，舌謇难语，神识不清，脉象弦细而滑，缓图可也。

鸡心包三具　　京贝母二钱　　苏茎八分　　　霜桑叶三钱

灯心炭三分　　制南星一钱五　黄玉金一钱五　秫秫米一勺

制丹皮一钱五　竹二青三钱　　瓜蒌霜一钱五　汉防己八分

橘红六分　　　茯苓神各三钱　荷叶筋四钱

8. 胆气不壮，肝气当旺，郁痰内乱，神识时明时昧，脘闷不舒，精神疲倦，脉象弦细而滑，速当怡情适性，庶得与药饵兼功。

朱茯神三钱　　制南星一钱　　橘红一钱　　　乌扇八分

瓜蒌霜一钱　　京贝母二钱　　汉防己八分　　秫秫米一勺

鸡心胞三具　　黄玉金一钱五　苏茎八分　　　灯心炭三分

9. 胆虚则肝必旺，于是神思恍惚，心悸头眩，每发时神识模糊，言语舛错，脉象沉弦而滑，已延三载，根蒂过深，郁痰过重，一时难以有效，非缓图不可。

天竺黄一钱　　制南星一钱五　化橘红一钱　　抱木茯神三钱

苏茎八分　　　石斛三钱　　　鸡心胞三具　　黄玉金一钱五

瓜蒌霜二钱　　灯心炭三分　　磁石三钱　　　京贝母二钱

半夏一钱五　　乌扇一钱　　　竹二青五分

10. 郁痰扰乱神明，于是神识模糊，言语错乱，甚则不省人事，脉象弦细而滑，拟方速解为吉。

磁石二钱　　　鸡心包三具　　制南星一钱　　制于术四分

秫秫米一勺　　珍珠母三具　　黄玉金一钱五　　朱茯神三钱

瓜蒌霜一钱　　荷叶筋三钱　　络石藤五分　　福橘红六分

川贝母二钱　　乌扇五分　　　灯心草三分

11. 痰火发狂。

霜桑叶四钱　　金钗石斛四钱　　茯神三钱　　　炒山栀二钱

灯心炭五分　　粉丹皮二钱　　黄玉金二钱　　细枳实一钱五

川贝母三钱　　苦竹根五分　　煅礞石三钱　　瓜蒌霜二钱

制南星二钱　　白龙粉一钱五　　锦庄黄一钱

膏丸。

磁石二两　　　霜桑叶二两　　川贝母二两　　茯苓神各二两

鸡心包二十枚　瓜蒌霜一两五　汉防己一两　　橘红络各八钱

川石斛四两　　炒山栀一两五　制南星一两　　竹二青三钱

制于术四钱　　珍珠母十二具　黄玉金一两　　生龙齿三分

灯心炭三钱　　白海蜇一两　　侯氏黑散三钱

用白蜜四两收膏，开水送下。

三十二、失血

1. 努力伤络，络动血溢，时发时愈，右胁作胀，谷食不进，脉象弦芤，速解为要。

旋覆花三钱　　黄玉金一钱五　　乌扇五分　　　海浮石二钱

霜桑叶三钱　　丹皮一钱五　　　杏仁二钱　　　川贝母一钱五

鲜枇杷叶二片　降香屑四分　　　白茅根五钱

2. 抑郁动肝，肝失调达，气郁不舒，头眩心悸，阳络受戗，曾经失血，脉象弦滑，拟方缓图可也。

霜桑叶三钱　　丹皮一钱五　　　射干八分　　　黄玉金一钱五

苏茎八分　　　苏子二钱　　　　川石斛三钱　　海浮石二钱

瓜蒌霜六分　　云茯苓三钱　　　福橘红六分　　川贝母一钱五

香附子三钱　　降香屑五分　　　竹茹三分　　　白茅根四钱

案载前方。

苏茎七分子二钱　射干八分　　　黄玉金一钱五　　川石斛三钱

代赭石二钱　　杏仁泥一钱五　　瓜蒌霜六分　　云茯苓三钱

福橘红六分　　川贝母一钱五　　降香屑五分　　竹茹三分

佛手柑七分　　鲜枇杷叶七片

3. 劳伤日久，胃热上冲，鼻衄头眩，自汗频仍，脉象弦芤，速解为要。

生地三钱　　　霜桑叶三钱　　　丹皮一钱五　　川石斛三钱

大艾叶五分　　海浮石二钱　　　珍珠母三具　　秫秫米一勺

干荷叶三钱　　鲜侧柏叶四钱

二诊　去秫秫米，加鸡谷袋三具、省头草一钱五、须谷芽一钱五。

三诊。

旋覆花五分	黄玉金一钱五	海浮石二钱	人参三七三分
元胡索一钱五	五灵脂一钱五	十大功劳一钱五	茜草一钱
云茯苓神各三钱	福橘红六分	紫丹参二钱	香附子三钱
秫秫米一勺	降香屑四分	白茅根五钱	藕节三枚

四诊。

生诃子三钱	瓜蒌霜六分	海浮石二钱	川石斛三钱
霜桑叶三钱	粉丹皮一钱五	炒山栀一钱五	青黛五分
云茯神三钱	福橘红六分	藕节三枚	降香屑五分

白茅根二两，煎汤代水。

4. 向有急躁，刻因外邪触动，寒热咳逆胁痛，曾经失血，脉象滑数，速解为要。

柴胡六分	黄玉金一钱五	葛根三钱	旋覆花三分
霜桑叶三钱	粉丹皮一钱五	杏仁二钱	香附子三钱
甘草三分	桔梗二钱	茯苓三钱	橘红六分
鲜枇杷叶二片	降香屑五分	白茅根五钱	

5. 努力伤络，络动血溢，甚则盈碗，肺气受伤，咳逆不已，所幸脾胃如常，尚非损怯，脉象细数，拟方缓图可也。

紫苑茸一钱五	霜桑叶三钱	粉丹皮一钱五	旋覆花五分
瓜蒌霜六分	川石斛三钱	杏仁二钱	川贝母一钱五
粉干草三分	桔梗二钱	茯苓神各三钱	乌扇五分
鲜枇杷叶二片	竹茹三分	秫秫米一勺	

案载前方。

云茯苓神各三钱	紫苑茸一钱五	法半夏一钱五	乌扇五分

瓜蒌霜八分　　杏仁泥二钱　　川石斛三钱　　霜桑叶三钱

福橘红六分　　川贝母一钱五　香附子三钱　　黄玉金一钱五

蜜炙枇杷叶二片花一钱五　　　秫秫米一勺　　降香屑五分

竹二青三分

十帖，连服五帖，后间日服一贴。

6. 暑热伤络，络动血溢，湿邪困中，谷食懒进，脉象芤数，速解为要。

霜桑叶三钱　　粉丹皮一钱五　旋覆花三分　　海浮石二钱

黄玉金一钱五　瓜蒌霜六分　　乌扇五分　　　醋半夏二钱

云茯苓三钱　　福橘红六分　　川贝母一钱五　降香屑五分

扁豆叶七片　　荷叶一角　　　白茅根四钱

7. 向有吐血旧恙，刻下左胁作痛，脉象细濡，痛甚虑其涌吐致变。

旋覆花三分　　黄玉金一钱五　苏茎八分　　　川贝母一钱五

元胡索一钱五　五灵脂一钱五　乌扇五分　　　络石藤五分

茯苓三钱　　　橘皮一钱五　　香附子三钱　　紫丹参三钱

丝瓜络四分　　降香屑五分

案载前方。

前经调治，咯血已解，惟肝肺未和，咳逆仍作，刻因急躁努力，络动血复涌溢，午后内热，脉象弦芤，拟方速解，方免涌脱之虑。

霜桑叶三钱　　粉丹皮一钱五　海浮石二钱　　杏仁二钱

瓜蒌霜八分　　川石斛三钱　　乌扇五分　　　珍珠母三具

云茯苓神各三钱　福橘红六分　川贝母一钱五　炒山栀一钱五

秫秫米一勺　　竹二青三分　　降香屑四分

白茅根一两五钱，煎汤代水

二诊。

紫苑茸一钱五	霜桑叶三钱	川石斛三钱	瓜蒌霜六分
杏仁二钱	乌扇五分	珍珠母三具	粉丹皮一钱五
炙甘草三分	桔梗二钱	茯苓神各三钱	川贝母一钱五
秫秫米一勺	竹茹三分	降香屑四分	
蜜枇杷叶二片花一钱五			

膏方。

紫苑茸一两五钱	净归身一两五钱	东白芍二两	炒柴胡五钱
霜桑叶三两	川石斛四两	杏仁泥二两	乌扇五钱
瓜蒌霜六钱	枇杷叶二十片	花一两五钱	秫秫米三合
粉丹皮一钱五	炙甘草四钱	桔梗二两	云茯苓神各三两
川贝母一两五钱	竹二青三钱	降香屑四钱	白茅根八两

用河水熬取原汁，去渣，共煎浓，加白蜂蜜四两收膏，每晚服四钱，温开水和服。

8. 素本阳虚之痰饮，加以肝木倒戗肺金，肺为气母，气顺则血行，气逆则血溢，此乃从经络而来，而非从脏腑所致，经云阳络受伤，血从外溢是也，脉来弦细而数，气随意转，意注则气滞，气滞则血瘀，速当打破疑团，不难与药饵兼功。

旋覆花七分	苏子二钱	海浮石二钱	川贝母三钱
苦杏仁二钱	南沙参三钱	黄玉金一钱五	福橘络一钱
石斛三钱	鲜侧柏叶二两取汁冲	白茅花一钱五	新绛五分
抱木茯神三钱	降香屑三分		

9. 素本阴分不足，肝血太亏，肝火太旺，加以嗜酒伤中，阳络受伤，血从外溢，左脉细数，右脉弦细，法当急去尘气，一毫凡念莫起，佐以药饵，乃克有济。

干地黄四钱	南沙参三钱	旱莲草四钱	云茯苓三钱
川贝母三钱	福橘皮一钱	侧柏叶八钱取汁冲	丹皮一钱五
东白芍二钱	扁豆子皮三钱	金钗石斛三钱	海浮石二钱

省头草一钱五　白茅根二两

10. 劳伤咳逆失红，间或腰胁串痛，累见梦遗，脉象弦数，延久防怯。

紫苑茸三钱	南沙参三钱	当归二钱	杭白芍二钱
炒柴胡七分	蜜冬花一钱五	粉干草五分	桔梗一钱五
川贝母三钱	云茯苓三钱	粉丹皮一钱五	杏仁泥二钱
白粳米三钱			

次方。

南沙参四钱	制半夏一钱五	旋覆花八分	福橘皮络各一钱
川贝母三钱	杏仁二钱	云茯苓三钱	霜桑叶三钱
粉丹皮一钱五	侧柏叶取汁冲八钱	川石斛三钱	黑苏子二钱
新绛五分	降香屑三分	鲜枇杷叶三片	

11. 血随气运，本无一刻之停，气为痰凝，或有暂时之滞，气为之滞即血为之瘀矣，总之，血因气瘀，气因痰滞，痰因凝生，不凝则痰不生矣，气不滞矣，血不凝矣。

旋覆花四分	福橘络五分	南沙参四钱	降香屑一分
藕节二枚	海浮石二钱	抱木茯神三钱	新绛六分
诃子一钱五	金钗石斛二钱	鲜侧柏叶一两取汁冲服取渣同煎	

12. 素有肝郁犯胃，刻下肝火太旺，不特下侮土位，并上不畏金，咳逆频来，吐血盈碗，脉象弦芤，仍防涌吐，速当澄心息虑，庶得与药饵兼功。

生诃子三钱	海浮石二钱	南沙参三钱	山栀子一钱
青黛五分	瓜蒌霜一钱五	川贝母三钱	粉丹皮一钱五
川石斛三钱	蜜炙桑叶二钱	白茅根一两五钱	

13. 冬温犯肺，身热咳逆，吐血盈碗，便血亦然，阴络阳络皆伤，谨防涌脱致变，慎勿轻视。

金银花一钱五	连心连翘一钱五	炒山栀一钱五	杏仁一钱五

桃仁一钱五　　霜桑叶三钱　　粉甘草五分　　丹皮一钱五

通草七分　　　薏仁米三钱　　侧柏叶八钱　　藕皮三钱

芦根八钱　　　白茅花一钱五

14. 抑郁动肝，肝气不舒，气血瘀滞，阴络阳络皆伤，书云阳络受伤，血从外溢，阴络受伤，血从内溢，如吐之苋菜水，便之黑色，皆瘀之变相也，久之脾胃大伤，命火亦弱，面色青黄，食入三四日后必吐，大便结燥，嗳饱频来，脉象弦细，症势若此，视木侮土位浅也，湿痰内困末矣，速当澄心息虑，加以调治。

姜半夏三钱　　太子参三钱　　淡干姜七分　　云茯苓五钱

旋覆花八分　　福橘皮络各七分　降香屑三分　　新绛五分

白蜂蜜三钱

15. 胆经之热移于脑，酿成鼻渊，胃经之热灼于肺，酿成鼻衄，肝经之热冲于喉，酿成喉瘤，三症接续而来，刻下以喉瘤为重，因咽喉乃饮食之要道也，腹虽饥而食难下咽，脉象弦数，拟方首重厥阳，以少阳阳明为佐。

射干一钱五　　淡昆布二钱　　青黛五分　　　金钗石斛三钱

霜桑叶三钱　　粉丹皮一钱五　川贝母三钱　　白茅花三钱

生山栀七枚打碎　白僵蚕七分　　瓜蒌霜一钱五　藕节打碎三枚

茯苓三钱　　　留白橘皮五分　苦桔梗一钱五　青果核一粒磨水冲

16. 脾肾双亏，大便后带血淋漓，脉象濡滑，拟方缓图之。

甜冬术一钱五　苏茎五分　　　生地三钱　　　熟附片六分

淡黄芩一钱五　苏茎五分　　　乌扇五分　　　杜阿胶一钱五温化和服

秫秫米一勺　　甘草五分　　　茯苓神各二钱　橘红六分

灶中黄土一两五钱，煎汤澄清代水

丸方。

甜冬术二两	何首乌三两	熟附片四钱	冬瓜子二两
北五味子一两五钱	淡干姜三钱	扁豆子皮二两	制半夏一两
云茯苓二两	留白橘皮八钱	淮山药一两五钱	炙甘草三钱

上药共研极细末，用灶中黄土十二两煎汤澄清，融化杜河胶一两五钱，炼蜜成丸，如桐子大，每晚服三钱，开水送下。

17. 脾肾不足，便后带血。

于白术一钱五	熟附片六分	淡黄芩一钱	甘草五分
生地三钱	阿胶一钱五温化和服	灶心土一两五钱，煎汤代水	

18. 肝火灼肺，阳络受戕，咳逆失血，脉象弦芤，速解为宜。

生诃子三钱	霜桑叶三钱	建青黛五分	炒山栀一钱五
瓜蒌霜一钱	丹皮一钱五	云茯苓三钱	鲜枇杷叶二片
海浮石二钱	杏仁泥二钱	福橘红六分	藕节三枚
白茅根一两五			

罗面丹三钱，用藕节汤送下

案列前方。

生地黄三钱	杏仁泥二钱	云茯神三钱	川石斛三钱
旋覆花五分	丹皮一钱五	福橘红六分	乌扇五分
冬桑叶三钱	瓜蒌霜八分	川贝母二钱	藕汁炒白芍二钱
竹荪三分	藕节三枚	白茅根五钱	

19. 肝郁动火，火灼金伤，咳逆叠作，阳络受戕，失血至今未解，脉象弦滑，拟方先冀血解为要。

海浮石二钱	炒山栀一钱五	抱木茯神三钱	杏仁泥二钱
霜桑叶三钱	瓜蒌霜八分	福橘红六分	秫秫米一勺
丹皮一钱五	川石斛三钱	川贝母二钱	藕汁炒白芍二钱
竹二青三分	白茅根四钱		

20. 急躁伤络，络动血溢，甚则盈碗，脉象弦芤，深虑涌吐致变，拟方先冀血止为要。

犀角尖一钱	炙霜桑叶三钱	建青黛五分	竹荪三分
生地黄三钱	牡丹皮二钱	茯神三钱	藕节三枚
白芍二钱	川石斛三钱	橘红六分	白茅根一两五钱
川贝母三钱	血见愁五分	炒山栀一钱五	

21. 脾肾不足，气虚不能摄血，便后失血是属远血，脉象细濡，根蒂已深，拟方缓图可也。

干地黄三钱	熟附片七分	炙甘草五分	野于术二钱
淡黄芩一钱五	杜阿胶一钱五	灶中黄土二两，煎汤代水	

22. 脾肾双亏，湿热乘虚下注，大便不爽，便后带血坠痛，根蒂过深，缓图可也。

生地黄三钱	杜阿胶一钱五	炙甘草五分	于白术二钱
淡黄芩一钱五	熟附片五分	灶中黄土二两，煎汤代水	

案载前方。

何首乌四钱	冬瓜子三钱	炙甘草五分	杜阿胶一钱五
干地黄三钱	薯蓣子三钱	云茯苓三钱	川贝母二钱
野于术二钱	熟附片七分	留白橘皮一钱五	白蔻衣八分
省头草一钱五	灶中土二两，煎汤代水		

23. 湿热移于曲肠，致成便血，肝胆不和，神思不安。

皂角子九粒	生地黄三钱	抱木茯神三钱	杭白芍二钱
净归身一钱五	荆芥穗八分	甘草五分	半夏粉一钱五
瓜蒌霜六分	青防风六分	胡黄连六分	泽泻一钱五
苦竹根三分	陈皮一钱五		

24. 湿热注于大肠，大便前带血，脉象弦滑，缓图可也。

当归身一钱五	槐角一钱	云茯苓三钱	地榆三钱
生地三钱	川石斛三钱	福橘红六分	贯众一钱五

粉丹皮一钱五　　连翘壳一钱五　　霜桑叶三钱　　炒山栀一钱五

赤小豆三钱

案载前方。

生地三钱　　　　淡黄芩一钱五　　茯苓块三钱　　炒山栀一钱五

粉丹皮一钱五　　樗根皮三钱　　　橘红六分　　　银花炭三钱

东白芍二钱　　　连翘壳一钱五　　地榆炭三钱　　香当归一钱五

鲜侧柏叶四钱　　赤小豆三钱

又方。

鱼腥草一两煎汤熏洗

25. 劳碌过度，肝胃之热上升，齿衄如涌泉，色鲜红，脉象数而不芤，证防汗厥生变，再勉拟玉女煎以尽人力。

生地三钱　　　　地骨皮一钱五　　石斛三钱　　　丹皮一钱五

淮牛膝三钱　　　白茅根五钱　　　犀角一钱五　　荷叶汁一杯

26. 胃热上升，齿衄年余，脉象弦芤，非缓图不克。

犀角一钱五　　　地骨皮一钱五　　淮牛膝三钱　　白茅根五钱

石膏三钱　　　　生地黄三钱　　　丹皮二钱　　　荷叶一片

27. 鼻衄年余，时发时止，拟方速图之，渐解为宜。

羚羊角一钱　　　桑叶三钱　　　　细生地三钱　　山栀子一钱五

白茅根四钱　　　大麦冬三钱　　　丹皮二钱　　　侧柏叶三钱

黄芩三钱　　　　藕节三枚

28. 鼻衄。

羚羊角汁八分　　元参三钱　　　　山栀子一钱五　麦冬三钱

白茅根五钱　　　细生地四钱　　　侧柏叶五钱　　黄芩一钱五

丹皮二钱

29. 衄血。

羚羊角一钱　　　生地二钱　　　　桑叶三钱　　　旱莲草三钱

侧柏叶五钱　　　元参一钱　　　　生山栀子二钱　丹皮二钱

女贞子一钱五　白茅根八钱　　生藕汁一两冲服

古方。

黄芩、当归、白芍、生地、茯苓、阿胶，研为细末成丸，深用乌梅汤送下，浅用麦门冬汤送下

30. 烦劳过度，胃热上冲，鼻衄叠作，脉象弦芤，拟方速解为宜。

生地黄三钱	大艾叶五分	云茯苓三钱	川石斛三钱
霜桑叶三钱	鲜侧柏叶四钱	福橘红六分	瓜蒌霜六分
粉丹皮一钱五	炒山栀一钱五	川贝母一钱五	秫秫米一勺
干荷叶一角	白茅根四钱		

又方。

霜桑叶三钱	粉丹皮一钱五	云茯苓三钱	海浮石二钱
炒山栀一钱五	大艾叶五分	川贝母一钱五	川石斛三钱
生地三钱	瓜蒌霜六分	福橘红六分	乌扇五分
白茅根四钱	藕节三枚	扁柏叶四钱	

四生丸三钱，开水送下

三十三、鼻渊

1. 素本禀赋不充，肝胆湿热，上逆脑，经鼻流浊涕，而为鼻渊，已延三载有奇，根深蒂固，患难骤以杜，拟方以图缓效耳。

苍耳子三钱	香白芷五分	通草三分	杏仁二钱
薄荷叶一钱五	山栀子二钱	滑石三钱	桔梗一钱五
木笔花二钱	甘菊花一钱	川贝母二钱	丝瓜藤五分

2. 浑浊之涕，由脑经而下，达鼻窍，终日不已，缓图可也。

桑叶三钱	甘草五分	苍耳子三钱	苦丁茶一钱五
薄荷一钱五	丹皮二钱	桔梗二钱	茯苓三钱
荷叶筋三钱			

膏方。

藿香一两	辛夷蕊一两	决明四两	薄荷一两五
赤苓三两	荷叶筋四两	苍耳子二两	苍耳叶一两
白芍二两	菊花一两五钱	丹皮二两	猪胆汁二两
丝瓜络五钱			

3. 心火素旺，刻加风邪扰乱，以致目齿俱伤，小便色黄，拟方速解为宜。

荆芥一钱五	防风一钱五	苏荷一钱五	川芎五分
白蒺藜二钱	当归尾二钱	蔓荆子三钱	赤苓三钱

净蝉衣七只　　　荷叶一角

复诊。

霜桑叶三钱　　　青防风一钱五　　当归尾二钱　　　川芎五分

赤苓三钱　　　　甘菊花一钱五　　净蝉衣七只　　　红蓝花一钱五

桔梗二钱　　　　白蒺藜二钱　　　灯心炭八分

4. 胆热上移于脑，鼻流浊涕，致成鼻渊，此症治之不易，缓图可也。

广藿梗一钱　　　苍耳子三钱　　　辛夷蕊一钱　　　霜桑叶三钱

粉丹皮一钱五　　瓜蒌霜一钱　　　云茯苓三钱　　　福橘红六分

川贝母二钱　　　川石斛三钱　　　珍珠母三具　　　苏茎六分

竹二青三分　　　荷叶筋四钱

5. 素本肝胆蕴痰，鼻渊已属旧恙，胆热移于脑也，痰中带血，肝火上冲于肺也，两肋胀痛，肝木循于两胁也，病由抑郁惊恐而起，抑郁动肝，惊恐伤胆是也，脉象弦细而滑，根蒂已深，缓图可也。

霜桑叶三钱　　　　粉丹皮一钱五　辛夷蕊一钱五　　苍耳子三钱

云茯苓神各三钱　　福橘红六分　　瓜蒌霜一钱　　　海浮石二钱

降香屑四分　　　　旋覆花三分　　珍珠母三具　　　乌扇五分

杏仁二钱　　　　　香附子三钱　　苏茎六分　　　　荷叶筋三钱

三十四、瘰疬

1. 厥阳痰热上升，以致耳后结核，是属瘰疬之象，拟逍遥散加味治之。

当归二钱	牡蛎三钱	橘络红各一钱	茯苓三钱
珍珠母三钱	杭白芍二钱	元参二钱	木蝴蝶五分
苏茎一钱	松萝茶一钱五	柴胡七分	川贝母三钱
杏仁二钱	昆布一钱	丝瓜络四分	

2. 肝忌湿热互结，以致项间有核，书云瘰疬是也，缓缓图之。

牡蛎四钱	白蒺藜二钱	夏枯草三钱	制半夏二钱
苏梗三钱	元参三钱	川贝母三钱	黄玉金一钱五
昆布一钱	橘皮一钱五	金橘叶二片	佛手柑一钱

3. 抑郁动肝，肝气不舒，湿痰互结，以致项间有疬，已延半载有奇，拟方徐图为治。

柴胡七分	昆布一钱	海藻一钱	橘络皮各一钱五
木蝴蝶五分	逐饮散四分	当归二钱	瓜蒌霜八分
川贝母二钱	苏梗一钱	牵正散二钱	白芍二钱
白蒺藜二钱	元参三钱	牡蛎四钱	荷叶筋三钱

三十五、喉痹

1. 风热内郁，寒热头昏，喉痛而肿，脉象浮数，虑成喉痹大症。

荆芥穗一钱五	青防风一钱五	苏荷一钱五	净蝉衣七只
炙僵蚕七分	杏仁二钱	粉甘草四分	桔梗三钱
云茯苓三钱	牛蒡子三钱	射干八分	福橘红六分
鲜枇杷叶二片			

服前方喉痛未解，后服此方喉痛稍愈。

生熟地黄各二钱	西茵陈八分	天麦冬各二钱	川石斛三钱
杏仁泥二钱	淡黄芩一钱	粉甘草五分	桔梗二钱
云茯苓三钱	乌扇八分	川贝母二钱	炙冬花一钱五
炙枇杷叶二片	陈莱菔英三钱		

二诊　去炙冬花，加紫石英二钱、紫苑茸一钱五。

三诊　去紫石英，加秫秫米一勺、青果核一粒打碎。

2. 抑郁动肝，肝火灼肺，于是喉间生窠，色白不红，气阻咽痛，脉象弦数，缓图可也。

霜桑叶三钱	粉丹皮一钱五	射干一钱	杏仁一钱五
川贝母一钱五	苏茎五分	淡昆布一钱	福橘红六分
川石斛三钱	粉甘草五分	桔梗二钱	云茯苓三钱
青果核一粒打碎	竹茹三分		

三十六、舌疳

1. 虚火上炎，舌赤而痛，已延八日，脉象细数，速解为妙。

川雅连四分　　淡干姜四分　　莲子心三分　　灯心草三分
童便半杯冲服

2. 阴不潜阳，虚火上炎，舌干而痛，左边破烂，已延三月有余，脉象弦数，再延防成舌疳大症。

川雅连五分　　淡干姜五分　　川石斛三钱　　霜桑叶三钱
粉丹皮一钱五　川贝母二钱　　云茯苓三钱　　福橘红六分
炒山栀一钱五　竹二青三分　　白童便一杯冲服　莲子心三分
灯心草三分

案载前方。

生地熟地各三钱　西茵陈一钱　　天门冬、麦门冬各二钱
淡黄芩一钱五　川石斛三钱　　瓜蒌霜一钱　　云茯苓神各三钱
福橘红六分　　粉丹皮一钱五　羚羊角尖八分　竹二青三分
秫秫米一勺

三十七、牙痛

。

1. 牙痛。

霜桑叶三钱　　　炒丹皮一钱五　金钗石斛三钱　炙僵蚕八分
竹节白附子七分　炙全蝎三分　　云茯苓三钱　　福橘红六分
川贝母二钱　　　生地黄三钱　　元参一钱五　　补骨脂一钱五
荷叶筋三钱　　　青盐少许

2. 感风邪作痛。

荆芥穗一钱五　苏荷一钱五　　桔梗二钱　　　前胡一钱五
青防风一钱五　北细辛一分　　茯苓三钱　　　法半夏二钱
川羌活六分　　独活六分　　　杏仁泥一钱五　橘皮一钱五
黄玉金一钱五　青盐少许冲服

3. 风火牙痛

冬桑叶三钱　　竹节白附子七分　甘草三分　　　福橘皮一钱五
青防风一钱五　炙全蝎三分　　　桔梗二钱　　　杏仁二钱
牛蒡子三钱　　炙僵蚕一钱　　　茯苓三钱　　　青防风一钱五
青盐少许冲服

4. 左牙痛。

珍珠母二具　　炙僵蚕一钱　　　桔梗二钱　　　川石斛三钱
白薇五分　　　竹节白附子八分　茯苓块三钱　　青盐少许冲服
炙桑叶三钱　　炙全蝎三分　　　福橘皮一钱五　干荷叶三钱
熟附片一钱　　西洋参五分　　　白粳米三钱

三十八、脚气

1. 感受寒邪，引动内湿，脚气因而发作，两脚红肿而痛，脉象濡滑，速解乃妙。

川桂枝六分	东白芍六分	粉甘草五分	赤苓三钱
制茅术八分	宣木瓜二钱	猪苓一钱五	生姜一片
海南子一钱	苏茎一钱五	泽泻一钱五	

2. 湿气下注，两脚红肿，受寒则发，发则身热而恶寒，脉象濡滑，拟方速解乃吉。

紫苏叶一钱五	制茅术一钱	甘草三分	宣木瓜二钱
海南子六分	木猪苓一钱五	茯苓三钱	汉防己八分
川桂枝八分	建泽泻一钱五	橘皮一钱五	吴茱萸五分
生姜二片	丝瓜络三钱		

盖湿脚气者，两脚肿大，或下注生疮，浸淫滋水，宜鸡鸣散；干脚气者，两胫不肿，或顽麻或挛急或纵缓，如血虚而湿热，宜四物加牛膝、独活、苍术、泽泻，热者加知柏、茵陈，寒者加姜附茱桂之类，金匮用肾气丸，或气喘少腹不仁，防其入心，宜用桂附地黄丸，东垣治湿热脚气用当归拈痛汤。

三十九、胎产

1. 怀妊二月，忽然触动，先拟安胎之法治之。

紫苏茎七分　　南沙参三钱　　甜冬术一钱五　　川续断一钱

净归身一钱五　东白芍二钱　　阳春砂仁一粒　　杜仲一钱

甘草四分　　　茯苓三钱　　　橘红六分　　　　桑寄生三钱

糯米百粒

2. 六年前，产后虚气下坠，致成阴挺，每遇劳碌则剧，此症治之不易，拟方缓图可也。

南沙参三钱　　甜冬术一钱五　黄岚芪二钱　　赤白石脂各一钱

炙升麻三钱　　炒柴胡五分　　当归二钱　　　炙甘草五分

茯苓三钱　　　橘皮一钱五　　糯稻根须二两，煎汤代水

3. 胎前感受外邪，战寒壮热，触动小产，血行甚涌，作哕，肢凉自汗，脉象细数，谨防厥脱，致变拟方图之。

大地榆二两　　醋水各半煎服

又方。

云茯苓朱茯神各三钱　　　　秫秫米三钱　　　制半夏一钱五

川贝母一钱五

用长流水扬一百二十遍煎服。

4. 产后居经两月，由并而崩，少腹胀痛，遍身痉厥战寒，烦热作哕时行，脉象细濡，谨防厥脱致变。

朱茯神三钱　　生龙齿三钱　　珍珠母三具　　楞根皮三钱

大艾叶四分　　蒲黄阿胶一钱五　白薇五分　　秫秫米一勺

福橘红六分　　川贝母一钱五　制香附子三钱　莲房一具

木芙蓉花一钱五

二诊　加当归一钱五、东白芍二钱，去桑楞根皮。

5. 产后去血过多，气虚外寒，血虚内热，心悸头眩，两腿酸软，面色萎黄，脉象弦细，久延非宜。

南沙参三钱　　野于术一钱五　当归二钱　　制半夏一钱五

福橘皮一钱五　杭白芍二钱　　粉甘草五分　云茯苓三钱

冬瓜子三钱　　酸枣仁三钱　　佩兰叶一钱五　地骨皮露二两

炖温过口

6. 生育频仍，血气本虚，又缘此番产时较久，生女心惊，致成冒症，心悸自汗，气急肢凉，头时摇撼，脉象虚数无伦，已有血虚生风之状，拟方故防外脱，尤防风生。

灵磁石二钱　　左牡蛎四钱　　炙甘草一钱　　东白芍二钱

酸枣仁三钱　　抱木茯神三钱　童便半酒杯冲服

7. 产后内伤，抑郁外感寒邪，遂令少腹时痛，天癸不调，或先期十余日，带脉不能约束，带下频来，脉象弦数，拟方徐图，先冀经调而百病自愈矣。

乌贼鱼骨四钱　东白芍二钱　　炙甘草五分　　制附子三钱

云母粉三钱　　粉丹皮一钱五　炒柴胡七分　　西琥珀三分

茜草一钱　　　净归身二钱　　云茯苓三钱　　白石脂一钱

韭菜根一撮　　两头尖四十九粒

8. 产后气血不足，肝脾两亏，肝不能藏，脾不能统，以致天癸妄行不止，胀痛并见，脉象弦滑，深虑由漏而崩。

干地黄三钱　　酸枣仁三钱　　杭白芍三钱　　冬瓜子四钱

大艾叶三分　　侧柏叶五钱　　蒲黄阿胶二钱　　抱木茯神三钱

当归一钱五　　留白橘皮一钱五　甘草一钱　　　木芙蓉花一钱五

9. 胎前咳逆，延及产后，营卫两亏，热多寒少，加以肝木侮土，左臂时痛，面色萎黄，足跗时肿，脉象虚弦且数，再延防怯，然不可作损怯治也，慎之。

南沙参三钱　　蜜冬术一钱五　蜜冬花一钱五　生鳖甲八钱

青蒿根三钱　　云茯苓三钱　　留白橘皮一钱　扁豆皮三钱

制半夏一钱五　百合心三钱　　东白芍二钱　　杏仁泥一钱五

川贝母三钱　　省头草六分　　枸杞根露二两，炖温过口

10. 产后气血交亏，外邪乘虚客于少阳，每遇外感，必大寒、大热、大汗，咳逆频来，曾经失血，此由外感而成，内伤之象，由上损下，已有再损之势，势难恢复，姑拟仲圣法，获效乃妙。

鳖血柴胡七分　制半夏一钱五　淡黄芩七分　　淡干姜一分五

五味子五粒打碎　川石斛三钱　　粉甘草五分　　云茯苓三钱

留白橘皮八分　杜阿胶一钱五　杏仁二钱　　　蜜冬花一钱五

鲜枇杷叶三片　蜜生姜一片　　南枣二枚

11. 怀妊四月，胎压膀胱，小溲点滴不行，满腹膨胀，两脉不齐，谨防气喘致变，拟升提法获效乃吉。

南沙参三钱　　川芎七分　　　粉甘草三分　　福橘皮一钱五

川羌独活各八分　柴前胡各七分　桔梗一钱五　　盘龙草一两

青防风一两五钱　苏茎八分　　　云茯苓三钱

12. 妊娠四月，因跌震动，腹痛腰酸，有堕胎之势。

苏茎八分　　　净归身一钱五　云茯苓三钱　　杜仲一钱五

南沙参三钱　　杭白芍二钱　　福橘红六分　　桑寄生三钱

甜冬米炒一钱五　砂仁一粒打碎　川续断粒一钱五　糯米百粒

　　如腹痛倍加白芍，腰疼用盐水炒杜仲、续断，内热口渴去砂仁，加麦冬一钱，见红加酒炒地榆一钱、生地一钱。

　　13. 向有小产，刻下居经三月，少腹作胀，仍防小产，拟方速解为要。

甜冬米二钱	净归身一钱五	甘草三分	川杜仲一钱五
南沙参三钱	东白芍二钱	云茯苓三钱	续断一钱五
苏茎八分	砂仁一粒打碎	福橘皮一钱五	桑寄生三钱

　　14. 孕妇临产时，儿已露顶不下，属交骨不开，是气血两虚，宜服桃仁散即开骨散，此症顶尚未露，宜进达生散和胎为是。

　　又方。

苏茎七分	当归一钱五	甘草四分	南沙参一钱五
白芍二钱	福橘皮八分	甜冬米一钱五	腹皮绒一钱五
黄杨脑七分			

　　15. 产后瘀血腹痛。

当归二钱	生蒲黄一钱	甘草三分	苏木渣三钱
川芎五分	五灵脂一钱五	南渣肉三钱	桃仁八分
炮姜七分	炒香附子三钱		

　　又方。

当归二钱	生蒲黄八分	甘草三分	橘皮八分
川芎五分	五灵脂一钱五	南渣肉二钱	苏木渣三钱
桃仁一钱	炮姜六分	香附子三钱	

　　16. 小产后肝脾两伤，经频带下，脘腹作胀，头目不清，脉象细濡，延久非宜。

贯仲一钱五	白蔻衣一钱五	云茯苓神各二钱	樗根白皮三钱
赤白石脂各一钱	苏茎一钱	橘皮一钱五	秫秫米一勺

地榆三钱　　　瓜蒌霜六分　　　川贝母一钱五

须谷芽生熟各一钱五　　　红鸡冠花焙一钱五　　　省头草一钱五

17. 产后气虚，带脉不能约束，带下绵绵，心悸头眩，脉象细濡，延久非宜。

贯仲一钱五　　　瓜蒌霜六分　　　云茯神各三钱　　　珍珠母三具盐水煮

制茅术五分　　　炒山栀一钱五　　　川贝母一钱　　　汉防己六分

赤白石脂各一钱　石斛三钱　　　福橘红六分　　　秫秫米一勺

红鸡冠花焙一钱五

18. 素本劳伤吐血，刻下带脉不克约束，带下绵绵，拟方速解。

冬桑叶三钱　　　瓜蒌霜六分　　　云茯苓神三钱　　　首乌藤三钱

丹皮一钱五　　　炒山栀一钱五　　　福橘红六分　　　秫秫米一勺

赤白石脂各一钱石斛三钱　　　川贝母一钱五

又方。

鸡血藤膏四分　　　延胡索一钱五　　　制香附子二钱　　　炒柴胡五分

泽兰叶一钱　　　当归身一钱五　　　五灵脂一钱五　　　制乳香五分

制没药五分　　　墨鱼骨四钱　　　降香屑五分　　　白芍一钱

黄玉金一钱五　　　茜草一钱　　　琥珀三分

19. 产妇无儿哺乳，致乳汁停留，乳房肿胀疼痛，用回乳四物汤。

川芎、当归、白芍、生地各二钱，炒麦芽二两成末，煎汤食后服

此是治乳肿之法，故立之妇科，照前方可加猪苓、泽泻、茯苓，以利其水。

治妇人有孕胎热为内吹，有儿吃乳名外吹，致乳结成，肿痛寒热交作，甚者恶心呕吐，用橘叶散，柴胡、陈皮、川芎、

山栀、青皮、石膏、黄芩、连翘各一钱，甘草五分，橘叶二十片。

盖怀孕之妇乳疾曰内吹，因胎气旺而上冲，致阳明乳房作肿，用药不宜寒，只宜消散。

20. 怀妊四月，脾阳不运，湿邪困中，脘腹膨胀，面浮肢肿，甚则气喘心悸，脉象细濡，拟方速解为宜。

野于术六分	苏茎八分	五加皮一钱五	川贝母二钱
砂仁一粒	香附子三钱	秫秫米一勺	杏仁二钱
腹皮绒一钱五	乌扇五分	福橘红六分	云茯苓三钱
冬瓜皮二两，煎汤代水			

21. 怀妊足月，肝阳化风，叠次痉厥，不省人事，是属子痫大症，势甚危险，谨防厥脱致变。

羚羊片一钱	石决明三具	霜桑叶三钱	甘菊炭一钱
灵磁石二钱	川贝母二钱	云茯神三钱	橘红六分
白薇五分	川石斛三钱	竹茹五分	钩藤八分后下

22. 怀孕三月，因跌震动，腹痛腰酸，有堕胎之势。

紫苏茎一钱	净归身一钱五	云茯苓三钱	川杜仲一钱五
南沙参三钱	东白芍二钱	福橘红六分	桑上寄生三钱
甜冬术二钱	阳春砂仁二粒打碎	川续断一钱五	糯米百粒

腹痛甚倍加白芍，内热口渴去砂仁，加麦冬一钱，见红加地榆二钱、生地三钱。

23. 怀妊四月，胎压膀胱，致小溲点滴不行，满腹膨胀，两脉不齐，谨防气喘致变，拟升提法，获效乃吉。

南沙参三钱	抚川芎五分	甘草五分	福橘皮一钱五
川羌活独活各八分	柴胡前胡各七分	苦桔梗二钱	青防风一钱五
苏茎一钱	云茯苓三钱	盘龙草一两五钱，煎汤代水	

24. 向有小产，刻下居经三月，少腹作胀，仍防小产，拟方先治之。

甜冬术二钱	阳春砂仁二粒打碎	甘草三分	川杜仲一钱五
南沙参三钱	净归身一钱五	云茯苓三钱	川续断一钱五
苏茎八分	东白芍二钱	福橘皮一钱五	黄杨脑七个
桑上寄生三钱			

25. 素本肝旺脾虚，刻下怀孕两月，谷食懒进，精神疲倦，心悸作哕，脉象濡滑，拟方以和肝脾为治。

云茯苓三钱	阳春砂仁一粒打碎	福橘红六分	须谷芽一钱五
珍珠母三具	霜桑叶三钱	川贝母二钱	白薇五分
黄玉金一钱五	乌扇五分	苏茎一钱	秫秫米一勺
冬瓜子三钱	佩兰叶一钱五		

26. 孕妇临产，交骨不开，拟方治之。

当归三钱	川芎二钱	龟板五钱	血余六分

27. 产后恶露未尽，瘀血内蓄，少腹作痛，脉象虚数，拟方先化瘀生新为要。

香当归二钱	生蒲黄一钱	甘草三分	桃仁一钱五
川芎五分	五灵脂一钱五	南渣肉三钱	苏木渣三钱
红花八分	炮姜七分	醋炒香附子三钱	

28. 小产后，肝脾两伤，经频带下，脉象细濡而滑，延久非宜。

贯仲一钱	瓜蒌霜六分	云茯神三钱	大地榆三钱
制茅术七分	炒山栀一钱五	福橘红六分	樗根白皮三钱
赤白石脂各一钱	川石斛二钱	川贝母二钱	须谷芽一钱五
红鸡冠花一钱五	省头草一钱五		

29. 产后气虚，带脉不能约束，带下绵绵，脉象虚数，延

久非宜。

高丽参三钱	当归二钱	甘草五分	醋炒柴胡五分
于白术二钱	升麻三分	云茯神三钱	樗根白皮三钱
冬瓜子三钱	川贝母一钱五	福橘红六分	苏茎八分
炙黄芪二钱	糯稻根须二两，煎汤代水		

前方可加猪苓、茯苓、泽泻以利其水。

四十、调经

1. 产后失调，肝不能藏，脾不能统，天癸淋漓，已延六日，延久防成崩症。

生地黄三钱　　净归身一钱五　　东白芍二钱　　川芎五分

艾叶五分　　　阿胶珠一钱五　　福橘皮一钱五　　制香附三钱

秫秫米一勺　　樗根皮三钱　　木芙蓉花一钱五

2. 产后肝脾不和，天癸妄行，脘闷作胀，脉象细濡，拟方速解为妙。

净归身一钱五　　东白芍二钱　　熟附片五分　　白蔻衣八分

苏茎一钱　　　黄玉金一钱五　　云茯苓神各三钱　　福橘红六分

樗根皮三钱　　鸡谷袋三具　　川贝母二钱　　木芙蓉花一钱五

省头草一钱五

3. 经漏大症，延久防崩。

党参一钱五　　于白术二钱　　岢岚芪一钱五　　当归身一钱五

远志五分　　　酸枣仁三钱　　茯神三钱　　　橘红六分

川贝母二钱　　大地榆三钱　　樗根皮二钱　　木香七分

拒霜花一钱五

4. 肝不能藏血，脾不能统血，血热妄行，天癸一月两至，久延防成血崩，拟用胶艾四物加味治之，至于饮食调理，尤当以药饵为先。

生地黄四钱　　蒲黄阿胶一钱五　福橘皮一钱五　　元武板三钱

当归二钱　　　　川芎七分　　　　制香附三钱　　　莲房一具

杭白芍二钱　　　大艾叶五片　　　拒霜花一钱五

5. 天癸初至之时，过服苦寒猛药，致成痛经，先期而少，且脾阳素弱，湿邪内困，面色萎黄，少腹胀痛，内热间有，脉象弦涩，再延防成经闭。

南沙参三钱　　　制半夏一钱五　　汉防己一钱五　　茜草一钱

茅术五分　　　　云茯苓三钱　　　冬瓜子八钱　　　制乳香没药各五分

野于术一钱　　　陈皮一钱二分　　乌贼鱼骨四钱　　香附子一钱五

泽兰叶一钱五　　佩兰叶一钱

次方。

灵磁石三钱　　　净归身二钱　　　川石斛三钱　　　制半夏二钱

辰砂三钱　　　　杭白芍二钱　　　抱木茯神三钱　　荷叶一角

甘菊炭一钱五　　炒柴胡七分　　　西琥珀三分　　　秫秫米一勺

经期服二、三贴。

又方。

当归一钱五　　　云茯苓三钱　　　甘草五分　　　　金毛狗脊三钱

东白芍二钱　　　乌贼鱼骨四钱　　苏茎三钱　　　　血珀三分

柴胡七分　　　　茜草一钱　　　　橘络一钱　　　　大红月季花一朵

6. 天癸先后不一，气滞血瘀，瘕聚已著，内热频来，任带受戗，带下不已，肝脾不和，胀痛并见，脉象弦滑，症势多歧，难图骤效，拟方徐图可也。

云母粉三钱　　　东白芍三钱　　　干漆炭八分　　　炒柴胡七分

净归身二钱　　　粉丹皮一钱五　　白石脂二钱　　　鸡血藤膏五分

太子参三钱　　　制香附一钱五　　生鳖甲六钱　　　橘皮一钱二分

大红月季花一朵　枸杞根露二两

7. 肝脾失其统藏，任带弛其约束，经漏年余，间见带下，脉象弦数，久延虑其由漏而崩，拟方徐图可也。

当归二钱　　　杭白芍二钱　　　大艾叶五片　　　干地黄三钱

樗根皮三钱　　蒲黄阿胶一钱五　拒霜花一钱五　　抱木茯神三钱

元武板四钱　　莲房一具

8. 经漏月余，漏而不已，并有小块，谨防血崩，拟用回阳固阴法，获效乃吉。

高丽参一钱五　干地黄六钱　　　杜阿胶一钱五　　熟附片七分

黄芩心一钱五　莲房一具　　　　樗根皮五钱　　　元武板一两

拒霜花一钱五

9. 天癸先期，经期胀痛并见，肝脾不和，气滞血瘀致也，加以血不养肝，右腿时痛，脉象弦细，治难骤效，拟方缓图可也。

干地黄二钱　　鲜生姜二钱　　　北沙参三钱　　　净归身二钱

杭白芍二钱　　元胡索一钱　　　制香附三钱　　　制乳香五分

橘皮一钱五　　紫丹参二钱　　　桂心二分后下　　大红月季花一朵

次方。

乌贼骨四钱　　茜草一钱　　　　丹参三钱　　　　净归身一钱五

煨白芍三钱　　泽兰叶一钱五　　香附米一钱五　　抱木茯神三钱

乳香没药各三分　留白橘皮一钱　鸡血藤膏五分　　益母花三钱

大红月季花一朵

10. 体虚气虚，多湿多痰，肝不藏血，天癸先期，肝气横逆，两胁膨胀而痛，胃虚木侮，噫气频来，阴分久虚，内热互见，脉象沉弦且滑，症情多歧，调治难以霍然，拟方徐图，远烦戒怒尤宜，加于药饵之先。

酸枣仁三钱　　川芎七分　　　　白知母二钱　　　净归身二钱

杭白芍二钱　　左牡蛎四钱　　　朱茯神三钱　　　半夏粉一钱五

龙骨三钱　　　粉甘草一钱　　　白蒺藜三钱　　　秫秫米一勺

省头草一钱　　金橘叶七片

11. 素有肝郁痰厥，自前月经期，误下冷水，寒凝血滞，兼加外邪，气道不能流通，不通则大痛不已，由左腹而至右腹，痛延半月未止，而天癸复至，妄行紫块，胃伤干哕，腹痛仍然，左脉弦滑，右脉虚数无伦，自汗淋漓，目时直视，症势若此，难以挽回，谨防痉厥，肢冷喘汗致变，非过虑也，姑拟一方，尽人力而邀天相。

败酱草三钱	桃仁泥二钱	泽兰叶三钱	姜半夏四钱
乳香没药各七分	云茯苓四钱	肉桂四分	西琥珀二分
炙甘草一钱	煨白芍五钱	福橘皮络各六分	刘寄奴二钱

12. 骨蒸日久，阴分大伤，带下缠绵，气分亦弱，天癸自去秋八月过期而至，脉象细数，再延防成干血，此症治之不易，拟方获效乃吉。

鸡血藤膏五分	鳖甲胶一钱二分	益母花三钱	丹皮一钱五
首乌藤四钱	酸枣仁二钱	抱木茯神二钱	化橘红气分
川贝母三钱	青蒿叶三钱	苦竹根八分	鲜枸杞根露二两
炖温过口			

13. 天癸竭于不当竭之年，肾伤日久，火衰血泛可知，自去夏四月，四肢浮肿，今夏渐入于腹，脾阳不运，湿饮内困之象，素有肝阳上升，头晕心悸等症，舌中绛色无苔，脉象弦细而涩，通观大局，阴分素亏，刻下脾阳式微，既乏命火生化之机，复多肝木外侮之害，症势多歧，用药殊难着手，燥湿伤阴，滋阴酿湿，拟用执中法治之，以冀应手为妙，否则有土败木贼之虞。

南沙参三钱	野于术一钱五	川芎七分	淡干姜五分
云茯苓三钱	福橘皮一钱五	冬瓜子三钱	川贝母三钱
汉防己一钱五	制半夏一钱五	五加皮一钱五	野菊花三钱
佩兰叶一钱五	白粳米一勺		

14. 天癸不调，愆期而至，满腹牵痛，作哕时行，脉象弦细且滑，症延日久，治难霍然，拟用温经法，观其进退。

麦冬五钱	制半夏五钱	西洋参二钱	当归二钱
川芎一钱五	白芍二钱	黑驴皮胶二钱温化和服	
吴茱萸三钱	粉丹皮二钱	甘草二钱	桂枝二钱
生姜二钱			

15. 气滞血瘀，少腹按之有形，胀痛并见，是属瘕聚，拟调气化瘕法，徐图可也。

当归三钱	须麦芽三钱	香附子一钱五	福橘皮一钱五
东白芍二钱	炒柴胡七分	元胡索一钱五	淡吴茱萸一钱
干漆炭一钱	桂枝一钱	建曲三钱	紫苏一钱五
马鞭草一钱			

复方。

香附子三钱	苏叶三钱	干姜一钱	乌药一钱五
当归须二钱	杏仁泥一钱五	伽南香屑三分	桂枝一钱
福橘皮三钱	红花一钱	陈酒少许	

16. 气滞血瘀，少腹作痛，痛不可耐，脉象细濡，谨防厥逆致变。

川草薢一钱五	晚蚕沙一钱五	苏茎八分	元胡索一钱五
香附子三钱	制乳香没药各五分	汉防己八分	五灵脂一钱五
云茯苓三钱	橘皮一钱五	川贝母一钱五	煨白芍三钱
两头尖三十粒	韭菜根一撮		

二诊　加白蔻衣一钱五，去白芍。

17. 天癸不调，过期不至，少腹胀痛，脉象沉弦，缓图可也。

当归一钱五	东白芍二钱	炒柴胡七分	干漆炭一钱
元胡一钱五	五灵脂一钱五	苏茎一钱	紫丹参三钱

香附子三钱　　　制乳香没药各五分　橘皮一钱五　　泽兰叶一钱

18. 产后血虚，不能涵养肝木，虚阳上腾，头眩而痛，内热时行，气不运血，天癸不至二载有余，气虚带下，行气消索，谷食不甘，脘闷呛咳，脉象细数，延久防成干血，拟方缓调静养，勿劳为要。

墨鱼骨四钱　　　茜草一钱　　　川石斛三钱　　　净归身一钱五

制香附子三钱　　云茯苓神各三钱　珍珠母三具　　　炒柴胡五分

东白芍二钱　　　霜桑叶三钱　　　福橘红六分　　　川贝母一钱五

泽兰叶一钱　　　秫秫米一勺　　　干荷叶三钱　　　地骨皮露二两

案载前方。

刻下感受外邪，身热口苦，脉象滑数，拟方先治其标，速解为要。

柴胡五分　　　　黄玉金一钱五　　葛根三钱　　　　杏仁二钱

制半夏一钱五　　川朴七分　　　　六和曲三钱　　　甘草三分

赤苓二钱　　　　橘皮一钱五　　　鲜枇杷叶二片

服前方，身热得解，唯虚阳上升，头痛作哕，内热外热交作，脉象虚数，拟方速冀邪解热清。

柴胡六分　　　　黄玉金一钱五　　葛根三钱　　　　六和曲三钱

霜桑叶三钱　　　丹皮一钱五　　　姜半夏二钱　　　杏仁一钱五

云茯苓神各三钱　福橘红六分　　　川贝母一钱五　　香附子三钱

鲜枇杷叶二片　　秫秫米一勺　　　伏龙肝五钱

二诊　加西豆豉心一钱五、炒山栀一钱五，去桑叶、丹皮。

服前方壮热已解，余邪未清，仍有微热，兼之肝热内郁，气不运行，脘闷甚剧，口干生黏，舌苔渐起，拟方仍冀邪解，兼和肝胃为治。

粉葛三钱　　　　黄玉金一钱五　　乌扇六分　　　　杏仁一钱五

鲜薤白一钱五　炒蒌皮一钱五　川贝母一钱五　苏茎八分

白通草三分　　茯苓三钱　　秫秫米一勺　　降香屑五分

鲜枇杷叶二片

三诊　加香附米三钱、竹茹三分，去葛根。

香附子一两五钱、陈香橼皮一两五钱、枳实五钱、皂角二条、萝卜二把、生姜五钱，上药共打碎，用醋烹布包熨之。

19. 任带受伤，湿邪内蕴，少腹作胀，带下绵绵，脉象弦细，拟方缓图可也。

贯仲一钱　　　赤白石脂各一钱　制茅术七分　珍珠母三具

瓜蒌霜六分　　苏茎八分　　　川石斛三钱　白薇五分

云茯苓三钱　　福橘红六分　　川贝母一钱五　灯心草三分

秫秫米一勺　　红鸡冠花一钱五

20. 痛经。

净归身一钱五　东白芍二钱　　炒柴胡五分　元胡索一钱五

五灵脂一钱五　苏茎八分　　　香附子三钱　墨鱼骨四钱

茜草一钱　　　鸡血藤膏五分　台乌药七分　福橘皮一钱五

泽兰叶一钱五　香附丸三钱，开水送下

21. 天癸不调，淋漓妄至，头眩心悸，少腹膨胀，脉象弦滑，缓图可也。

干地黄三钱　　净归身一钱五　杭白芍二钱　珍珠母三钱

大艾叶五分　　雀脑芎四分　　阿胶珠一钱五　白薇五分

云茯神三钱　　制香附三钱　　福橘皮一钱五　樗根皮三钱

木芙蓉花一钱五　秫秫米一勺

22. 妇人天癸不调，过期而至，少腹胀痛，脉象弦滑，拟方缓图可也。

当归一钱五　　东白芍二钱　　炒柴胡六分　台乌药五分

元胡索一钱五　五灵脂一钱五　苏茎八分　　西琥珀三分

乳香没药各五分　香附子三钱　　　墨鱼骨四钱　　　茜草一钱

泽兰叶一钱五

23. 肝郁夹痰，嘈杂头晕，五心炫热，天癸不调，寤而不寐，脉象弦滑，拟用温胆法，观其进退。

制半夏二钱　　云茯苓神各二钱　川石斛三钱　　生地八钱

山栀子一钱五　枳实七分　　　甘草五分　　　橘皮一钱五

粉丹皮一钱五　冬桑叶三钱　　竹茹一钱五　　灯心草三分

24. 天癸不调，先后不一，加以肝郁乘胃，脘痛时行，每逢经期尤甚，脉象沉弦，已延三年之久，拟方缓图可也。

净归身一钱五　杭白芍二钱　　炒柴胡六分　　元胡索一钱五

五灵脂一钱五　香附子三钱　　云茯苓三钱　　福橘皮一钱五

川贝母二钱　　珍珠母三具　　苏茎八分　　　丝瓜络四分

降香屑四分　　泽兰叶一钱五

二诊　去川贝母、珍珠母，加墨鱼骨四钱、茜草一钱、乳香没药各五分。

三诊　去墨鱼骨、茜草，加鸡血藤膏四分、黄玉金一钱五。

四诊　加佛手柑一钱五、香附丸、加味雀卵丸各一钱、逍遥四七丸一钱。

25. 肝木侮土，脘闷作痛，天癸不调，过期而至，脉象细濡，拟方图之。

当归一钱五　　元胡索一钱五　制香附子三钱　墨鱼骨四钱

杭白芍二钱　　炒柴胡五分　　五灵脂一钱五　黄玉金一钱五

茜草一钱　　　苏茎一钱　　　制乳香 没药各五分

降香屑五分　　泽兰叶一钱

26. 暑湿内困，凉邪外加，始则寒热咳逆作哕，继而天癸适至，未能畅行，少腹攻冲作痛，痛甚虑其厥逆致变。

西琥珀三分　　制乳香没药各五分香附子三钱　　净归身二钱

杭白芍三钱　　炒柴胡五分　　延胡索一钱五　　五灵脂一钱

黄玉金一钱五　福橘皮一钱　　泽兰叶二钱　　　金橘叶七片

玫瑰花一朵

枳实芍药散二钱，用陈大麦粥和服

案载前章。

鸡血藤膏五分　净归身一钱五　杭白芍二钱　　延胡索一钱五

五灵脂一钱五　炒柴胡五分　　墨鱼骨四钱　　茜草一钱

茯苓神各三钱　姜半夏三钱　　香附子三钱　　珍珠母三具

泽兰叶一钱五　秫秫米一勺　　伏龙肝一两五钱

丸方。

赤白石脂各一两　贯仲一两　　姜半夏二两　　珍珠母二十具

鸡谷袋二十具　净归身一两五钱　瓜蒌霜六钱　　霜桑叶二两

茯苓茯神各二两　汉防己八钱　　络石藤五钱　　鸡冠花一两五钱

白芍二两　　　福橘红一两　　川贝母一两五钱　香附子二两

苏茎五钱　　　冬瓜子四钱　　冬瓜皮三两

用冰糖四两收膏。

27. 二年前小产后天癸不调，过期而至，血不养肝，肝阳上腾，头目眩晕，内热时行，胸中嘈杂，气机不运，脘闷气逆，脉象沉弦而滑，现值经期，拟方先图之。

鸡血藤膏六分　川石斛三钱　　珍珠母三具　　制香附三钱

紫丹参三钱　　川贝母二钱　　当归二钱　　　白芍二钱

柴胡六分　　　苏茎八分　　　茯苓神各三钱　福橘红六分

泽兰叶一钱五　秫秫米一勺

每逢经期服三贴。

紫丹参三钱　　黄朴三分　　　鸡血藤膏六分　茜草一钱

制乳香没药各五分　墨鱼骨四钱　茯神三钱　　　福橘红六分

苏茎八分　　　　　净归身一钱五　杭白芍二钱　　　柴胡五分

泽兰叶一钱五　　月季花一朵

膏方。

西洋参一两	石决明二十具	川贝母二两	霜桑叶三两
粉丹皮二两	乌扇五钱	赤白石脂各一两	樗根皮三两
秫秫米三合	茯苓茯神各三两	川石斛四钱	福橘红六钱
地骨皮四两	瓜蒌霜八钱	苏茎六钱	红鸡冠花一两
制香附子四两	白薇五钱	阿胶二两	白蜜二两收膏

又方。

淡干姜五分	台乌药五分	制香附三钱	鸡血藤膏五分
泽兰叶一钱五	黄玉金一钱五	元胡索一钱五	五灵脂一钱五
苏茎八分	云茯苓三钱	橘红六分	降香屑五分

28. 天癸不调，过期而至，加以肝木侮土，脘腹作胀，心悸头眩，胸中问或懊㤀，脉象沉弦而滑，根蒂过深，缓图可也。

制香附三钱	乌贼鱼骨四钱	茜草根一钱	石决明三具
白薇五分	瓜蒌霜一钱	茯苓神各三钱	橘红六分
汉防己八分	苏茎八分	乌扇五分	川贝母一钱五
丝瓜络四分	秫秫米一勺	制香附丸	
六味温胆丸各一钱五		鸡血藤膏四分	墨鱼骨四钱
制乳香　没药各五分		茜草一钱	制香附三钱
净归身一钱五	元胡索一钱五	五灵脂一钱五	福橘皮一钱五
苏茎八分	杭白芍二钱	炒柴胡五分	月季花一朵

玫瑰花三朵

29. 冲任受戗，带脉不能约束，经期不一，或两月一至，或一月两至，带下绵绵，加以肝阳内震，每遇经期头目眩晕，胸中懊㤀，内热时作，脉象弦细而滑，现值经期，少腹微痛，拟方先冀调经，本症再为议治。

茜草根一钱　　琥珀三分　　　　墨鱼骨四钱　　当归身二钱

杭白芍二钱　　炒柴胡五分　　　茯神三钱　　　福橘皮一钱五

制乳香 没药各五分　　　　　　制香附三钱　　秫秫米一勺

泽兰叶一钱

30. 气滞血瘀，天癸不调，先后不一，少腹胀痛，脉象沉弦，方缓图之。

生地三钱　　　生姜三钱　　　　紫丹参三钱　　净归身二钱

杭白芍三钱　　制乳香 没药各五分　　　　　　橘皮一钱五

延胡索一钱五　五灵脂一钱五　　苏茎八分　　　制香附三钱

两头尖三十粒　韭菜根一撮

　　二诊　去丹参，加墨鱼骨四钱、茜草一钱。

31. 气机不运，经血停瘀，天癸过期，少腹作胀，脉象沉细，拟方速图之。

生地三钱　　　生姜三钱　　　　福橘皮一钱五　墨鱼骨四钱

茜草一钱五　　乳香 没药各五分　净归身二钱　白芍三钱

延胡索一钱五　五灵脂一钱五　　制香附三钱　　泽兰叶一钱五

降香屑五分

现值经期拟方先图之。

台乌药五分　　乳香 没药各五分　生地三钱　　　五灵脂三钱

生姜三钱　　　净归身一钱五　　福橘皮一钱五　黄玉金一钱五

两头尖三十粒　韭菜根一撮　　　苏茎八分　　　制香附三钱

东白芍二钱　　元胡索一钱五

制香附丸、加味雀卵丸各一钱五，开水送下。

32. 女以肝为先天，脾为血海，月水全赖肝经调畅，方能按期而至，诊脉弦细而数，天癸先期，白带绵绵，症由肝郁不舒，气血互伤，以致木强土弱，土属脾胃，盖胃为阳土，脾为阴土，脾弱则面色无华，胃弱则饮食减少，其余诸症，总不外乎此理，拟用运肝和脾以治病之本，滋阴养血，以治病之标，标本统治，此可谓釜底抽薪之道也。

党参三钱	石决明四钱	炙甘草五分	鸡血藤膏一钱
于白术二钱	炙黄芪二钱	茜草一钱	香附三钱
干地黄三钱	冬瓜仁三钱	当归三钱	墨鱼骨四钱
白芍二钱	川芎六分	地榆三钱	赤石脂一钱
白石脂一钱	玫瑰花三朵	生熟谷芽各二钱	大红月季十朵
佩兰叶一钱五			

33. 天癸不至两月有余，少腹胀痛，腰胯痹痛，脉象沉弦，速解为要。

生地三钱	延胡索一钱五	福橘皮一钱五	香当归一钱五
生姜三钱	五灵脂一钱五	制乳香没药各五钱	东白芍二钱
苏茎八分	黄玉金一钱五	醋香附子三钱	台乌药五分
泽兰叶一钱五	降香屑五分		

34. 天癸当期，腹痛绵绵，瘀血内滞，拟方先图之。

净归身一钱五	延胡索一钱五	四制香附子三钱	苏茎一钱
杭白芍二钱	溏灵芝一钱五	墨鱼骨四钱	怀牛膝三钱
炒柴胡五分	制乳香没药各五分	茜草一钱	紫丹参三钱
泽兰叶一钱五			

35. 经期方至，天癸淋沥不止，少腹亦胀，是属经漏，谨防有血崩之势。

干地黄三钱	大艾叶五分	云茯神三钱	苏茎八分
当归身一钱五	川芎四分	福橘红六分	秫秫米一勺
白芍二钱	阿胶珠一钱五	四制香附子三钱	木芙蓉花一钱五
黑金丹三钱			

36. 止经漏单方。

大地榆二两，用醋水各半煎服

37. 肝旺脾虚，气滞湿郁，脘腹膨胀，谷食减少，气滞甚则血亦为之瘀，每逢经期胀痛尤甚，刻下经期五日，拟方先图之。

净归身一钱五	四制香附子三钱	云茯苓三钱	墨鱼骨四钱
杭白芍二钱	蒲黄炒阿胶一钱五	福橘红六分	茜草一钱
川芎五分	大艾叶五分	川贝母二钱	苏茎八分
秫秫米一勺	拒霜花一钱五		

38. 气滞血瘀，少腹结症，攻冲作痛，根蒂已深，缓图可也。

云母粉三钱	元胡索一钱五	四制香附子三钱	净归身一钱五
开口吴茱萸四分	五灵脂一钱五	制乳香没药各五分	白芍二钱
干漆炭一钱	苏茎八分	福橘皮一钱五	紫丹参三钱
两头尖三十粒	韭菜根一撮		

39. 天癸二载未至，少腹作痛，内热时行，谷食懒进，脉象细濡，延久防成干血。

炒柴胡六分	鸡血藤膏一钱	四制香附子三钱	云茯苓三钱
净归身二钱	杜阿胶一钱五	制乳香没药各五分	橘皮一钱五
杭白芍三钱	冬瓜子三钱	西琥珀研末五分	川贝母三钱
糯稻根须一两，煎汤代水			

40. 血症已延数年，根蒂过深，非缓图不克。

牡丹皮一钱五	荆三棱一钱	四制香附子三钱	黄玉金一钱五
当归尾一钱五	蓬莪术一钱	怀牛膝三钱	两头尖三十粒
京赤芍二钱	延胡索一钱五	肉桂心三钱	韭菜根一撮
葱白化症丸、四制香附丸各一钱五			

41. 肝脾失职，冲任受伤，气虚不能摄血，天癸妄行，头

眩心悸，肢体麻痹，脉象细濡，再延防成崩症。

太子参三钱	净归身一钱五	炙甘草五分	杜阿胶一钱五
于白术二钱	酸枣仁三钱	云茯神三钱	樗根白皮三钱
岢岚芪一钱五	远志肉五分	福橘皮一钱五	秫秫米一勺
莲房一具烧灰存性			

42. 素本劳伤吐血，刻下带脉不克约束，带下绵绵，拟方缓图之。

霜桑叶三钱	瓜蒌霜六分	云茯神三钱	首乌藤四钱
丹皮一钱五	炒山栀一钱五	福橘红六分	秫秫米约束
白赤石脂各一钱	川石斛三钱	川贝母二钱	红鸡冠花一钱五

又方。

鸡血藤膏五分	元胡索一钱五	四制香附子三钱	醋柴胡五分
当归身二钱	五灵脂一钱五	制乳香没药各五分	西琥珀三钱
杭白芍三钱	黄玉金一钱五	墨鱼骨四钱	茜草一钱
降香屑五分	泽兰叶一钱五		

四十一、癥瘕

1. 气道停滞，血若干瘀，此乃舟停水稳之道，于是天癸数月不至，时发结癥，攻中作痛，脉象扎弦，非缓图不克。

云母粉二钱　　开口吴茱萸五分　　干漆炭一钱　　净归身二钱

杭白芍三钱　　制乳香没药各五分　苏茎八分　　　制香附子三钱

黄玉金一钱五　元胡索一钱五　　　五灵脂一钱五　台乌药五分

两头尖三十粒　韭菜根一撮

案载前方，腹痛仍然，拟方再进图之。

牡丹皮一钱五　元胡索一钱五　　当归尾一钱五　　肉桂心三分

京赤芍二钱　　怀牛膝三钱　　　荆三棱一钱　　　莪术一钱

黄玉金一钱五　两头尖三十粒　　韭菜根一撮

2. 经血不行，停瘀血室，少腹结癥，甚则攻冲作痛，每逢经期尤甚，脉象细涩，拟方缓图之。

牡丹皮一钱五　京赤芍二钱　　油桂心五分　　元胡索一钱五

荆三棱一钱　　怀牛膝三钱　　紫丹参三钱　　净归身一钱五

莪术一钱　　　两头尖三十粒　韭菜根一撮

四十二、带下

1. 任带不能约束，经频带下，加以肝阳化风，痰热内扰，书云无风不晕，无痰不眩是也，且每早非汗不快，因卫气稍舒，阴分不足，内热频来，阳明脉虚，虚内穴动，脉虚弦细且滑，由于小产后抑郁惊恐所致，速当远烦戒怒，庶得与药饵兼功。

珍珠母三具　甘菊炭一钱五　瓜蒌霜二钱　明天麻一钱
云茯苓神各三钱　福橘络皮各七分　秫秫米一勺　川贝母三钱
制半夏一钱五　合欢皮三钱　山栀了七枚扛碎　粉丹皮一钱五
首乌藤四钱　川石斛三钱　竹二青一钱五　荷叶筋五钱
灯心炭三分

2. 天癸先期，甚则淋漓不清，白带不止，肝脾失其统藏，任带弛其约束也，寒热互作，营卫交虚也，心悸头眩，肝阳夹饮也，喉间不利，状如梅核，肝胆厥阳之气，由胃系上升于喉也，两胁不舒似觉有形，肝脉循乎两胁也，腹中沥沥有声，水饮流于肠胃也，甚则时吐时泻，肝木尅脾犯胃也，足跗皆肿，脾主四肢，脾虚湿困也 多疑善怯，噩梦纷纭，胆蕴痰热也，牙龈易溃，屡以成脓，肝火上冲也，神思恍惚，不能自主，心营暗耗也，脉象沉弦而滑，症名百合，延及三年，变幻无常，令人莫测，体虚症实，攻补两难，冰炭同炉，寒温皆碍，最可虑者，节逢春令厥阳风木司权，木愈旺而土愈虚，有肿满之变耳，法当和肝脾、扶脾胃、疏经络、逐痰饮，缓缓图之，尚可渐入佳境，尤宜远烦戒怒，庶与药饵兼功。

云茯苓神各三钱沙苑子三钱　　白蒺藜三钱　　姜半夏二钱

汉防己一钱五　宣木瓜二钱　　福橘络七分　　射干八分

川贝母三钱　　首乌藤四钱　　秫秫米一勺　　合欢皮三钱

苦竹根一钱二分青果核一粒　　涤饮散三分

3. 血虚内热，气血带下，已延日久，加以肝肾不足，寒湿乘虚袭入，腰间酸痛，脉来细滑，拟用肾着汤加味治之。

云茯苓三钱　　淡干姜七分　　冬术二钱　　　制苍术七分

冬瓜子三钱　　金毛狗脊二钱　汉防己二钱　　甜瓜子三钱

川续断一钱五　宣木瓜三钱　　白蒺藜二钱　　粉甘草五分

佩兰叶一钱五　白蔻衣一钱　　嫩桑枝二两

4. 年逾七旬，气血已衰，湿热下注，冲任受戕，赤带频下，脉象细数，延久非宜。

贯仲一钱　　　制茅术七分　　炒山栀一钱五　赤白石脂各一钱

净归身一钱五　杭白芍二钱　　茯神三钱　　　福橘红六分

川石斛三钱　　樗根皮三钱　　秫秫米一勺　　红鸡冠花三钱五

糯稻根须一两五钱，煎汤代水；震灵丹二钱，米汤送下。

5. 冲任带脉受伤，带下赤白，已延数月，刻下湿邪内困，脘腹胀痛，谷食懒进，少腹亦痛又延旬余，脉象细濡无神，年越古稀，拟方先治其标，渐解为妙。

苏茎六分　　　白蔻衣一钱五　生熟谷芽各一钱五 茯神苓各三钱

川贝母一钱五　樗根皮三钱　　鸡谷袋三具　　福橘红六分

乌扇五分　　　秫秫米一勺　　红鸡冠花一钱五　赤白石脂各三钱

6. 素本肝旺肺虚，心悸头眩，内热时行，呛咳叠作，脾阳不振，湿邪困中，大便自利，少腹胀痛，刻下经停四月，带下绵绵，脉象虚弦且数，症势多歧，拟方缓图次第图之。

云茯苓神各三钱 赤白石脂各二钱 珍珠母三具　　川石斛三钱

煨葛五分　　　乌扇五分　　　秫秫米一勺　　黄玉金一钱五

粉干草五分　　桔梗二钱　　　福橘红络各六分 苏茎六分

冬瓜子三钱　　生谷芽一钱五　熟谷芽一钱五　川贝母一钱五

省头草一钱五　红鸡冠花一钱五

二诊　加络石藤五分、香附子三钱、降香屑五分。

7. 肝脾两伤，经频带下，脘腹时胀，谷食不运，心悸头旋，内热时行，脉象弦细，再延有土败之虞。

首乌藤一钱　　赤白石脂各二钱 珍珠母三钱　　川石斛三钱

乌扇五分　　　苏茎八分　　　福橘红六分　　川贝母二钱

白薇五分　　　茯苓神各三钱　瓜蒌霜一钱　　秫秫米一勺

红鸡冠花一钱五 灯心炭五分

8. 气虚下陷，白带时行延久，头眩心悸，精神疲倦，脉象弦细，拟方缓图可也。

霜桑叶三钱　　瓜蒌霜一钱　　首乌藤四钱　　制茅术七分

赤白石脂各二钱 珍珠母三具　　川贝母一钱五　福橘红六分

秫秫米一勺　　红鸡冠花一钱五 云茯神三钱

震灵丹、六味温胆丸各一钱五，开水送下。

赤白石脂各二钱 贯仲一钱　　　珍珠母三具　　川石斛三钱

首乌藤三钱　　白薇五分　　　云茯神三钱　　福橘红六分

川贝母二钱　　瓜蒌霜一钱　　秫秫米一勺　　红鸡冠花一钱五

膏方。

西洋参一两　　制赤白石脂各一两 川石斛四两　　珍珠母二十具

香附子一两五钱 霜桑叶二两　　乌扇五钱　　　瓜蒌霜五钱

茯苓神各一两五钱 福橘红八钱　　川贝母二两　　玫瑰花十二朵

首乌藤四两　　樗根皮二两　　荷叶筋五两　　贯仲一两

鸡冠花一两

用阿胶、白蜜各一两五钱收膏。

四十三、乳岩

1. 急躁动肝，肝木横逆，两乳结核，脉象沉弦，再延防成乳岩大症。

昆布海藻各一钱　净归身二钱　　杭白芍三钱　　黄玉金一钱五

乌扇八分　　　　牡蛎四钱　　　　云茯神三钱　　川贝母二钱

香附子三钱　　　炒柴胡五分　　　元参一钱五　　苏茎一钱

金萱花一钱五　　金橘叶九片

2. 抑郁伤肝，肝气逆滞，两乳坚硬，按之作痛，脉象弦滑，有乳岩之势。

当归身一钱五　　杭白芍二钱　　　炒柴胡五分　　牡蛎四钱

射干片八分　　　黄玉金一钱五　　橘皮络各一钱五　制乳没各五分

川贝母二钱　　　苏茎一钱　　　　香附米三钱　　金萱花一钱五

佛手柑一钱五

3. 乳岩大症延久非宜。

左牡蛎四钱　　　宣木瓜二钱　　　杭白芍二钱　　台乌药五分

福橘络一钱　　　川贝母二钱　　　香附子三钱　　射干片一钱

玫瑰花一朵　　　降香屑五钱

四十四、附　临症手录

1. 纪左，盐城人，六十岁，癸丑元月财神日诊，元号。

肝热内蕴，脘痛不已，嘈杂哕吐，脉象沉弦，根蒂已深，拟方缓图可也。

姜半夏四钱　　霜桑叶三钱　　粉丹皮一钱五　瓜蒌霜六分

元胡索一钱五　五灵脂一钱五　苏茎八分　　　乌扇五分

云茯苓三钱　　福橘皮一钱五　川贝母一钱五　黄玉金一钱五

竹二青三分　　降香屑四分　　伏龙肝五钱

2. 王兄，北门外杂货店，二十岁，元月初八日，二号方。

湿热下注，小溲带血，茎中绞痛，是属血淋重症，拟方渐解乃吉，方用小蓟饮子合利小便。

小蓟根三钱　　生蒲黄一钱　　细木通七分　　冬葵子一钱五

生地黄三钱　　车前子三钱　　炒山栀一钱五　西当归一钱五

甘草梢五分　　飞滑石三钱　　赤茯苓三钱　　石苇八分

藕节三枚打碎　灯心草三分

二诊　十一日加西琥珀三分、竹二青三分。

3. 卞大娘，三垛，五十岁，初十日，三号方。

肝热上冲，兼之风邪内蕴，两目赤痛，头眩而晕，胸中懊憹，脉象弦滑，拟方力图之。

霜桑叶三钱　　石决明三具　　苏茎六分　　　川石斛三钱

净蝉衣七只　　鼠粘子三钱　　瓜蒌霜五分　　福橘红六分

桔梗二钱　　　　云茯苓神各三钱　川贝母一钱五　　竹二青三分

秫秫米一勺　　　蜂翅茶一钱五

4. 吉左，高邮徐家庄，四十岁，元月十一日，四号方。

气滞湿郁，入络消胀法。

云茯苓三钱　　　汉防己八分　　　苏茎八分　　　黄玉金一钱五

白蔻衣一钱五　　络石藤五分　　　乌扇六分　　　鸡谷袋三具

福橘皮一钱五　　川贝母一钱五　　香附子三钱　　制半夏二钱

降香屑四分　　　丝瓜络五分　　　省头草一钱五

5. 朱左，朱家庄，二十余岁，正月十二日，五号方。

向有劳伤，加以风邪外袭，咳逆胁痛，脉象滑数，拟方速解为要，祛风化痰法。

信前胡一钱五　苏茎八分　　　牛蒡子三钱　　香附子三钱

制半夏一钱五　杏仁二钱　　　黄玉金一钱五　川贝母一钱

甘草三分　　　桔梗二钱　　　云茯苓三钱　　福橘红六分

鲜枇杷叶二片　降香屑四分

6. 孙左，邹家庄，二十余岁，元月十六日，六号方。

抑郁动肝，肝阳扰胃，脘闷懊憹作哕，头眩心悸，神思恍惚，脉象沉弦而滑，拟方缓图可也，镇肝舒气法。

云茯苓神各三钱 乌扇五分　　　苏茎六分　　　珍珠母三具

川石斛三钱　　瓜蒌霜六分　　黄玉金一钱五　福橘红六分

川贝母一钱五　香附子二钱　　竹二青三分　　秫秫米一勺

灯心草三分　　降香屑四分　　六味温胆丸

局方四七九各一钱五

二十四日二诊　加姜半夏三钱、软白薇五分。

7. 王左，北埠营，三十余岁，元月二十日，七号方。

风邪犯肺，寒热咳逆，脉象滑数，速解为要，柴葛解肌法。

柴胡八分　　　黄玉金一钱五　　葛根三钱　　　川朴八分

制半夏一钱五　六和曲三钱　　　杏仁二钱　　　福橘皮一钱五

甘草三分　　　桔梗二钱　　　　云茯苓三钱　　鲜枇杷叶二片

降香屑四分

8. 吴左，吴家舍，十余岁，元月二十一日，八号方。

肝脾不和，脘痞作痛，脉象沉弦，缓图可也，消补兼施和姜连法。

甜冬术一钱五　细枳实七分　　制半夏一钱五　六和曲三钱

雅连五分　　　淡干姜五分　　紫朴八分　　　炒麦芽三钱

云茯苓三钱　　福橘皮一钱五　鸡谷袋三具　　香附子三钱

降香屑四分　　干蟾蜍皮一只

9. 吴左，南乡河口，三十余岁，正月念二日，九号方。

向有劳伤，宿饮袭肺，咳逆不已，甚则作哕，脉象濡滑，速解为要，小柴姜味法。

炒柴胡六分　　法半夏一钱五　南沙参三钱　　乌扇五分

北五味子五粒　淡干姜五分　　杏仁二钱　　　川贝母一钱五

炙甘草四分　　云茯苓三钱　　福橘红六分　　鲜枇杷叶二片

10. 徐左，北门外酱园，二十余岁，元月二十二日，十号方。

风热内蕴，阳络受戗，咳逆失血，脉象芤数，速解为要。祛风清热法。

前胡一钱五　　苏茎八分　　　鼠粘子三钱　　霜桑叶三钱

黄玉金一钱五　杏仁二钱　　　乌扇八分　　　粉丹皮一钱五

粉甘草三分　　桔梗二钱　　　云茯苓三钱　　福橘红六分

鲜枇杷叶二片　降香屑四分

二十三日二诊　加荆芥穗一钱五、葛根三钱、苏荷一钱五。

11. 翟兄，沙沟镇，三十余岁，元月二十二日，十一号方。

表邪与水湿相搏，流连肌表，寒热不清，得汗甫解，脉象滑数，舌苔混白，速解为要，柴桂各半。

柴胡六分	制半夏一钱五	白蔻衣八分	黄玉金一钱五
川桂枝七分	东白芍七分	紫朴头六分	杏仁二钱
甘草三分	赤苓三钱	橘皮一钱五	生姜一片

12. 王兄，北门外杂货店，二十三日，十二号方。

案载前方，今不复述，五淋散。

净归身一钱五	杭白芍二钱	炒柴胡五分	川石斛三钱
炒山栀一钱五	车前子三钱	石苇一钱	西琥珀三分
甘草梢五分	滑石三钱	赤苓三钱	竹二青三分
秫秫米一勺	灯心草三分		

13. 王兄，陆家，三十余岁，元月二十六日，十三号方。

风温初起，速解为要，散寒解表法。

苏荷二钱	牛蒡子三钱	粉葛根三钱	川朴八分
制半夏一钱五	杏仁三钱	六和曲三钱	黄玉金一钱五
甘草三分	赤苓三钱	福橘皮一钱五	生姜一片

二十七日二诊　加柴胡六分、白蔻衣八分，去苏荷、牛蒡、生姜。

14. 曹左，南乡，东曹垛，六十余岁，元月二十八日，十四号方。

肝木侮土，延久非宜，四七合砂蔻。

云茯苓三钱	姜半夏三钱	苏茎八分	炒麦芽三钱
砂仁壳一钱五	白蔻衣一钱五	川朴八分	福橘皮一钱五
香附子三钱	鸡谷袋三具	省头草一钱五	降香屑四分
丝瓜络五分			

15. 王姑娘，高邮人，十余岁，元月二十九日，十五号方。

肝木横逆，阳络受饿，叠次失血，脘腹作胀，脉象弦芤，三具为要，旋覆花汤合桑丹。

苏子二钱	旋覆花五分	黄玉金一钱五	川贝母一钱五
霜桑叶三钱	粉丹皮一钱五	川石斛三钱	香附子三钱
云茯神三钱	青黛五分	福橘红六分	瓜蒌霜六分
竹二青三分	藕节三枚打碎	降香屑四分	白茅根五钱

16. 张老翁，阜宁东槛镇，六十余岁，杏月初三日诊，十六号方。

肝失条达，饮邪入络，络脉不和，气机不能畅运，于是脘肋窜痛，甚则牵及腰背，脉象沉弦，症势已深，拟方徐图之，入络通饮合降气。

乌扇六分	制于术五分	汉防己八分	香附子三钱
络石藤五分	苏梗七分	代赭石二钱	黄玉金一钱五
云茯苓三钱	福橘络八分	川贝母二钱	白蒺藜二钱
降香屑四分	丝瓜络五分		

17. 冯大娘，阜宁东槛镇，三十余岁，杏月初三日，十七号方。

天癸不调，先期而至，兼有紫块，夹瘀显然，血不养肝，每逢经期，两腿牵痛，脉象弦细而涩，此症治之不易，缓图可也，绀珠正气天香散。

制香附三钱	淡干姜五分	苏茎八分	宣木瓜二钱
元胡索一钱五	五灵脂一钱五	台乌药一钱	墨鱼骨四钱
茜草一钱	福橘皮一钱五	泽兰叶一钱五	

初五日二诊　加干漆炭一钱、甜瓜子三钱、局方四七丸、四制香附丸各一钱五、加味逍遥丸、雀卵丸各一钱五，两种间服。

18. 何兄，阜宁东槛镇，二十余岁，杏月初三日，十八号方。

素本先后天不足，加以肝旺肺虚，咳逆失血，已延半载有余，营卫两亏，寒热互见，脉象细数，久虚不复，有损怯之虞，逍遥加桔梗合桑杏法。

紫苑茸一钱五	净归身一钱五	杭白芍二钱	炒柴胡五分
霜桑叶三钱	杏仁二钱	川石斛三钱	福橘红六分
炙甘草四分	苦桔梗一钱五	云茯苓三钱	川贝母二钱
蜜炙枇杷叶二钱	蜜炙枇杷花一钱五		

19. 冯兄，东槛镇，三十余岁，杏月初三日方，十九号方。

肝热内蕴，湿痰困中，口干喉燥，咳吐黏痰，脉象弦滑，拟方渐解为妙，清热宣肺法。

云茯苓三钱	射干八分	杏仁二钱	汉防己八分
瓜蒌霜六分	苏茎五分	川石斛三钱	丹皮一钱五
福橘红六分	川贝母一钱五	黄玉金一钱五	灯心草三分
丝瓜络四分	竹二青三分	秫秫米一勺	荷叶筋三钱

20. 张奶奶，东槛镇，杏月初四日，二十号方。

胆热上移于脑，鼻渊有年，气机不运，手指麻痹，亦延日久，加以肝气不降，肺气不升，升降失常，脘中阻痛，脉象沉弦而滑，延久防成逆患，拟方渐解乃吉，代赭旋复汤加味。

代赭石二钱	旋覆花五分	苏子二钱	苏茎八分
香附子三钱	黄玉金一钱五	瓜蒌霜六分	射干八分
制半夏一钱五	云茯苓三钱	福橘皮一钱五	川贝母二钱
甜瓜子三钱	降香屑四分	丝瓜络五分	

21. 周兄，秦南仓，三十余岁，杏月初六日，二十一号方。

肝胃不和，饮邪入络，肢体窜痛，脉象弦滑，拟方缓图之，小半夏合入络逐饮舒筋。

姜半夏三钱	制于术五钱	汉防己八分	川贝母二钱
海桐皮三钱	络石藤五分	苏茎八分	开口吴茱萸三分
云茯苓三钱	福橘络八分	香附子二钱	甜瓜子三钱
丝瓜络四分	降香屑五分		

22. 周大娘，秦南仓，三十余岁，杏月初六日，二十二号方。

小产后，抑郁动肝，肝木侮土，脘腹作胀，谷食不运，营卫不和，寒热互见，脉象沉弦，延久防成胀满，四七汤合砂蔻消导法。

云茯苓三钱	制半夏一钱五	苏茎八分	香附子三钱
砂仁壳一钱五	白蔻衣一钱五	黄玉金一钱五	乌扇五分
福橘皮一钱五	川贝母一钱五	鸡谷袋三具	须麦芽一钱五
须谷芽一钱五	淡姜渣三分	降香屑四分	丝瓜络五分

23. 刘左，阮家庄，六十六岁，杏月初六日方，二十三号方。

宿饮内聚，咳逆气粗，甚则哕吐痰沫，已延两月有余，脉象沉弦而滑，拟方渐解为宜，二陈法。

乌扇六分	法半夏一钱五	紫朴头六分	黄玉金一钱五
北五味子五粒	淡干姜五分同碎	杏仁二钱	苏子二钱
苏茎八分	甘草三分	云茯苓三钱	福橘红六分
鲜枇杷叶二片			

24. 朱大娘，东营，杏月初七日，二十四号方。

怀孕七月，肝旺脾虚，头眩心悸，脘闷不舒，脉象弦滑，拟方缓图之，镇肝清热法。

云茯苓神各三钱	珍珠母三具	白薇五分	霜桑叶三钱

乌扇六分　　　川石斛三钱　　　炒山栀一钱五　　福橘红六分

川贝母一钱五　苏茎六分　　　　荷叶筋三钱　　　秫秫米一勺

灯心草三分

25. 黄兄，樊茶镇，六十余岁，杏月初七日方，二十五号方。

命火不充，不克生土，饮邪入络，气机不能运行，于是腰胯痹痛，甚则延及两胁，腹中沥沥有声，且饮邪袭肺，向有气喘旧恙，脉象细濡而滑，症势已深，拟方缓图可也，温命汤法合入络逐饮通痹。

毛角片八分　　制于术五分　　　苏茎六分　　　　紫石英二钱

汉防己八分　　乌扇六分　　　　络石藤五分　　　海桐皮三钱

云茯苓三钱　　福橘络八分　　　川贝母二钱　　　甜瓜子三钱

丝瓜络四分　　糯稻根须四钱

二诊　加金毛狗脊三钱、白薇五分、珍珠母三具、秫秫米一勺，去紫石英。

26. 卞兄，秦南仓，二十余岁，如月初九日方，二十六号方。

脾阳不振，湿邪困中，五分膨胀，面浮肢肿，脉象细濡，速解为要，香砂消导法。

乌扇六分　　　汉防己八分　　　苏茎一钱　　　　须麦芽三钱

煨木香七分　　西砂仁五分　　　焦六曲三钱　　　川贝母一钱五

赤苓三钱　　　福橘皮一钱五　　五加皮一钱五　　杏仁二钱

淡姜渣三分　　冬瓜皮五钱

27. 苗左，沙沟建阳镇，二十余岁，如月初十日，二十七号方。

努力伤络，两胁作痛，脉象沉弦，延久虑其失血，消送散合胡灵。

西归须一钱五　　杭白芍二钱　　炒柴胡六分　　黄玉金一钱五

元胡索一钱五　　溏灵脂一钱五　　十大功劳一钱五　台乌药一钱

云茯苓三钱　　怀牛膝三钱　　香附子三钱　　苏茎八分

伽南香屑三分

28. 李兄，沙官庄，四十三岁，如月十一日，二十八号方。

向有失血旧恙，刻下急躁伤络，右胁作痛，脉象沉弦，速解为要，旋覆花汤合清肺热味品。

旋覆花五分　　射干八分　　黄玉金一钱五　　瓜蒌霜六分

川石斛三钱　　福橘红六分　　苏茎八分　　云茯神三钱

白通草三分　　川贝母一钱五　香附子三钱　　鲜枇杷叶二片

降香屑四分　　秫秫米一勺

十六日二诊　去通草，加珍珠母三具、白薇五分、夜合花八分。

29. 郭左，大港镇，三十余岁，如月十一日方，二十九号。

急躁动肝，肝火灼肺，阳络受戕，曾经失血，咳逆不已，声音不扬，脉象弦细，延久防怯，桑杏合开肺音。

冬桑叶三钱　　杏仁泥二钱　　乌扇八分　　福橘红六分

黄玉金一钱五　紫苑茸一钱五　川石斛三钱　　净蝉衣五只

炙甘草四分　　苦桔梗一钱五　云茯苓三钱　　川贝母一钱五

蜜枇杷叶二钱

30. 黄老翁，樊茶镇，如月十一日方，三十号方。

案载前方，宣清导浊合肾着汤。

川草薢一钱五　晚蚕沙一钱五　毛角片八分　　甜冬术一钱五

淡干姜四分　　汉防己八分　　络石藤五分　　金毛狗脊三钱

云茯苓三钱　　福橘络八分　　川贝母二钱　　甜瓜子三钱

丝瓜络四分 庵闾子一钱五 糯稻根须五钱 秫秫米一勺

31. 宦左，沙沟镇，三十余岁，如月十四日方，三十一号方。

抑郁惊恐，肝胆受伤，胸中懊侬，喉间阻痛，脘肋胀痛，脉象弦滑，速解为妙，桑丹蒌贝加味法。

冬桑叶三钱 粉丹皮一钱五 射干八分 山栀子七枚打碎

瓜蒌霜六分 苏子二钱 苏茎一钱 川石斛三钱

福橘红六分 粉甘草三分 桔梗一钱五 云茯苓三钱

川贝母一钱五 降香屑四分 竹二青三钱 灯心草三分

青果核一枚打碎

32. 王右，东岳庙桥下，四十五岁，如月十八日方，三十二号方。

肝阳扰胃，头眩哕吐，脉象弦滑，哕吐可也，小半夏合镇肝清热。

姜半夏三钱 珍珠母三具 软白薇五分 川石斛三钱

云茯苓三钱 苏茎六分 霜桑叶三钱 黄玉金一钱五

福橘红六分 川贝母一钱五 乌扇五分 侯氏黑散四分同煎

秫秫米一勺 竹二青三分 伏龙肝五钱

33. 陆左，平旺庄，如月十九日方，三十三号方。

劳伤咳逆，曾经带血，两肋作痛，脉象弦滑，拟方缓图，渐解为佳，桑杏合旋覆花汤。

霜桑叶三钱 杏仁泥二钱 乌扇八分 苏子二钱

苏茎一钱 黄玉金一钱五 海浮石二钱 川贝母一钱五

旋覆花五分 粉甘草三分 苦桔梗二钱 云茯苓三钱

福橘红六分 降香屑四分 鲜枇杷叶二片 白茅根五钱

竹二青三分

34. 刘左，秦南仓，四十余岁，如月念四日方，三十四号。

肩背右胂痹痛，前经调治已愈，刻冬因劳伤络，饮邪复聚，左股及胯阵痛不已，拟方再进图之，乃冀速解为要，入络逐饮通痹。

海桐皮三钱　　制于术七分　　汉防己八分　　淡干姜四分

苏茎八分　　　络石藤五分　　庵闾子一钱五　甜瓜子三钱

云茯苓三钱　　福橘皮络各八分　川贝母一钱五　宣木瓜二钱

丝瓜络四分

念六日二诊　加杜仲一钱、威灵仙一钱五、嫩桑枝五钱。

35. 王奶奶，北小街，如月清明节日方，三十五号方。

肝脾不和，气滞湿郁，脘腹胀痛，谷食不运，脉象沉弦，缓图可也，四七合砂蔻入络法。

云茯苓三钱　　制半夏一钱五　苏茎六分　　　汉防己八分

砂仁壳一钱五　白蔻衣一钱五　须谷芽一钱五　络石藤五分

福橘皮一钱五　香附子二钱　　川贝母一钱五　乌扇五分

丝瓜络四分　　降香屑五分

二诊　加制于术四分、秫秫米一勺、省头草一钱五。

三诊　去砂仁壳、乌扇、秫秫米，加鸡谷袋三具、淡姜渣三分。

36. 扬左，高家荡，杏月晦日方，三十六号。

气与饮搏，脘左有形，胀痛并见，甚则咳吐涎沫酸水，谷食不运，脉象沉弦，拟方缓图可也，半夏姜连合入络法。

姜半夏四钱　　雅连三分　　　淡干姜三分　　苏茎八分

云茯苓三钱　　汉防己八分　　白蔻衣一钱五　络石藤五分

福橘皮一钱五　川贝母一钱五　香附子三钱　　鸡谷袋三只

丝瓜络四分　　降香屑五分　　伏龙肝五钱

37. 李左，如月晦日方，三十七号。

宿饮袭肺，咳逆多痰，已延日久，缓图可也。

炒柴胡五分	法半夏一钱五	乌扇六分	川贝母一钱五
北五味子五粒	淡干姜五分打碎	杏仁二钱	炙甘草四分
云茯苓三钱	福橘红六分	鲜枇杷叶二片	

初二日二诊　加海浮石二钱、黄玉金一钱五、白茅根四钱。

初四日三诊　加冬瓜子三钱、省头草一钱五。

38. 严兄，泰州，四十余岁，桃月朔日方。

肝旺脾虚，湿痰内困，脘闷腹胀，头目不清，脉象弦滑，拟方速解为宜，入络镇肝清热法。

云茯苓三钱	汉防己八分	珍珠母三具	软白薇五分
络石藤五分	瓜蒌霜六分	黄玉金一钱五	苏茎六分
福橘红六分	川贝母二钱	乌扇八分	白蔻衣七分
丝瓜络四分	黄玉金三钱	秫秫米一勺	

39. 严小老，小纪镇，十余岁，桃月朔日方。

脾阳不振，肝阳上腾，形气消瘦，耳轰气闭，此症治之不易，缓图可也，桑菊镇肝清热和脾法。

霜桑叶三钱	甘菊炭八分	石决明三具	灵磁石二钱
瓜蒌霜七分	川石斛三钱	冬瓜子三钱	巨胜子一钱五
云茯神三钱	福橘红六分	川贝母二钱	荷叶筋三钱

40. 马小老，二十余岁，住马厂，三月初二日方。

肝旺脾虚，水饮内聚，气与饮搏，腹左有形，攻冲作痛，腹中沥沥有声，脉象弦细且滑，拟方先冀痛解为要，入络逐饮合消导法。

云茯苓三钱	制于术四分	汉防己八分	制半夏一钱五
络石藤五分	苏茎八分	白蔻衣八分	乌扇五分
福橘络皮各八分	川贝母一钱五	黄玉金一钱五	鸡谷袋三具

丝瓜络四分　　　降香屑四分　　　淡姜渣三分

初四日二诊　去半夏、白蔻衣，加元胡索一钱、五灵脂一钱五、熟附片四分。

41. 马次翁，五十岁，马厂，桃月初三日方。

胃强脾弱，肝旺胆虚，水火不能既济，每遇烦劳，则寤不成寐，谷食能容而不易运，大便时溏，脉象弦细而滑，务宜静养勿劳，自可与药饵兼济，镇肝合交心肾法。

云茯苓神各三钱　酸枣仁三钱　　珍珠母三具　　沙苑子一钱五

冬瓜子四钱　　首乌藤三钱　　紫苏梗八分　　福橘红六分

川贝母一钱五　扁豆子皮二钱　秫秫米一勺　　糯稻根一两五钱

煎汤代水

42. 陈奶奶，四十余岁，台垛镇，桃月初四日方。

肝失调达，饮邪入络，四肢痹痛，脘闷不舒，脉象沉弦而滑，拟方缓图可也，入络宣痹。

海桐皮三钱　　汉防己八分　　苏梗一钱　　　黄玉金一钱五

络石藤五分　　瓜蒌霜六分　　制半夏一钱五　甜瓜子三钱

云茯苓三钱　　川贝母二钱　　白蒺藜二钱　　丝瓜络四分

秫秫米一勺

43. 黄大娘，三十余岁，樊茶镇，桃月初五日方。

肝旺脾虚，饮邪内聚，头眩心悸，懊侬不安，神思恍惚，脘闷时行，脉象弦细而滑，拟方缓图可也，疏肝合入络法。

云茯苓神各三钱　珍珠母三具　　软白薇五钱　　生龙齿三钱

汉防己八分　　络石藤五分　　黄玉金一钱五　瓜蒌霜六分

福橘红六分　　川贝母二钱　　乌扇八分　　　苏茎六分

丝瓜络四分　　降香屑三分　　秫秫米一勺

初七日二诊去郁金，加石斛三钱、香附子三钱、牵正散二钱五分。

44. 张大娘，二十外，邵伯镇，桃月初五日方。

天癸七月不至，少腹胀痛，加以肝脾不和，脘腹亦胀，谷食不运，脉象弦滑，再延有胀满之势，入络合砂蔻法。

云茯苓三钱	汉防己八分	苏茎一钱	白蔻衣一钱五
络石藤五分	黄玉金一钱五	砂仁壳一钱五	乌扇五分
福橘皮一钱五	川贝母一钱五	香附子三钱	制半夏二钱
降香屑四分	丝瓜络五分	陈香橼皮八分	

初七日二诊去郁金，加鸡谷袋三具、须谷麦芽各一钱五、省头草一钱五。

45. 张右，四十余岁，邵伯镇，桃月初七日方。

肝阳上腾，痰热内扰，头眩心悸，多食善饥，脉象弦滑，拟方缓图之，桑丹合镇肝。

灵磁石二钱	霜桑叶三钱	粉丹皮一钱五	石决明三具
瓜蒌霜八分	川石斛三钱	黄玉金一钱五	软白薇五分
云茯神三钱	福橘红六分	川贝母一钱五	荷叶筋三钱
牵正散二钱五分	竹二青三分	秫秫米一勺	

46. 吕大兄，镇江，初九日方。

脾不能为胃行津液，遂变蒸而为饮，饮邪上干于肺，致令咳逆气喘，脘闷不舒，脉象细濡滑，拟方缓图可也，百花六君合姜味法。

南沙参三钱	百合心一钱五	制半夏一钱五	乌扇五分
北五味子五粒	淡干姜五分	杏仁二钱	冬瓜子三钱
云茯苓三钱	福橘红六分	川贝母二钱	须谷芽一钱五
鲜枇杷叶三片	糯稻根须五钱		

47. 冯左，秦南仓，桃月初十日。

胃肠不运，湿痰困中，脘痛嘈杂，得食则安，症势已深，拟方徐图之。

潞党参三钱　　　淡干姜七分　　　茯苓块三钱　　　姜半夏四钱

白米土五钱

48. 王大兄，江阴镇，桃月初十日方。

急躁动肝，肝火灼肺，阳络受戕，叠经失血，或紫或鲜，胸中懊侬，大便秘燥，脉象弦芤，拟方速冀红解为要，生地大黄汤合旋复化瘀桑丹清热法。

生地三钱用大黄末煎汤制　　　旋覆花三分　　　黄玉金一钱五

蜜炙苏茎四分　　藕炒白芍二钱　　霜桑叶三钱　　　粉丹皮一钱五

川石斛三钱　　　云茯神三钱　　　福橘红六分　　　川贝母二钱

珍珠母三具　　　新绛四分　　　　降香屑四分　　　秫秫米一勺

白茅根一两五钱，煎汤代水

桃月十三日膏方。

南沙参三两　　　净归身一两五钱　杭白芍二两　　　紫苑茸一两五钱

珍珠母十五具　　炒山栀一两五钱　冬桑叶二两　　　丹皮一两五钱

川石斛四两　　　杏仁一两五钱　　瓜蒌霜五钱　　　射干片八钱

云茯苓神各二两　福橘红一两　　　川贝母一两五钱　秫秫米三合

竹二青三钱　　　白茅根八两

上药用河水熬取原汁，渣再熬取二汁，去渣共熬浓，加白蜂蜜三两收膏，每晚服四钱，开水和服。

49. 王左，北门，桃月十九日方。

寒疝因感而发，已延日久，甚则哕吐，加以脾胃交困，谷食不运，脉象弦滑，拟方次第图之，入络合导气汤。

汉防己八分　　　苏茎六分　　　　络石藤五钱　　　白蔻衣一钱五

须谷芽一钱五　　川楝子一钱五　　肉桂子四分　　　制半夏一钱五

橘皮核各一钱五　建泽泻一钱五　　川贝母一钱五　　煨白芍三钱

省头草一钱五　　降香屑四分

50. 吴老翁，西门石桥，桃月念一日方。

肝阳上腾，湿痰内扰，头眩已延半月有余，脉象弦滑，拟方渐解乃吉，桑菊饮合镇肝清热化痰法。

灵磁石二钱	冬桑叶三钱	甘菊炭八分	珍珠母三具
川石斛三钱	瓜蒌霜七分	乌扇六分	软白薇五分
云茯苓三钱	福橘红六分	川贝母一钱五	黑穞豆衣三钱
籼籼米一勺	荷叶筋三钱		

51. 林兄，东台，桃月念二日方。

肝木侮土，湿痰困中，脘肋作胀，口吐涎沫，头眩内热，脉象弦滑，拟方缓图之，入络镇肝清热舒气。

云茯苓三钱	汉防己八分	黄玉金一钱五	络石藤五分
白蔻衣一钱	瓜蒌霜六分	珍珠母三具	白薇五分
福橘红六分	川贝母一钱五	香附子三钱	乌扇五分
降香屑四分	荷叶筋三钱	籼籼米一勺	丝瓜络五分

52. 石兄，马桥下，桃月念四日方。

脾肺交虚，宿饮内聚，咳逆已延二载有余，声音不扬，脉象细数，再延有肺痿之虞，补肺敛肺合二陈汤。

南北沙参各三钱	紫苑茸一钱五	乌扇六分	川贝母二钱
法半夏二钱	杏仁泥二钱	净蝉衣七只	冬瓜子三钱
炙甘草五分	苦桔梗二钱	云茯苓三钱	福橘红六分
蜜炙枇杷叶二钱	糯稻根须五钱		

53. 朱授翁，脾肺交虚，浊阴内聚，两腿浮肿，神疲腹胀，甚则气喘，脉象细濡，拟方速解为要，入络燥湿运阳。

云茯苓三钱	汉防己八分	制半夏一钱五	制茅术七分
络石藤五分	五加皮一钱五	苏茎八分	熟附片四分
福橘皮一钱五	川贝母二钱	香附子三钱	淡姜渣三分
冬瓜皮五钱			

54. 王大兄，泰州，清和月十七日方。

肝失调达，肺气不宣，湿痰阻遏，清阳不升，于是脘闷气滞，神思恍惚，精神疲倦，脉象弦细而滑，拟方缓图之，宣痹汤合入络法。

薤白头一钱五　　瓜蒌皮一钱五　　乌扇八分　　　黄玉金一钱五

汉防己八分　　　苏梗一钱　　　　络石藤五分　　云茯苓三钱

福橘络皮各八分川贝母二钱　　　丝瓜络四分　　降香屑四分

秫秫米一勺

55. 王老，北门外，蛋行。

湿痰入络，气不运行，肢体麻痹，脉象弦滑，缓图可也，入络逐饮合宣痹。

制于术五分　　　汉防己八分　　　苏茎一钱　　　黄玉金一钱五

宣木瓜二钱　　　海桐皮三钱　　　络石藤五分　　白蒺藜二钱

云茯苓三钱　　　福橘络八分　　　川贝母二钱　　甜瓜子三钱

丝瓜络五分

二诊　加薏仁米三钱、白蔻衣七分，去黄玉金、白蒺藜。

56. 余大娘，中堡庄，和月念七日方。

气与痰搏，脘痞胀痛，肝阳上腾，头眩耳轰，内热时行，脉象弦滑，症势多歧，拟方缓图可也，镇肝入络合清热。

云茯苓神各三钱　珍珠母三具　　　软白薇五分　　汉防己八分

苏茎六分　　　　瓜蒌霜七分　　　须谷芽一钱五　络石藤五分

福橘红六分　　　川贝母一钱五　　鸡内金三具　　白蔻衣七分

秫秫米一勺　　　荷叶筋三钱　　　丝瓜络四分

57. 姚大娘，北门外豆腐店，和月念七日方。

天癸不调，先后不一，胀痛并见，内热时行，脉象弦细而数，拟方缓图之，丹栀八味。

净归身一钱五　　杭白芍二钱　　　炒柴胡五分　　荷叶筋一钱五

粉丹皮一钱五　　炒山栀一钱五　　苏茎八分　　　鸡血藤膏六分

制香附三钱　　福橘皮一钱五　　紫丹参三钱　　　川石斛三钱

泽兰叶一钱五　　秫秫米一勺

58. 王炳兄，中堡庄，榴月初一日方。

湿热上冲，始则鼻渊，继则鼻衄，浊涕腥味，右边漫肿，脉象弦数，再延防其外溃。

元武板八钱　　石决明八钱　　霜桑叶三钱　　射干八分

川石斛三钱　　瓜蒌霜五分　　辛夷蕊一钱　　苍耳子三钱

福橘红六分　　川贝母二钱　　炒山栀一钱五　　朱茯神三钱

竹荪三分　　　荷叶筋三钱　　仙遗粮三钱

59. 姚左，秦南仓，蒲月初七日方。

脘痞胀痛，已属旧恙，加以肝旺肺虚，头目眩晕而痛，痰中腥味，右胁时痛，寤不成寐，谷食减少，脉象弦细而滑，拟方缓图可也。

射干八分　　　石决明三具　　软白薇五分　　旋覆花四分

须谷芽一钱五　冬瓜子三钱　　鸡内金三具　　苏茎六分

云茯苓神各三钱　福橘红六分　　川贝母二钱　　秫秫米一勺

降香屑四分　　鲜枇杷叶二片

60. 张奶奶，镇江，五月初十日方。

肝旺脾虚，水饮内聚，气与饮搏，脘痞作胀，心悸头眩，寤不成寐，脉象弦滑，症势已深，拟方缓图可也。

云茯苓神各三钱　石决明三具　　白薇五分　　　鸡内金三具

汉防己七分　　苏茎八分　　　络石藤五分　　瓜蒌霜四分

福橘红六分　　川贝母二钱　　乌扇八分　　　黄玉金一钱五

荷叶筋三钱　　秫秫米一勺　　丝瓜络四分

61. 黄炳南，扬州北河下石将军巷，癸丑五月十七日。

积劳伤肺，肺虚气馁，精神不振，思虑伤脾，脾虚蕴湿，谷食不甘，脾肺交虚，迁延已非一日，辰下症情由于抑郁动肝，

惊恐伤胆，胆虚肝旺，湿痰扰乱中宫，神思恍惚，心摇摇如悬
旌，瘕不成痹，气粗似喘，谷食不进，大便不实，肝郁化热，
刻下心烦不安，阳络受戕，曾经带血，通观大局，症实人虚，
两脉细滑无神，舌苔淡黄而腻，深恐有痉厥之虞，且四十百病，
皆以胃气为主，得谷者昌，况当节届夏至，尤属可危，今拟清
肝热运湿痰为要，速冀神安能痹，胃苏纳谷，仍候诸大家酌正。

云茯苓神各三钱　珍珠母三具　　　霜桑叶三钱　　川石斛三钱

乌扇八分　　　　粉丹皮一钱五　　　荷叶筋三钱　　橘红六分

须谷芽一钱五　　荷叶筋一钱五　　　川贝母三钱　　软白薇五分

紫苏茎六分　　　秫秫米一钱　　　　竹菇三分

十八日复诊案载前章，今正交夏至之节，阴阳转机，肢凉
气急，神昏自汗，两脉细濡无伦，刻刻有厥脱之患，难以挽
回，姑拟一方，以尽人力，而邀天相。

大劈砂一两用绢包好蒸液　　石决明四钱　　　生龙齿三钱

炒山栀一钱五　　瓜蒌霜八分　　　川贝母三钱　　射干八分

金钗石斛三钱　　橘红八分　　　　秫秫米三合　　竹二青三分

茯苓神各三钱

62. 王兄，山西新盛号，五月念五日。

急躁动肝，肝火灼肺，阳络受戕，血从外溢，脉象弦芤，
虑其涌吐致变。

冬桑叶三钱　　　粉丹皮一钱五　　　黑苏子二钱　　藕炒白芍二钱

川石斛三钱　　　炒山栀一钱五　　　海浮石二钱　　瓜蒌霜八分

云茯苓神各三钱　福橘红六分　　　　川贝母二钱　　降香屑四分

白茅根四钱

63. 张左，高邮临泽镇，五月念六日。

气滞湿郁，少腹作胀，沥沥有声，腹右按之坚硬，脉象细
濡，症势已深，拟方缓图可也。

川草薢一钱五	晚蚕沙一钱五	汉防己八分	制半夏三钱
络石藤五分	苏茎一钱	白蔻衣一钱五	黄玉金一钱五
云茯苓三钱	福橘皮一钱五	鸡内金三具	川贝母二钱
丝瓜络五分	降香屑四分		

六月朔日　加鸡内金三具、炒麦芽三钱、香附子三钱、淡姜渣三分，去半夏。

64. 赵星伯子，安丰镇，五月念七日方。

疮湿因感内伏，面浮肢肿，脉象濡滑，再延虑其气喘致变。

川羌活一钱五	青防风一钱五	川桂枝四分	苏叶一钱五
制于术八分	杏仁泥二钱	川朴八分	结猪苓一钱
甘草三分	赤苓三钱	福橘皮一钱五	建泽泻一钱五
冬瓜皮五钱			

65. 陈小翁，三十外，泰州，念七日方。

数年前，时邪后，正阴未复，脾肺交虚，始因风邪外袭，咳逆迁延至今，甚则哕吐痰涎，谷食减少，大便时溏，脉象细濡而滑，症势已深，再延有虚劳之势。

南北沙参各三钱	百合心三钱	乌扇八分	紫菀茸一钱五
冬瓜子三钱	扁豆子皮二钱	川贝母二钱	福橘红六分
炙甘草五分	云茯苓三钱	薯蓣子一钱五	法半夏二钱
蜜枇杷叶一钱五	糯稻根须五钱		

66. 滕大兄，六十余岁，泰州，六月初二日方。

抑郁动肝，肝火灼肺，肺络受戕，咯吐红水，已延两月有余，胸中懊侬，两肋时痛，脉象弦细而滑，务宜静养，免烦，自可与药饵兼功。

云茯苓神各三钱	珍珠母三具	白薇五分	旋覆花四分
生三栀子五枚打碎	瓜蒌霜八分	川石斛三钱	霜桑叶三钱

福橘红六分　　　川贝母二钱　　　海浮石二钱　　　粉丹皮一钱五

降香屑四分　　　白茅根四钱　　　竹荪三分

67. 吴大娘，三十外，沙沟镇，六月初五日方。

气滞血瘀，天癸不调，先后不一，腹左有形，攻冲作痛，每逢经期尤甚，脉象弦滑，拟方缓图可也。

云茯苓三钱　　　汉防己八分　　　苏茎八分　　　黄玉金一钱五

元胡索一钱五　　五灵脂一钱五　　络石藤五分　　乌扇八分

福橘皮一钱五　　川贝母二钱　　　制香附三钱　　降香屑四分

丝瓜络五分

初七日　加云茯神三钱、珍珠母三具、软白薇五分、秫秫米一勺。

68. 戎左，三十外，复兴园内，六月初六日方。

寒湿入络，气不运行，遍身筋脉痹痛，已延一月有余，痹不成痿，脉象弦滑，速解为要。

海桐皮三钱　　　制于术五分　　　汉防己八分　　　苏茎一钱

络石藤五分　　　宣木瓜二钱　　　瓜蒌霜五分　　　威灵仙一钱五

福橘皮络各一钱五　川贝母一钱五　甜瓜子三钱　　　丝瓜络四分

秫秫米一勺

69. 陈兄，二十外，沙沟镇，初七日方。

肝旺胆虚，痰热内扰，神思恍惚，心悸不安，痹不成寐，头目不清，脉象弦滑，务宜壮胆破疑，自可与药饵兼济。

云茯苓神各三钱　珍珠母三具　　　白薇五分　　　川石斛三钱

瓜蒌霜六分　　　乌扇八分　　　　福橘红六分　　川贝母二钱

苏茎六分　　　　黄玉金一钱五　　竹二青三分　　秫秫米一勺

荷叶筋三钱

70. 陆左，陆家舍，初七日方。

肝气逆行犯胃，脘痛哕吐，脉象沉弦，延久防成逆患。

醋半夏四钱　　雅连四分　　　淡干姜四分　　黄玉金一钱五

元胡索一钱五　五灵脂一钱五　香附子三钱　　乌扇八分

云茯苓三钱　　福橘皮一钱五　川贝母一钱五　降香屑五分

伏龙肝五钱

初八日　加丝瓜络五分、鹿角尖七分磨汁、当归须一钱五、桃仁一钱五、旋覆花四分。

71. 曹奶奶，四十外，西大街文林桥下，初八日方。

肝旺脾虚，痰热内扰，鼻渊叠作，腹胀时行，头眩耳轰，脉象弦滑，拟方缓图可也。

霍梗二钱　　　霜桑叶三钱　　石决明三具　　粉丹皮一钱五

苍耳子三钱　　辛夷蕊八分　　瓜蒌霜一钱　　川石斛三钱

云茯苓神各三钱福橘红六分　　川贝母二钱　　苏茎六分

荷叶筋三钱　　竹二青三分

72. 陆大兄，东台，六十外，初九日方。

积湿成饮，积饮成痰，痰饮上干于肺，遂令咳逆气喘，脉象细濡，根蒂已深，拟方缓图可也。

南沙参三钱　　百合心三钱　　乌扇六分　　　制半夏二钱

北五味子五粒　淡干姜五分打碎　杏仁泥二钱　　冬瓜子三钱

云茯苓三钱　　福橘红六分　　川贝母二钱　　鲜枇杷叶三片

糯稻根须五钱

73. 谈大兄，湖州，十六日诊。

肝失调达，脾失健运，肝旺则气滞，而血亦为之瘀，阳络受戕，叠经失血，脾虚则饮聚，而气郁为之滞，右胁下有形，脘腹胀痛，书云，肝病善痛，脾病善胀是也，且病久入络，络脉不和，甚则牵连腰背，腹中沥沥有声，脉象弦细而滑，症势已深，拟方缓调，静养勿劳为宜。

旋覆花四分　　制于术五钱　　汉防己八分　　川贝母三钱

络石藤五分　　乌扇六分　　　香附子三钱　　　苏茎六分

云茯苓神各三钱　福橘络八分　　黄玉金一钱五　　白蔻衣八分

降香屑四分　　　丝瓜络五分　　秫秫米一勺

二诊　加瓜蒌霜一钱、珍珠母三具，去玉金、乌扇。

三诊　加金毛狗脊三钱、庵闾子一钱五。

74. 杨夫人，六月十八日诊。

小产后，正阴未复，脾胃交伤，口干喜饮，阴虚也，精神疲倦，酣睡时行，脾虚也，诸虚毕集，势属可危，且四时百病，以胃气为主，得谷者昌，两脉细弱无神，深虑厥脱致变。

南沙参三钱　　　野于术二钱　　冬瓜子三钱　　金钗石斛三钱

扁豆子皮三钱　　土炒白芍二钱　川贝母二钱　　　秫秫米三合

云茯苓神各三钱　新谷子二两，煎汤代水

二诊　去沙参，加西洋参一钱、乌扇八分。

后用归芍六君方，最后用参附汤。

75. 谈仲和，丸方，念四日诊。

姜半夏一两五钱　制于术五钱　　益智仁一两五钱　汉防己六钱

庵闾子一两　　　云茯苓神各一两　苏梗六钱　　　络石藤五钱

乌扇四钱　　　　瓜蒌霜五钱　　福橘红络各六钱　香附子一两

川贝母一两五钱　牵正散一两　　白蔻衣六钱

上味共研极细末，用丝瓜络一条、须谷芽二两、秫秫米三合、荷叶筋五两煎汤泛丸，如川椒子大，每晚服三钱，开水送下。

76. 高邮，滋汇和尚，七月念三日方。

肝旺脾虚，湿痰内困，上干于肺，咳逆气喘，甚则作哕，阳络受戗，叠经失血，谷食懒进，脉象弦细而滑，拟方缓调静养勿劳为要。

旋覆花四分　　黄玉金一钱五　乌扇八分　　　蜜苏茎五分

法半夏一钱五　　杏仁泥一钱五　　川贝母二钱　　　鲜枇杷叶二片

云茯苓神各三钱　福橘红六分　　　海浮石二钱　　　降香屑五分

二诊　加粉甘草二分、苦桔梗二钱、冬瓜子三钱。

77. 许兄，沙沟，七月念九日方。

暑热伤络，络动血溢，曾经盈碗，木火凌金，咳逆又延一月，脉象弦数，拟方速解乃吉。

紫苑茸一钱五　　霜桑叶三钱　　　杏仁泥二钱　　　乌扇八分

川石斛三钱　　　海浮石二钱　　　川贝母二钱　　　福橘红六分

粉甘草四分　　　苦桔梗一钱五　　茯苓三钱　　　　蜜炙枇杷叶二钱五

白茅根五钱

78. 罗左，台垛，七月全日方。

湿温后余邪未尽，胸次推按，谷食不进，脉象濡滑，拟方速解为宜。

制半夏二钱　　　雅连五分　　　　淡干姜五分　　　紫朴一钱

杏仁二钱　　　　白蔻仁五分　　　焦六曲三钱　　　通草三分

赤茯苓三钱　　　枳壳汁七分,冲服　甘露散三钱